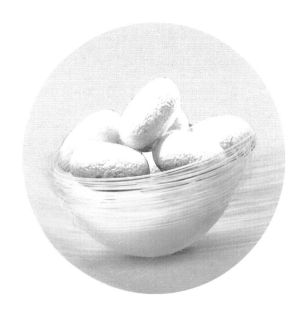

蚕桑资源药用研究

CANSANG ZIYUAN YAOYONG YANJIU

魏克民 主编

U0324059

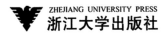
ZHEJIANG UNIVERSITY PRESS
浙江大学出版社

图书在版编目(CIP)数据

蚕桑资源药用研究 / 魏克民主编.—杭州:浙江
大学出版社,2019.10
ISBN 978-7-308-19632-1

Ⅰ.①蚕… Ⅱ.①魏… Ⅲ.①蚕—中药资源—研究 ②
桑叶—中药资源—研究 Ⅳ.①R282

中国版本图书馆 CIP 数据核字(2019)第 223822 号

蚕桑资源药用研究

魏克民　主编

责任编辑	樊晓燕
责任校对	杨利军　张振华
封面设计	刘依群
出版发行	浙江大学出版社
	（杭州市天目山路 148 号　邮政编码 310007）
	（网址:http://www.zjupress.com）
排　版	浙江时代出版服务有限公司
印　刷	杭州高腾印务有限公司
开　本	710mm×1000mm　1/16
印　张	22.25
字　数	387 千
版 印 次	2019 年 10 月第 1 版　2019 年 10 月第 1 次印刷
书　号	ISBN 978-7-308-19632-1
定　价	89.00 元

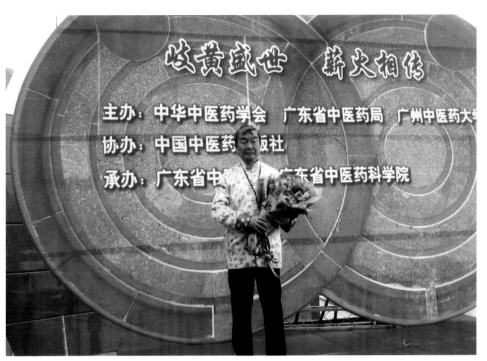

2006年参加全国名老中医会议

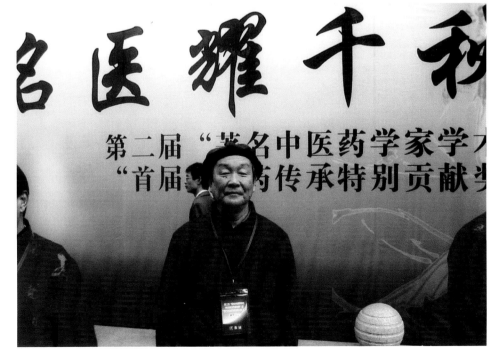

2006年获国家卫生部首届中医药传承特别奖

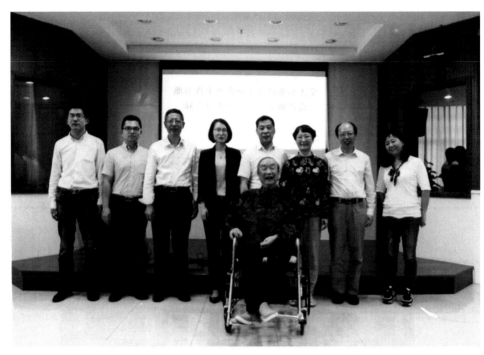

2019年参加博士后出站答辩

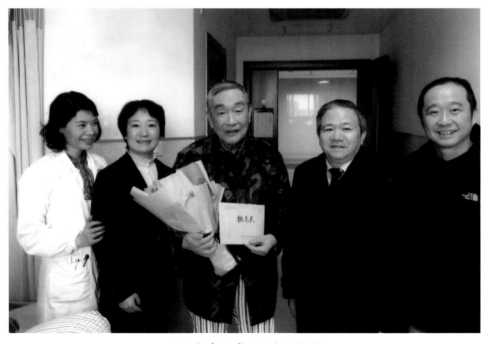

2019年参加博士后出站答辩

序　一

这本《蚕桑资源药用研究》，详细记录和回顾了魏克民教授以及他所领导的科研小组所做的大量工作和研究成果。这本书展示了魏教授在中药资源的开发利用、新药的研究开发和中西医结合血液病肿瘤诊治领域积累的丰富而独特的经验。从中可见，他造诣颇深，为弘扬中医药事业做出了卓越贡献。

魏教授从事中西医结合的科研、临床、教育工作 50 余年，在血液病、肿瘤防治和中药新药、保健食品研究开发方面取得了显著成绩。特别是，他在蚕桑资源在中西药领域的综合利用方面做出了特殊贡献，是该专业的创始人之一。他率先以蚕沙、蚕蛹等蚕副产物为原料先后研制成新药、功能性保健食品、化妆品三大系列 40 余种新产品，如新药"生血宁""肝血宝""舒乐康胶囊"等，投产后已在全国推广应用，取得了很好的社会经济效益。他谨记中医格言："勤求古训，博采众方"，"博涉知病，屡用达药，多诊识脉"。他精心研究，多方探索，为解除患者的痛苦，默默奉献着自己的青春岁月。他虽已过耄耋之年，依然奋斗在医疗和科研第一线，值得大家学习。

"达则兼济天下。"魏教授没有恃才傲物，他像一颗饱满的稻穗，保持着似乎与生俱来的谦逊姿态。魏教授重视学术传承，诲人不倦，精心育才，甘为"人梯"，桃李满天下，为人才的成长尽己所能地创造氛围。

值此魏教授本书出版之际，我乐为作序，并向魏克民教授致以最衷心的祝贺！

中国科学院院士

浙江大学教授

陈子元

戊戌年端午

序 二

　　著名医药科学家魏克民教授将其数十年的科学研究成果汇编成《蚕桑资源药用研究》交付出版,欣闻之余,不胜庆幸之至!

　　全书记述了他多年潜心于事业的执着与科学研究的成就,以其平凡的人生跋涉,尽显其不平凡的医药科研实践实践历程。作为一名临床医生,魏克民教授目睹许多血液病、恶性肿瘤病人身陷绝境,心情倍感沉重。于是,他立下志向,孜孜以求,反复实践,研制新药,以提高临床疗效,使那些难治病患者重获生机。他采用中西医结合方法治疗血液病、肿瘤等疾病,积累了丰富经验,自成特色,慕名求诊者众多。他主持研制的新药"肝血宝""血障平""生血宁",用于治疗再生障碍性贫血、缺铁性贫血,均处于国内外领先水平。集"勤奋、探索、科研、临床"于一身的魏教授曾先后出版了多部著作,推动了全国中西医结合诊治血液病和肿瘤事业的发展,其成绩卓著,功不可没!魏教授一生奉献于医疗卫生事业,硕果累累。但他淡泊名利,不慕虚荣,为人正直,德艺双馨,乃医学界之楷模。

　　无论是在哪个时期,魏教授始终都是站在医药科学的最前沿。他高尚的医学道德风范、执着的科学创新精神、深厚的人文哲学底蕴,尽显于这本书中。我深信,本书的出版,无疑是向广大医药工作者以及广大励志创业的青年读者们,奉献了一份难得的精神财富。

中国科学院院士
昆明植物研究所研究员

孙汉董

2018 年端午

目　录

蚕副产物在中医药领域的综合利用 ……………………………………………… 1

近年来蚕副产物在中医药领域应用研究的经验 ………………………………… 7

蚕沙的古代应用与现代研究概况 ………………………………………………… 12

蚕沙中金属元素分析 ……………………………………………………………… 17

高效液相法测定叶绿素铜钠盐中铜紫红素 18 的含量 ………………………… 23

叶绿素铜钠盐治疗慢性再生障碍性贫血的临床报道 …………………………… 28

叶绿素铜钠盐(肝血宝片)治疗白细胞减少症 985 例临床疗效分析 ………… 33

叶绿素铜钠盐(肝血宝片)防治肿瘤患者化疗、放疗时白细胞减少临

　　床评价 ……………………………………………………………………… 37

叶绿素铜钠盐(肝血宝片)治疗白细胞减少症临床观察 ……………………… 40

叶绿素铜钠盐(肝血宝片)治疗慢性迁延性肝炎 120 例 ……………………… 44

蚕沙提取物联合环孢素 A 治疗再生障碍性贫血的实验研究 ………………… 46

蚕沙提取物对再生障碍性贫血小鼠细胞因子影响的实验研究 ………………… 51

叶绿素铜钠对免疫介导再生障碍性贫血模型小鼠骨髓间充质干细胞的

　　干预作用研究 ……………………………………………………………… 55

叶绿素铜钠对免疫介导再生障碍性贫血小鼠骨髓间充质干细胞向成骨

　　细胞的分化研究 …………………………………………………………… 78

叶绿素铜钠联合中药拆方对免疫介导再生障碍性贫血模型小鼠的实验

　　研究 ………………………………………………………………………… 84

血障平片治疗慢性再生障碍性贫血 120 例临床报道 ………………………… 108

血障平片治疗慢性再生障碍性贫血 35 例观察 ……………………………… 111

叶绿素铜钠盐联合三黄三仙汤治疗慢性再生障碍性贫血 33 例临床观察 …… 114

叶绿素铜钠联合三黄三仙汤治疗免疫介导再生障碍性贫血的动物实验

　　研究 ………………………………………………………………………… 117

叶绿素铜钠片治疗白细胞减少症 110 例临床疗效观察 ················ 123

叶绿素铜钠盐对 AA 模型基因表达谱的实验研究 ················ 127

叶绿素铜钠盐对 AA 模型小鼠的实验研究 ················ 132

叶绿素铜钠盐联合环孢素 A 对免疫介导再生障碍性贫血模型小鼠的实验

　　研究 ················ 138

叶绿素铜钠盐联合中药拆方对免疫介导再生障碍性贫血小鼠 T 淋巴细胞

　　亚群的影响 ················ 143

叶绿素铜钠盐治疗造血障碍性贫血的实验研究 ················ 147

再生障碍性贫血动物模型研究进展 ················ 151

基因芯片探讨再生障碍性贫血小鼠脾脏基因表达 ················ 154

叶绿素铜钠促进再生障碍性贫血小鼠 MSC 对 T 淋巴细胞的调节作用 ··· 159

蚕沙提取物铁叶绿酸钠治疗缺铁性贫血的临床观察 ················ 165

治疗缺铁性贫血新药生血宁片 ················ 169

蚕沙提取物研制中药 II 类新药生血宁片 ················ 172

蚕沙加工物——铁叶绿酸钠治疗缺铁性贫血的临床疗效观察 ················ 176

生血宁对缺铁性贫血患者气血两虚证的影响 ················ 179

生血宁对缺铁性与失血性贫血造血功能的影响 ················ 182

生血宁片对缺铁性贫血铁代谢分子指标的影响 ················ 188

生血宁片治疗儿童缺铁性贫血 150 例 ················ 192

生血宁片治疗儿童缺铁性贫血 60 例 ················ 195

生血宁片治疗缺铁性贫血 165 例 ················ 198

生血宁治疗缺铁性贫血的临床研究 ················ 201

铁叶绿酸钠片治疗缺铁性贫血临床研究 ················ 207

红乐胶囊改善营养性贫血的临床研究 ················ 213

绿威胶囊对免疫功能影响的实验研究 ················ 217

天龙要素膳治疗虚症 170 例的临床应用报告 ················ 222

原子吸收光谱法测定蚕蛹中铬、硒的含量 ················ 229

蚕蛹提取天然复合氨基酸的研制和应用研究 ················ 234

蚕蛹中提取蛋白的工艺研究 ················ 238

柱前衍生高效液相色谱法测定蚕蛹提取物中氨基酸含量 ················ 241

复方氨基酸在血液科肿瘤患者化学治疗中的应用研究 ················ 249

复方复合氨基酸治疗骨折的病理学研究 ················ 253

低脂无臭蛹蛋白粉的制备方法 ……………………………… 258

蚕蛹的传统应用和现代研究概况 …………………………… 263

蚕蛹的理化性质及农药残留量的研究 ……………………… 267

蚕蛹复合氨基酸对幼年雄性大鼠生长的影响 ……………… 271

蚕蛹复合氨基酸对创伤大鼠创口愈合及自由基影响 ……… 277

蚕蛹提取复合氨基酸对微小残留白血病的实验研究 ……… 282

蚕蛹提取复合氨基酸研制舒乐康胶囊 ……………………… 303

中药蚕蛹提取复合氨基酸的研究和开发应用 ……………… 305

补骨神(健力源)临床应用研究 ……………………………… 307

桑蚕丝素-RGD 融合蛋白的固态结构及其细胞黏附性分析 …… 316

桑蚕丝素蛋白初始结构对其矿化作用的影响 ……………… 325

丝素水解物及不同组方抗醉酒的动物比较研究 …………… 332

蚕丝蛋白/中药复合物对酒精性肝损伤模型小鼠的实验研究 …… 336

魏克民治疗血液病的经验撷菁 ……………………………… 342

后　记 ………………………………………………………… 345

蚕副产物在中医药领域的综合利用①

魏克民　浦锦宝　祝永强　郑军献　梁卫青　李　践　胡轶娟

（浙江省中医药研究院，杭州 310007）

摘　要　中国的蚕桑资源居世界之冠，产量占全世界的五分之四。浙江省更是闻名世界的丝绸之府、蚕桑之乡，但长期以来，人们只重视缫丝织绸，而将蚕蛹、蚕沙、大板丝等蚕副产物当作废物处理，造成了极大的资源浪费。我们利用浙江省蚕桑资源和中医药资源的两大优势，融合渗透，优势互补，经过 25 年的反复实践、研究创新，从蚕蛹中提取天然复合氨基酸，从蚕沙中提取叶绿素及其衍生物，从大板丝中提取丝素肽，并以此为原料，先后研制成功新药、保健食品、化妆品三大系列 38 个新产品，如中药新药肝血宝、生血宁、舒乐康胶囊；功能性保健食品生宝养生液、天龙宝口服液、补骨神口服液、复方营养要素，以及丝菊美系列化妆品，均已投产推广，取得了很好的社会效益和经济效益。

关键词　蚕副产物；中医药；综合利用

　　蚕丝是引人瞩目的宝贵财富。中国的蚕桑资源居世界之冠，蚕丝产量占全世界的五分之四。中国种桑、养蚕、缫丝已有五千多年历史，浙江省更是闻名世界的"蚕桑之乡""丝绸之府"。蚕丝产业是浙江省历史悠久的传统产业，也曾经辉煌于世，近年来，即便受到国际市场上的一些不利因素影响，蚕桑产业仍然是浙江省农业生产的一个重要组成部分。据 2004 年统计，全省有养蚕农户 66 万户，种桑 112 万亩，发种 196 万张，全年蚕茧总产量 8.4 万吨，实现蚕桑产值 19.76 亿元（其中蚕茧产值 15.05 亿元）。但长期以来，人们只重视缫丝织绸，而将蚕蛹、蚕沙、大板丝等蚕副产物当作废物处理，造成了极大的资源浪费。如果能将蚕蛹、蚕沙等蚕副产物进行综合利用，进一步研究开发，将可形成一个新兴的高科技产业，对资源相对缺乏的浙江省来说是一个因地制宜、变废为宝的得天独厚的利民工程，不仅对发展振兴浙江省蚕桑丝绸行业有很大作用，而且对调整农业结构、提高农业效

---

①　原载《医学研究杂志》2009 年第 38 卷第 4 期。

益、落实"三农"政策、增加农民收入、建设社会主义新农村也会起到实实在在的作用。

在各级领导的关心支持下,利用浙江省得天独厚的蚕业资源和底蕴深厚的中医药资源,两者结合,融合渗透,优势互补,我院建立了蚕副产物在中医药领域综合利用的系统工程。经过25年的研究、探索、实践、创新,先后获得了32个科研项目立项资助,其中省部级以上项目24项。对蚕蛹提取物和蚕沙提取物做了全面系统的研究,研制成功新药原料和新的中药制剂、功能性保健食品、化妆品三大系列38个新产品,发表相关论文60余篇,申请国家专利2项,新药证书3项,所获成果已在20多家医院和企业推广应用,并有24项成果获得各级科技进步奖。其中蚕沙提取物研制中药Ⅱ类新药生血宁片获得国家科技进步奖二等奖,年产值超过1.2亿元,取得了很好的社会效益和经济效益,充分体现了科学技术为经济建设服务的愿景。现将近年来在蚕蛹、蚕沙研究工作中获得的具有创新意义的成果分别总结如下。

一、蚕蛹的研究开发综合利用

蚕蛹系传统中药,自古以来就被作为食用和药用,其药用价值早为我们祖先所认识,古代中医药经典著作《日华子本草》《太平圣惠方》《圣济总录》《本草纲目》《东医宝鉴》《医林纂要》等对此均有详细记载。明代李时珍《本草纲目·虫部》第三十九卷记载:蚕蛹"炒食,治风及劳损;研敷治疳疮、恶疮;为末饮服,治疳瘦,长肌退热,除蛔虫;煎汁饮,止消渴"。我们通过氨基酸分析仪分析检测,证实蚕蛹蛋白系全价蛋白,是理想的天然优质氨源,蚕蛹水解产物中含有人体生长发育、新陈代谢所需要的18种氨基酸,组分全面,配比合理,符合FAO/WHO(联合国粮农组织/世界卫生组织)所规定的氨基酸模式,且其中8种必需氨基酸含量占总氨基酸量的40%以上,质量在国际上领先。

从蚕蛹中提取复合氨基酸的工艺经过20多年的反复探索,革新完善,在浙江得恩德药业集团配合下,已建立了一条稳定可行、得率较高、成本较低的工艺流程,目前得率已稳定在40%以上。脱脂干蚕蛹提取复合氨基酸工艺流程如图1所示。

我国年产干蚕蛹12.8万吨。据浙江省农业厅统计,浙江省年产干蚕蛹3.2万吨,占全国四分之一。按我们的工艺,每3吨干蚕蛹可提取1吨复合氨基酸,则浙江省每年可从3.2万吨干蚕蛹中提取1.06万吨复合氨基酸,复合氨基酸每吨

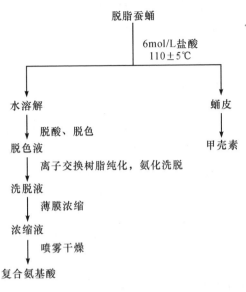

图 1 脱脂干蚕蛹提取复合氨基酸工艺流程

售价 20 万元,则浙江省年产蚕蛹复合氨基酸总产值可达 20 多亿元。以此为原料研制高附加值的药品、功能性保健食品和化妆品,经济效益更为可观。20 多年来,我们一方面反复改革完善工艺路线,提高产品得率、纯率,一方面与药厂、保健食品厂合作,以复合氨基酸为原料研制新药或功能性保健食品,不断地实现科研成果产业化。我们以蚕蛹复合氨基酸为主要原料的产物已有 10 余种,如准字号新药舒乐康胶囊;功能性保健食品生宝养生液、健力源口服液、天龙宝口服液;丝菊美系列化妆品;氨基酸系列营养食品等。这些产品在投产推广后均取得良好的社会效益和经济效益。如 2004 年批准的准字号新药舒乐康胶囊在 2005 年销售额已达到 2079 万元。在以蚕蛹复合氨基酸为原料研制成功的准字号新药舒乐康胶囊在临床上治疗白血病有较明显疗效的提示下,我们于 2005 年至 2006 年开展了蚕蛹复合氨基酸治疗微小残留白血病的实验研究。结果证实:(1)蚕蛹复合氨基酸能够明显改善白血病模型小鼠大剂量化疗后所致的骨髓抑制,促进正常造血功能的恢复,升高周围血象中血小板和白细胞计数;(2)蚕蛹复合氨基酸能够提高微小残留白血病模型小鼠的免疫功能,调整紊乱的 T 细胞亚群,提高 NK 细胞数,升高血清 IFN-γ 蛋白表达水平,提示蚕蛹复合氨基酸通过增强 NK 和 T 细胞介质的免疫反应而起到抗肿瘤作用;(3)模型小鼠血清 TNF-α 的表达水平与预后密切相关,蚕蛹复合氨基酸能够降低 TNF-α 的表达水平,从而改善白血病的预后;(4)蚕蛹复合氨基酸具有协同化疗药物抗白血病的作用,能有效地延长白血病模型小鼠的生存期。以上均表明蚕蛹复合氨基酸对微小残留白血病有一定的治疗作用,为今后进一步深入研究及其作为治疗白血病的辅助药物提供科学依据。

二、蚕沙的研究开发综合利用

蚕沙系传统中药,据《中华人民共和国药典》(简称《中国药典》)《中药大辞典》记载:蚕沙性温,味甘、辛,入肝脾经,具有补肾生血、活血化瘀、补气健脾、祛风通络、清热解毒、利湿化浊、镇静安神等功效。中国历代中医药经典著作对蚕沙的药用价值均有记载。唐代陈藏器《本草拾遗》、清代黄宫绣《本草求真》均记载"蚕沙治冷血瘀血"。宋代骆龙吉《内经拾遗方论》记载"蚕沙治血瘀血少"。明代李时珍《本草纲目》载"蚕沙治妇人血崩"。清代赵其光《本草求原》记载"蚕沙治血虚不能养经络者"。利用现代科技方法,经植物化学分析证实,从蚕沙中提取的叶绿素的基本结构是由四个吡咯环连接一个二价镁离子组成卟啉环,其结构与人体内血红蛋白的结构极其相似,将叶绿素结构中的镁离子置换为二价的亚铁离子,络合成铁叶绿酸钠,其结构则与血红素十分相似。据《日本医药品集》和国内张豁中、温玉麟报道,铁叶绿酸钠中有机铁的作用相当于硫酸亚铁、葡萄糖亚铁的12.5倍,从蚕沙中提取叶绿素,并在此基础上,经过铜代、铁代等工艺,与杭州叶绿素厂、武汉红桃K联合药业集团合作,经过20多年的研究、探索、改革创新,建立了一条稳定可行的工艺路线。

从蚕沙中提取叶绿素及其衍生物的工艺流程如图2所示。

据统计,我国年产干蚕沙约40万吨,浙江省年产干蚕沙约10万吨,占全国的四分之一。按照我们的工艺,每400吨蚕沙可提取1吨叶绿酸钠,浙江省如果利用全部蚕沙则每年可提取250吨叶绿酸钠盐或250吨铁叶绿酸钠,将可创收2.5亿元。我们以蚕沙提取物叶绿素铜钠盐、铁叶绿酸钠为原料,已先后研制成功准字号新药肝血宝、生血宁,功能性保健食品红乐胶囊、绿威胶囊、卫康胶囊及制剂血障平等,投产后在临床上推广应用,取得了很好的社会效益和经济效益。

"蚕沙提取物研制中药Ⅱ类新药生血宁片"项目荣获2004年度国家科技进步奖二等奖。在评审答辩会上,专家们建议应进一步阐明生血宁治疗缺铁性贫血的机理,临床验证病例数应进一步扩大。据此我们于2005—2006年对生血宁的药效机制和临床疗效又做了进一步深入研究,从分子和基因水平阐明生血宁片治疗缺铁性贫血的作用机制。

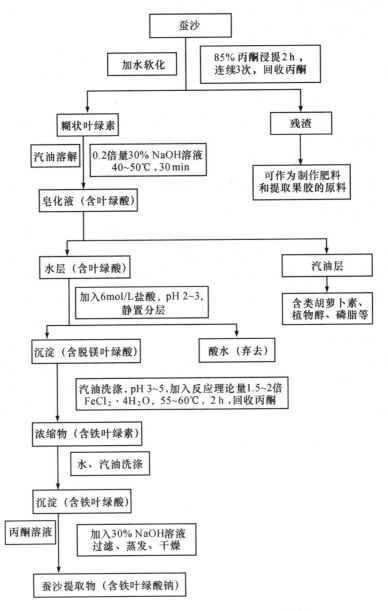

图2 从蚕沙中提取叶绿素及其衍生物的工艺流程

通过研究得到以下结论:

(1)生血宁片对缺铁性贫血患者的红细胞系全部指标均有作用。

(2)生血宁能明显改善失血性贫血指标,提高红细胞计数、血红蛋白、红细胞

5

压积、红细胞平均体积、红细胞平均血红蛋白量、血红蛋白浓度,缩小红细胞体积分布宽度,显示出升高白细胞和血小板的作用。

(3)生血宁在分子水平能改善铁代谢,提高缺铁性贫血患者的血清铁、转铁蛋白饱和度、铁蛋白的水平,降低总铁结合力、转铁蛋白、血清可溶性转铁蛋白受体,改善铁代谢,为人体提供造血原料。

(4)生血宁在基因水平能改善铁代谢,降低失血性贫血大鼠铁代谢相关基因DMT-1、IREG1、hephaestin 的表达。

扩大临床验证,我们系统观察了生血宁(铁叶绿酸钠)治疗成人和儿童缺铁性贫血病人共 2776 例,采用随机、双盲对照的多中心临床试验评价,总有效率在90%以上,未发现明显毒副反应,服用安全。

根据临床上叶绿素铜钠片(血障平)治疗再生障碍性贫血有明显疗效的启示,我们进行了药效学试验,采用免疫介导再生障碍性贫血小鼠模型,观察血障平片对再生障碍性贫血小鼠提高血液三系、骨髓有核细胞率,降低外围血 $CD8^+$ 细胞、$CD3^+$ 细胞,增加 $CD4^+$ 细胞比例,提高 $CD4^+/CD8^+$ T 细胞比值,升高骨髓 $CD34^+$ 细胞含量,降低 $CD95^+$ 细胞表达,降低 IFN-γ、IL-6、TNF-α 水平,下调Fcgr3、H2-BF 和 Mfge8 的 mRNA 基因表达,上调 CASH 基因表达。从分子生物学和基因水平探讨了血障平治疗贫血的作用机制。收集近 5 年来叶绿素铜钠片治疗慢性障碍性贫血病人 120 例的完整病例,经统计总有效率达 80%,在国际上处于领先地位,使得在医学上攻克再生障碍性贫血这个疑难病见到了曙光。

近年来蚕副产物在中医药领域应用研究的经验①

魏克民　浦锦宝　祝永强　郑军献　梁卫青

（浙江省中医药研究院蚕业资源药用研究开发中心，杭州 310007）

摘　要　从国内外现状及浙江省现状，现有项目、条件、资源状况及市场前景分析蚕副产品在医药领域综合利用所取得的成果，与国内外进行学术交流及科研合作情况等方面阐述了作者在蚕副产物（包括蚕沙、蚕蛹、蚕蛾等）方面开展的研究和取得的成果，为中药的开发利用提供参考。

关键词　蚕副产物；应用

　　蚕副产物在中医药领域的综合利用已初步形成一个新的学科，笔者先后申报科研立项22项，其中国家级科研项目4项，省部级科研项目14项，厅局级科研项目4项，发表有关学术论文60余篇。先后出访美国、英国、德国、法国、日本、俄罗斯等30余个国家，进行学术交流，在蚕副产物在中医药领域应用研究方面处于国内外领先地位。

一、国内外现状及浙江省现状

　　蚕丝是引人瞩目的宝贵财富。中国的蚕桑资源居世界之冠，产量约居全世界的五分之四。据2001年统计，全国蚕茧年产量已达50万吨。过去我们只重视缫丝、织绸，而对大量的蚕副产物，如蚕蛹、蚕沙、蚕蛾、大板丝、僵蚕、桑葚、桑枝等，尚未进行很好的开发利用。如果用现代科学方法，应用新技术，对蚕副产物进行深入综合开发，可使我国形成一个上百亿产值的新产业，这不仅有利于蚕桑事业的发展和丝绸行业的振兴，而且对发展国民经济也将产生重要的现实意义。

　　浙江省是著名的"蚕桑之乡""丝绸之府"，2001年蚕茧产量为12万吨。蚕副产物的开发利用对综合性资源相对贫乏的浙江省的经济发展具有积极的意义。随着蚕桑业的发展壮大，蚕业资源综合利用已逐步形成一门新兴的应用科学，其

---

　　①　原载《中国中医药科技》2004年第11卷第5期。

研究、开发内容已广泛涉及医疗、化工、食品、饲料、环保、生物等有关学科和专业以及一些高新技术领域,发展前景极为广阔。

浙江省在蚕副产物综合开发利用方面目前处于领先地位。由浙江省中医药研究院蚕业资源药用开发研究中心研究的蚕副产品在中医药领域综合开发利用方面已取得了较显著的成就。经过 20 多年来的探索、研究、实践,对蚕蛹、蚕沙等在医药、食品、化妆品等领域的应用方面开发了一系列新产品,有的投产市场后已取得了很好的经济效益和社会效益。

二、现有项目、条件、资源状况及市场前景分析

1.蚕蛹的开发利用

蚕蛹自古以来就被作为食用和药用,其药用价值早为我们的祖先所认识,《本草纲目》记载:"蚕蛹主治:炒食治风及劳损;研敷治疬恶疮;为末饮服,治疳瘦,长肌退热、除蛔虫;煎汁饮,止消渴。"

我国干蚕蛹年产 12.8 万吨,浙江省干蚕蛹年产 3.2 万吨,占全国四分之一,开发潜力巨大。蚕蛹系全价蛋白,营养价值可与鸡蛋、牛奶媲美。从蚕蛹提取的复合氨基酸,含人体所需要的 18 种氨基酸,组分配比合理,符合 FAO/WHO(联合国粮农组织/世界卫生组织)所规定的氨基酸模式。8 种必需氨基酸占总氨基酸的 40% 以上,呈奶白色,并可通过先进工艺消除蚕蛹的特异气味。产品质量标准、成分含量、药理学、毒理学、营养学、卫生学的各项指标均符合《中国药典》(2000 年版)、《美国药典》(2000 年版)标准,及卫生部、化工部、商业部颁发的药品卫生和食品卫生标准。从蚕蛹中提取的复合氨基酸早已于 1987 年 12 月通过省级鉴定,一致公认本品为天然优质氮源,是理想的药品和食品原料,已获得准字号药政批号和食品添加剂批号。产品投产以来,深受用户欢迎,并荣获国家中医药管理局和浙江省人民政府科学技术进步奖。

复合氨基酸目前售价每吨 20 万元,3 吨干蚕蛹可提取 1 吨复合氨基酸,总产值可达 20 亿元。以此为原料制成高附加值的药品、营养食品、化妆品,经济效益更为可观。

以蚕蛹复合氨基酸为原料已研制成准字号新药"复合氨基酸""复方营养要素",健字号新药"舒乐康胶囊""天龙宝口服液""生宝养生液""补骨神口服液""益尔康胶囊"等,氨基酸系列营养食品(面条、饼干、果酱、可乐等),丝菊美系列化妆品(防皱面霜、二合一洗发香波、洗面奶、沐浴乳、润肤乳、香水等 6 种)。这些新产

品投放市场后,深受群众欢迎。

蚕蛹复合氨基酸应用研究正在不断深化,氨基酸单体分离中,支链氨基酸制剂的分离研制、氨基酸大输液的研制、治疗骨折新药(氨基酸制剂——壮骨素)的研制、氨基酸调节肿瘤免疫功能的研究等课题正在探索中,有的已取得了一定成就。特别是"蚕蛹提取复合氨基酸研制大输液"被国家科技部生命科学技术发展中心列为国家重中之重项目(1035 工程),已通过第二阶段验收,验收通过文号为国科生命办字〔2001〕9 号。"蚕蛹提取物研制复合氨基酸胶囊"已被列为浙江省经贸委和浙江省中医药管理局重点项目,目前正在按计划进行研究工作。

蚕蛹油系不饱和脂肪酸与饱和脂肪酸甘油酯混合物,是治疗高脂血症、动脉硬化、肝炎、肝硬化的辅助医药原料。蚕蛹皮可以提取甲壳质制备人造皮肤、手术缝线,在医学上用途广泛。从蚕蛹中可提取出治疗艾滋病的有效药物成分 A.Z.T.,提取脱氧核苷酸钠、维生素 B_2 等原料,这些项目亟待进一步深入开展。

2. 蚕沙的开发利用

蚕沙是一味传统中药,性温、味甘辛、入肝脾经,具有补肾生血、活血通络、清热祛风、利湿化浊、镇静安神等功效。《本草纲目》就有关于蚕沙治血瘀、血少的论述。经植化分析证实:蚕沙提取物叶绿素基本结构系由四个吡咯环组成的卟啉环,与血红蛋白结构及其相似,能参与血红蛋白的合成,促进生血作用。全国年产蚕沙 40 万吨,浙江省年产蚕沙 10 万吨,占全国的四分之一。从蚕沙中提取糊状叶绿素,经络合精制成叶绿素衍生物,可广泛应用于医药、日用化工和食品添加剂。

过去大量蚕沙作为废物处理,部分作肥料,经济价值不高。经研究开发,从400 吨蚕沙中可提取 1 吨叶绿素铜钠盐(sodium copper chlorophyllin),售价高达68 万元,目前已经向日本、西欧出口,为国家创造了外汇。全省年产 10 万吨蚕沙,可制成 250 吨叶绿素铜钠盐,可新增产值 17 万元。叶绿素铜钠盐可用于医药、日用化工、食品添加剂。以叶绿素铜钠盐为原料制成治疗贫血、白细胞减少、急慢性肝炎的准字号新药"肝血宝",产品已推广至全国,使 1 吨叶绿素铜钠盐增值到 320 万元。以糊状叶绿素皂化络合铁代制成叶绿酸钠并制成新药"生血宁",用来治疗缺铁性贫血这一世界性的常见病、多发病,疗效达 96%,在国际上处于领先地位。

叶绿素与锌、钴、硒等络合,可制成抗肿瘤、益智补脑、抗衰老等多种新药。蚕沙提取叶绿素后还可提取三十烷醇、果胶、类胡萝卜素等医药化工原料。这些原料是研制维生素 E、K 等的理想资源。蚕沙中含有丰富的蛋白质,还可配制优质精饲料,开发潜力极大。中央电视台《走进科学》栏目以"蚕沙提取铁叶绿酸钠研制生血宁"为题材拍摄的电视科教片《血中送铁》已在中央台播出。

3.蚕蛾的开发利用

蚕蛾的药用价值在《本草纲目》中早有记载,它具有补肾壮阳、强精益智等功效。我们经研究证实,蚕蛾体内含有大量性激素、细胞色素 C、拟胰岛素、前列腺素及环腺苷酸(cAMP)。

药理实验证实:蚕蛾对内分泌功能有很显著的调节作用。治疗前列腺肥大的"蛾苓丸",壮阳补肾的"龙涎丸",壮阳补肾治疗风湿痹症的"蛾苓酒"等药品、食品正在开发研究中。

4.其他蚕副产物的开发利用

从大板丝中提取的丝素粉、丝素膏,含有大量氨基酸,可作为化妆品的原料。制丝废水可提取丝胶蛋白,可作为细菌培养基。桑枝、桑葚、桑叶均可入药、酿酒、制作食品,在医药保健上有很广阔的前景。

三、蚕副产品在医药领域综合利用中所取得的成果

浙江省中医药研究院蚕业资源药用开发研究中心在国家科技部、卫生部、省科技厅、省卫生厅、中医局的关心支持下,通过近几年的努力探索,先后已立项课题 20 项。其中国家级重大科研项目 4 项,即"十个创新药物的研究与产业化开发——蚕蛹提取复合氨基酸研制大输液""蚕蛹提取支链氨基酸研制治疗肝病新药""蚕业资源在医药领域的综合利用研究""蚕沙提取物研制二类中药新药生血宁",省部级重大项目 12 项,厅局级科研项目 4 项。已通过省部级以上鉴定 12 项,获部级科技进步奖 3 项,省级科技进步奖 7 项,厅局级科技进步奖 5 项,在国际上共获得 15 项金奖。已有 38 项科研成果成功地转化成产品,投放市场,取得了较好的社会效益和经济效益。公开发表蚕副产品综合利用论文 68 篇,其中 16 篇获省级以上学术机构颁发的优秀论文奖。

四、与国内外进行学术交流及科研合作情况

1992—2002 年,我们先后出访泰国、瑞士、德国、法国、美国、意大利、英国、澳大利亚、马来西亚、日本、俄罗斯、埃及等约 30 个国家,以及我国香港、澳门、台湾地区,受到国际、国内同行的肯定。特别是 2 次应邀访美,获得很高的评价。在1993 年美国中华医学会主办的首届中医药国际学术交流会上,论文、产品及个人

共获 5 块金牌。1994 年在首届国际中医药、针灸、推拿学术交流暨优秀中医药产品展评会上荣获 10 块金牌，蚕副产品成果受到克林顿夫人希拉里和国会议员莫里斯·欣切先生等的肯定。特别是论文《蚕沙提取物治疗血虚（再生障碍性贫血）120 例临床报告》在大会上宣读后，受到与会 26 个国家 300 多位国际医学专家的赞扬与肯定，经评委会无记名投票，被授予大会最佳论文金奖。"血障平片"样品被授予最佳产品金牌。

美国费城宾夕法尼亚大学医学研究中心提出愿意与我们共同开发蚕蛹复合氨基酸的临床应用，并已签订了意向性协议。日本日矿株式会社市川贤治社长于 1997 年 12 月邀请我们访日，2002 年又专程来杭州做商务访问，并初步确定共同合作开发蚕蛹氨基酸、丝素肽等产品。日本对蚕副产品需求量大，市场潜力很大。蚕副产品综合利用系列产品在国内外已有一定影响，目前正在努力拓宽国际国内市场。2002 年 9 月，我们在访问英国和瑞士期间，在英国的剑桥大学、牛津大学，瑞士的日内瓦大学向师生们做了蚕副产品在医药领域综合利用的学术报告，引起师生们极大的兴趣。

由于蚕副产品综合研究开发工作取得了喜人的成绩，前景良好，早在 1992 年 12 月 12 日国家科委和浙江省科委在北京联合召开了"浙江省蚕副产品综合利用取得丰硕成果"新闻发布会，时任国家科委副主任邓楠、秘书长吴武封、卫生部原部长钱信忠等出席会议，邓楠代表国家科委表态全力支持。首都 18 家新闻媒体均做了报道。国家科技部、浙江省省委省政府、浙江省科技厅、卫生厅、中医局对本省蚕副产品综合利用研究工作一直给予极大的关心支持。希望业内同仁积极合作，把这一工作更加深入地开展起来，科工贸相结合，建立产学研一体化的集团，为振兴蚕桑丝绸事业，发展国民经济做出更大贡献。

蚕沙的古代应用与现代研究概况①

巨君芳¹ 魏克民²

(1.浙江中医药大学,杭州 310053;2.浙江省立同德医院,杭州 310012)

摘　要　综述目前蚕沙的研究文献,从蚕砂的古代应用、化学成分与其药理作用总结蚕沙的研究现状。蚕沙含有叶绿素、胡萝卜素、果胶、叶蛋白等化学成分,主要有营养、促进骨髓造血、保肝、促进创伤愈合、抗溃疡、抗肿瘤等药理作用。研究表明蚕沙中化学成分丰富,药理药效作用显著;为进一步研究与利用蚕沙提供参考。
关键词　蚕沙;古代应用;化学成分;药理作用;开发前景;文献综述

蚕沙在我国自古以来就为传统中药药材,随着其化学成分的分析及药理作用研究的深入,国内外均已在不断挖掘其在医药上的新用途。现将研究概况整理如下,以供更好地开发蚕沙资源。

一、古代应用

蚕沙,别名蚕矢,始载于《名医别录》,为蚕蛾科昆虫家蚕(*Bombyx mori* L.)幼虫的干燥粪便,以晚蚕之屎为佳,故又名晚蚕沙、原蚕沙,属虫类传统中药。蚕沙性温、味甘辛、入肝脾胃经,具有祛风除湿、和胃化浊、活血通络等功效。本品性甘发散,可以祛风,性温而燥,又善除湿,故时珍曰蚕属火,其性燥,燥能胜风去湿,故蚕沙治疗风湿病。《本草求原》:"原蚕沙,为风湿之专药,凡风湿瘫缓固宜。"李时珍《本草纲目》载,用蚕沙两袋,蒸熟交熨患处,治疗半身不遂;若治皮肤湿疹,可用本品煎汤外洗。《名医别录》:蚕沙"主肠鸣,热中,消渴,风痹,瘾疹"。唐代陈藏器《本草拾遗》:将蚕沙"炒黄,袋盛浸酒,去风缓诸节不随,皮肤顽痹,腹内宿冷,冷血淤血,腰脚疼冷"。蚕沙味辛甘,不温不燥,历代眼科医家均视其为治疗目疾诸证之要药。本品亦能行颠顶风而止痛,对血管神经性头痛有良好效果。故《泉州本草》说:蚕沙可"治风寒感冒、偏头痛"。《本草纲目》载,蚕沙"治头风、风赤眼,其

---

①　原载《浙江中医杂志》2006 年第 41 卷第 11 期。

功亦在去风收湿也"。《本草备要》亦指出,将蚕沙"麻油调敷,治烂弦风眼"。"本品能和胃化湿,治吐泻转筋,清代王孟英称其诸霍乱之主药",除单味使用外,并列有蚕矢汤。蚕沙甘温能养经脉,补气血,辛温能祛风利湿,活血通络,故能补气健脾,化瘀养血。古代常用来治疗"血虚""血瘀""血劳"症。清代赵其光《本草求原》载"原蚕沙治血虚不能养经脉,亦宜加入滋补药中"。《本草纲目》载"蚕沙治消渴症结,及妇人血崩"。清代叶桂《本草再新》载"血瘀血少,痘科浆靥不起,亦宜用之"。总之,蚕沙甘辛无毒,其性能升能降,升可祛风,降可利湿,性平和缓,久用亦未见不良反应。临床上常以本品为主,用于治疗各种风湿痹痛、风疹瘙痒、皮肤不仁、肢体不遂、头风头痛、烂弦风眼、吐泻转筋等症。

二、现代研究

经科学测定,风干后的春蚕沙中含粗蛋白 13.6%,粗脂肪 3.7%,粗纤维 12.5%,无氮浸出物 48.7%,灰分 12.6%,钙 3.2%,水 9.9%。蚕沙中除含有丰富的叶绿素外,还有大量的类胡萝卜素、果胶、叶蛋白等成分。药理学试验证实,蚕沙具有较高的营养作用,并有促进骨髓造血、保肝、促进创伤愈合、抗溃疡和抗肿瘤等功能。

1.蚕沙的化学成分

蚕沙的化学成分有叶绿素、类胡萝卜素、果胶、叶蛋白等。

(1)叶绿素

叶绿素是植物进行光合作用的绿色色素。

蚕沙干物中叶绿素占 0.9%~1.0%。从植物绿色部位分离出来的叶绿素有叶绿素 a、叶绿素 b、叶绿素 c、叶绿素 d 等 10 种,其中叶绿素 a 含量占叶绿素总量的 75% 以上。姚建忠等以蚕沙粗品叶绿素为原料,经酸降解反应得到叶绿素 a 的稳定降解产物脱镁叶绿酸 a 和焦脱镁叶绿酸 a,初步阐明了脱镁叶绿酸 a 进一步碱降解为二氢卟吩 e6、二氢卟吩 f 及二氢卟吩 p6 等的化学过程,为发展叶绿素稳定降解产物及其衍生物的药物化学研究提供了可行依据。从蚕沙中提取糊状叶绿素,经皂化后加入重金属盐取代中心镁原子,制成性质稳定、易溶于水的叶绿素衍生物(CPD),主要指各种叶绿素盐(铜钠盐、铁钠盐、锌钠盐、铬钠盐等)。研究表明,上述衍生物具有促进创伤愈合、抗溃疡、抗肿瘤、抗微生物、抗补体、抗诱变防癌、保肝及抗贫血等多方面的生物活性。

（2）类胡萝卜素

桑叶含有丰富的类胡萝卜素,家蚕摄食桑叶后仍有 1/4～1/3 的类胡萝卜素不能被消化,随排泄物排出体外,蚕沙中约含 0.15％的类胡萝卜素。桑叶和蚕沙中的类胡萝卜素分析比较,结果分别为 8.8g/kg 干固体和 12.2g/kg 干固体。桑叶通过家蚕肠道消化成粪便后,其中类胡萝卜素被浓缩 1.4 倍。纪平雄等将蚕沙中类胡萝卜素用石油醚—乙醇混合溶剂提取,经活性氧化铝柱层析,首次获得了 β-胡萝卜素结晶,纯度达 99.8％。β 胡萝卜素是天然黄色素,是机体的维生素 A 源。

（3）果胶

果胶是一种天然的多糖高分子化合物,是植物细胞壁的组成成分,植物的根、茎、叶、果实和种子中都含有果胶。家蚕食桑叶后,桑叶中的果胶不被消化吸收而残留在蚕粪中,因此蚕沙中含有丰富的果胶,约占 10％～12％。蚕沙含有的果胶活性高于其他植物性果胶(如苹果果胶、柑橘果胶等),对各种致病菌有较强的抑制和杀灭作用。

（4）叶蛋白

桑叶中含有丰富的蛋白质,其中叶肉蛋白占 11.89％(干物中),叶绿体蛋白占 12.31％(干物中)。桑叶经家蚕蚕食后,消化吸收的主要为叶肉蛋白,而叶绿体蛋白被消化吸收极少,所以蚕沙中含有的蛋白质主要是叶绿体蛋白,约占 14％～16％。蚕沙中的粗蛋白在提取叶绿素过程中并未被破坏,因此提取叶绿素后的脱绿蚕沙是提取叶蛋白的良好原料。叶蛋白是动物的主要营养源。

（5）其他

蚕沙中还含有植物醇,三十烷醇,多量维生素 A、B、D,聚异戊二醇类,蚕沙酮,β 谷甾-D-葡萄糖,羽扁豆醇,麦角甾醇,谷甾醇,胆甾醇,二十四醇,蛇麻脂醇,游离氨基酸 13 种,植物生长激素,杂苗长素及铜等人体必需的微量元素。

2. 蚕沙的药理作用

（1）营养作用

研究测定表明,蚕沙中含有丰富的营养物质,其中铜、铁、锌、镁、钾、钙等人体必需的元素之高,可与许多常见营养食品或药物相媲美。另据美、苏、日等国学者报道,铜、铁离子能促进骨髓造血。蚕沙中含有 18 种氨基酸,包括人体必需的 8 种。蚕沙成分有机质中含蛋白质、类胡萝卜素及叶绿素,并含异植物生长激素——吲哚乙酸及组氨酸,而且含多量维生素 A、维生素 B 及维生素 C。研究表明,蚕沙在膳食中占 15％,即能维持老鼠正常生长。

（2）促进骨髓造血作用

Aoki 等在 20 世纪 30 年代已证实,叶绿素能被机体用来促进血红蛋白的再生。苏联学者的研究均显示叶绿素衍生物有促进造血功能的作用。蚕沙中提取的叶绿素的结构为由 4 个吡咯环组成的卟啉环,与血红蛋白结构极其相似,能参与血红蛋白的合成,促进生血。赵堂富等在对小鼠的实验中证实,叶绿素铜钠盐不但能提升因照射引起的再生障碍性贫血小鼠周围血象中的白细胞、红细胞、血红蛋白、血小板,而且对小鼠骨髓中多能干细胞、粒-单组细胞、红系组细胞及骨髓有核细胞的恢复均有明显促进作用,对骨髓基质细胞的修复也有一定调节作用。张广明等从蚕沙中合成了一系列不同的二氢卟吩金属络合物,并在实验模型上初步证明其对辐射引起的再生障碍性贫血的治疗作用。

（3）保肝作用

早在 1951 年,Mcloskey 等在 CCL4 所致大鼠肝损伤模型中,证实叶绿素铜钠可以减轻肝损伤程度。叶绿素铜钠是有效的抗氧化剂,通过抑制脂质过氧化作用来保护线粒体对抗反应氧所引起的细胞膜损伤,有加速受损肝细胞修复与再生的作用。近年来,姚建忠等将蚕沙叶绿素粗品,经酸、碱降解及醋酸锌络合反应,制成锌二氢卟吩 e6。实验表明,它对硫代乙酰胺或四氯化碳致小鼠急性肝损伤有防治作用。实验表明,以 100mg/kg 于染毒前 16h,染毒后 2h、8h 能显著降低小鼠硫代乙酰胺或四氯化碳急性肝损伤后升高 SGPT 活性。类似的蚕沙叶绿素提取化合物如锌二氢卟吩 e4 也有类似的作用。由蚕沙制备的叶绿素铁钠盐在预防性给药时对 D-GalN 致急性肝损害引起的 ALT、AST 活性增高有显著抑制作用,对 CCL4 引起 ALT、TBIL 增高亦有显著抑制作用,而且对 D-GalN 急性肝中毒后立即给药,也有良好的治疗作用,起到保护肝脏,促进和加速肝功能恢复的作用。

（4）促进创伤愈合、抗溃疡作用

水溶性叶绿素衍生物可加速动物实验性创伤和烧伤的愈合。在临床实验中与青霉素、磺胺等药物比较,叶绿素治愈创伤的作用最强,速度也最快。局部应用时,叶绿酸钠可通过活化成纤维细胞,促进胶原纤维生长,最终加速创伤的上皮形成,加速小鼠和豚鼠实验性皮肤创伤的愈合。同时,叶绿酸钠可促进局部血管扩张,增加局部血液循环。近年来,姚建忠等以蚕沙粗品叶绿素为原料,经酸降解提取化合物如锌二氢卟吩 e6、锌二氢卟吩 e4 等。实验结果表明,该类化合物能显著降低大鼠胃溃疡模型溃疡指数和溃疡个数,对大鼠胃溃疡有保护作用。

（5）抗肿瘤作用

目前,国内外均已发现,蚕沙提取物叶绿素衍生物（CPD）被光激发后能释放出高激发态氧,在小鼠和人的肿瘤细胞体外实验中,显示出较强的光动力作用,对荷瘤小鼠瘤细胞有明显的杀伤力。CPD 与血卟啉衍生物(HPD)的结构相似,HPD 加激光后用于恶性肿瘤的治疗在国内外均已有获效的报道,但 CPD 光敏效应比其更强。从蚕沙中提取的叶绿素 a 的最大吸收波长为 650nm,易与肿瘤细胞结合,对叶绿素 a 处理过的肿瘤细胞连续照射 10min,2h 后肿瘤细胞明显地被杀伤,而人和鼠的细胞 80% 以上仍保留存活状态。姚建忠等对二氢卟吩 e6、二氢卟吩 f 及二氢卟吩 p6 酰胺衍生物的肿瘤光生物活性做了深入的研究,药理试验结果表明,不同二氢卟吩衍生物的光敏化力,对体外人癌细胞光灭活作用和动物移植瘤的光动力疗效均明显高于 HPD。

(6)其他

蚕沙的主要成分来自桑叶,而桑叶中的 1-脱氧野尻霉素(DNJ)具有高效竞争性抑制 α-葡萄糖苷酶的药理活性,可用于治疗糖尿病、肥胖症、病毒感染等疾病。陈智毅等对蚕沙进行的分析测定表明,蚕沙具有与桑叶一样的降血糖、降血脂的效果。蚕沙提取物叶绿素衍生物是一类潜在的光敏抗病毒物质,对口腔疱疹病毒有光动力学灭活作用。有报道称,以蚕沙提取物为主制成的生发制剂,经人体临床试验,稍有效以上的改善率为 85.2%。蚕沙提取物不仅能提高毛发生长速度,而且有防止脱发的效果。

三、结语

蚕沙是一种有开发利用价值的蚕业资源。目前国内外医学界对蚕沙降解产物及其叶绿素衍生物的研究日渐深入,并由此合成了很多新的化合物。存在的主要问题是所有的制剂都是组成不定的多组分叶绿素衍生物的混合物,其中包括未知结构的化合物。叶绿素衍生物可因粗品叶绿素的纯度及反应条件的不同而呈单一的三羧酸化合物或一、二、三羧酸化合物的混合物。例如,叶绿素铜钠盐即可能为二氢卟吩 e、f、g 和紫红素混合物的铜钠盐,叶绿素铁钠盐主要是脱镁叶绿酸分子中含 β-酮酸酯在碱性溶液中开环后生成的羧酸钠盐混合物。显然,这些对于实验结果的可重现性和进一步研究其活性成分及作用机制产生了影响。目前不论是从理论上还是从实际分离技术上分析,最终很难得到单一的成分,其中一些单体金属络合物的分离也还处于初步研究阶段。因此,如何以蚕沙为基础原料分离制备其衍生物的金属络合物,在确证化学结构的基础上,研究它们的生理活性,开发新药,还有待进一步的探索和努力。

蚕沙中金属元素分析[①]

魏克民　胡轶娟　浦锦宝

（浙江省中医药研究院，杭州 310007）

摘　要　目的：建立原子吸收光谱法测定蚕沙中铜（Cu）、铁（Fe）、锌（Zn）、镁（Mg）、钾（K）、钙（Ca）、铅（Pb）、镉（Cd）等金属元素含量的方法。方法：采用石墨炉原子吸收光谱法同时测定铅（Pb）、镉（Cd），采用火焰法测定 6 种金属元素的含量。结果：对于各种测定元素，标准曲线的相关系数 $r=0.9991\sim0.9998$，回收率为 95.73%～99.30%，RSD 值在 1.26%～2.55%。结论：该方法简便、快速、准确，可用于中药材中这 8 种金属元素的含量测定。

关键词　原子吸收光谱法；蚕沙；金属元素

　　蚕沙，别名蚕矢，始载于《名医别录》，为蚕蛾科昆虫家蚕（*Bombyx mori* L.）幼虫的干燥粪便，以晚蚕之屎为佳，故又名晚蚕沙、原蚕沙，属虫类传统中药。蚕沙性温，味甘辛，入肝脾胃经，具有祛风除湿、和胃化浊、活血通络等功效。蚕沙中含有丰富的营养物质。现代研究表明，风干后的春蚕沙中含有 13.6% 的粗蛋白、3.7% 的粗脂肪、12.5% 的粗纤维、无氮浸出物 48.7%、灰分 12.6%、钙 3.2%。蚕沙中除含丰富的叶绿素外，还有类胡萝卜素、果胶、叶蛋白等成分以及磷、钾、硅、镁等营养元素。

　　本文参考有关文献，采用石墨炉原子吸收光谱法测定蚕沙中铅、镉的含量，采用火焰法测定蚕沙中铜、铁、锌、镁、钾、钙的含量。

一、仪器与试剂

1.仪器

Varian FAS240 型原子吸收光谱仪（美国 Varian 公司）；Sartorius BPS210S 型电子分析天平；铜、铁、锌、钙、镁、钾空心阴极灯（日本，HITACHI）；石墨管；电

---

　　①　浙江省科技厅科技建设专项资助项目(2006F30020)。原载《中国中医药科技》2009 年第 16 卷第 6 期。

热板(DB-2,江苏金坛亿通电子有限公司);pH 酸度计(HANA)。

2.试剂与标准溶液

硝酸为优级纯(广州化学试剂厂);水为去离子水。铜(Cu,GBW08615)、铁(Fe，GBW08616)、锌（Zn，GBW08620）、镁（Mg，GBW080554）、钾（K，GBW080533）、钙(Ca,GBW080555)、铅(Pb,GBW08619)、镉(Cd,GBW08612)。杨树叶标准物质(GBW07604)(中国科学院生态环境研究中心,批号:32051)。

3.样品来源

蚕沙(*Bombyx mori* L.)经本院浦锦宝副研究员鉴定为正品。

二、方法与结果

1.仪器工作条件

表1、表2所示为仪器工作条件。

表1 石墨炉升温程序

程序	温度（℃）		升温时间（s）		保持时间（s）		氩气流（mL/min）
	Cd	Pb	Cd	Pb	Cd	Pb	
干燥1	120	120	10	10	20	20	220
干燥2	350	350	5	5	10	10	220
灰化	750	650	15	15	30	30	220
原子化	1650	1800	0	0	3	3	0
净化	2700	2700	1	1	5	5	220

表2 火焰法仪器工作条件

元素	波长(nm)	灯电流(mA)	光谱通带(nm)	乙炔流量(L/min)	空气流量(L/min)
Cu	324.7	15	0.7	2	10
Fe	248.3	15	0.2	2	10
Zn	213.9	10	0.7	2	10
Mg	285.2	10	0.2	2	10
K	404.4	10	0.7	2	10
Ca	422.7	15	0.7	2	10

2.对照品溶液的制备

精密吸取各标准储备溶液,用10％硝酸稀释配制成以下相应元素质量浓度的混合系列溶液。铅、镉混合标液:含铅0、5、20、40、60、80μg/mL,含镉0、1、2、4、6、8μg/mL的溶液;其余6种元素混合标准溶液:含铜0、5、20、40、80、100μg/mL,铁0、2、8、16、32、40μg/mL,锌0、1、4、8、16、20μg/mL,镁0、10、40、80、160、200μg/mL,钾0、2、8、16、32、400μg/mL,钙0、5、20、40、80、100μg/mL。

3.供试品溶液的制备

准确称取0.2g左右的样品于烧杯内,各加入浓硝酸10mL,上端放一漏斗,待激烈反应停止后,移至恒温电热板加热,消化样品,缓慢升温至150℃。在此温度持续加热,蒸发至近干。加入5mL氢氟酸,再次蒸发至近干,加入2mL高氯酸,温度提升至180℃,蒸发至近干。样品为灰白色,冷却,加入1％盐酸溶液25mL,微热溶解残渣,移至50mL容量瓶中,加入去离子水至刻度,摇匀,待测。

4.线性关系考察

由表3可见,8种元素测定后的线性关系良好。

表3　8种元素线性关系

元素	回归方程	r	线性范围(μg/mL)
Cu	$A=0.0073C+0.0071$	0.9995	0~100
Fe	$A=0.0127C+0.0009$	0.9991	0~40
Zn	$A=0.0125C+0.0055$	0.9992	0~20
Mg	$A=0.0050C-0.0107$	0.9991	0~20
K	$A=0.0349C+0.0050$	0.9996	0~40
Ca	$A=0.0073C+0.0275$	0.9991	0~100
Pb	$A=0.0081C+0.0015$	0.9994	0~80
Cd	$A=0.0075C+0.0056$	0.9998	0~8

5.精密度试验

取混合标准溶液(铅40μg/L,镉4μg/L),连续进样6次,铅的RSD为2.70％,镉的RSD为2.07％。取混合标准溶液(含铜20μg/mL、铁8μg/mL、锌4μg/mL、镁40μg/mL、钾8μg/mL、钙40μg/mL),连续进样6次,铜为1.35％、铁为0.89％、锌为2.23％、镁为1.49％、钾为1.36％、钙为0.96％,表明仪器精密度良好。

6.检测限测定

按铅、镉供试品溶液的制备方法操作,平行制备了 11 个试剂空白,按仪器条件,测定了 11 个试剂空白值,检出限(LOD)为 3 倍空白值的标准差,铅的检出限为 0.99μg/L,镉的检出限为 0.16μg/L。

按铜、铁、锌、镁、钾、钙供试品溶液的制备方法操作,平行制备了 11 个试剂空白,按仪器条件,测定了 11 个试剂空白值,检出限(LOD)为 3 倍空白值的标准差,铜的检出限为 0.15μg/L,铁的检出限为 0.27μg/L,锌的检出限为 0.20μg/L,镁的检出限为 0.32μg/L,钾的检出限为 0.45μg/L,钙的检出限为 0.18μg/L。

7.重现性试验

取同一蚕沙药材粗粉 0.2g,按前述方法操作,平行制备 6 份,计算各元素测定的 RSD 值,Cu 为 2.16%、Fe 为 1.17%、Zn 为 2.05%、Mg 为 1.59%、K 为 2.86%、Ca 为 1.48%、Pb 为 2.09%、Cd 为 2.33%,表明该方法的重复性良好。

8.加样回收试验

精密称取已知含量的蚕沙药材粗粉 0.1g,共 9 份,分别精密加入各测定元素相应的对照品溶液适量,测定,计算各测定元素的回收率及 RSD 值,结果见表 4。结果表明,该方法回收率良好。

表 4　8 种元素的加样回收率考察结果

元素	加样回收率(%)	RSD(%)
Cu	96.92	2.14
Fe	98.68	1.75
Zn	97.66	1.62
Mg	99.30	2.25
K	95.73	1.26
Ca	98.47	1.69
Pb	98.24	2.54
Cd	98.45	2.55

9.方法准确度试验

采用上述方法对杨树叶标准物质(GBW07604)进行测定,以评价方法的准确度,测定结果见表 5。结果表明,测定值与标准参考值基本相符,表明该方法可靠。

表5　标准参考物质测定结果($n=3$)

元素	标准参考值($\mu g/g$)	测定值($\mu g/g$)	RSD(%)
Cu	9.3	8.95	2.71
Fe	274	267.17	1.78
Zn	37	35.2	3.53
Mg	0.65	0.71	6.24
K	1.38×10^4	1.46×10^4	3.98
Ca	1.81×10^4	1.72×10^4	3.61
Pb	1.5	1.46	1.91
Cd	0.32	0.34	4.28

10.样品测定

在上述仪器测定条件下,对4批蚕沙中重金属及微量元素进行测定,每批样品平行测定3份,结果见表6。

表6　4批蚕沙中重金属及微量元素的含量

元素	编号			
	1	2	3	4
Cu	0.73	0.81	0.69	0.65
Fe	25.90	37.40	19.63	41.20
Zn	0.35	0.42	0.51	0.44
Mg	105.99	128.79	86.33	94.52
K	2.08×10^4	0.95×10^4	1.26×10^4	1.50×10^4
Ca	5.13×10^3	3.26×10^3	4.56×10^3	3.97×10^3
Pb	2.046	1.726	1.953	2.633
Cd	0.228	0.215	0.248	0.231

三、讨论

(1)采用石墨炉原子吸收法测定蚕沙药材中的铅、镉时,重点考察了石墨炉升温程序中的灰化、原子化过程。铅和镉属于低温挥发性元素,在灰化阶段易损失,加基体改进剂后,可以提高铅、镉的灰化温度。通过试验发现,在加入基体改进剂的情况下,铅、镉的灰化温度分别为 750℃和 650℃,原子化温度分别为 1650℃和 1800℃。经方法学验证可知,该方法的精密度和准确度均符合要求。

(2)采用火焰原子吸收法测定铜、铁、锌、镁、钾、钙时,考察了狭缝宽度、乙炔—空气比对测定的影响,结果狭缝宽度为 0.7nm,乙炔—空气比为 2∶10 时,测定的灵敏度最高。经方法学验证可知,该方法的精密度和准确度均符合要求。

高效液相法测定叶绿素铜钠盐中
铜紫红素 18 的含量[①]

胡轶娟　魏克民　浦锦宝　梁卫青　郑军献　李　践

（浙江省中医药研究院，杭州 310007）

摘　要　目的:建立叶绿素铜钠盐中铜紫红素 18 的 HPLC 含量测定方法。方法：以铜紫红素 18 为对照品,采用 HPLC 法测定叶绿素铜钠盐中铜紫红素 18 含量。色谱条件为 YMC-Pack ODS-A($5\mu m$,150mm×4.6mm)HPLC 色谱柱,乙腈—水(85：15)为流动相,检测波长 390nm。结果：铜紫红素 18 在进样量 $2.4\sim24\mu g$($r=0.9996$)范围内呈良好的线性关系,平均加样回收率为 98.56％,RSD 为 2.93％。结论:该方法准确、简便、快速,重现性好。

关键词　叶绿素铜钠盐;铜紫红素 18;含量测定;HPLC

叶绿素是生命赖以生存的主要物质,对保持良好的自然生态环境有不可替代的重要作用。叶绿素及其衍生物具有与人体血红素结构类似的卟啉环结构,具有促进创口愈合、抗溃疡、抗肿瘤、抗微生物、抗诱变、保肝、抗贫血等方面的生物活性。

叶绿素铜钠盐在光、热、酸、碱影响下会发生降解,降解产物有二氢卟吩 e、二氢卟吩 p、紫红素等,目前对叶绿素及其衍生物的柱色谱分离研究也较多,以下主要是以 HPLC 法进行的研究。但对叶绿素铜钠盐中铜紫红素 18 的含量测定研究尚未见报道,本文对影响铜紫红素 18 分离分析的各项因素进行了研究,制定了含量测定方法。

一、仪器与试药

铜紫红素 18 对照品(自制,纯度＞98％);BP211D 电子分析天平(万分之一、十万分之一)sartorius;液相色谱仪 prostar 230(三元泵)、prostar 330(二极管阵

---
① 浙江省分析测试基金项目,编号 2007F70029。原载《中国中医药科技》2010 年第 17 卷第 4 期。

列检测器）、prostar 410（自动进样器）。YMC-Pack ODS-A 色谱柱（250mm×4.6mm)（编号:042582528）。乙腈为色谱纯;水为超纯水;其余试剂均为分析纯。

二、方法与结果

1.色谱条件

色谱柱:YMC-Pack ODS-A(5μm,150mm×4.6mm)HPLC 色谱柱;流动相:乙腈—水(85∶15);流速:1.0mL/min;检测波长:390nm;柱温:30℃。在此条件下,样品中铜紫红素 18 与相邻成分达到基线分离,见图1、图2。

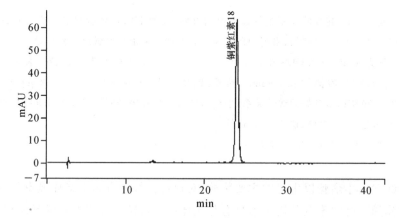

图 1　铜紫红素 18 对照品的高效液相色谱

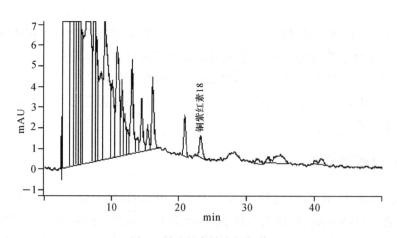

图 2　样品的高效液相色谱

2. 供试品溶液的制备

称取叶绿素铜钠盐约 0.1g,精密称定,置 10mL 容量瓶中,加入甲醇适量,使溶解,放冷,加甲醇至刻度,摇匀,进样前用微孔滤膜滤过。

3. 对照品溶液的制备

精密称取铜紫红素 18 对照品 18.75mg,置 50mL 容量瓶中,加甲醇溶解并稀释至刻度,摇匀,精密吸取 2mL,置 25mL 容量瓶中,加甲醇稀释至刻度,摇匀,即得(30μg/mL)。

4. 标准曲线的制备

精密吸取对照品溶液 2、4、8、12、16、20mL,置 25mL 容量瓶中,加甲醇至刻度,摇匀,分别精密吸取 10μL,注入液相色谱仪,测定,记录峰面积,以对照品进样量(μg)为横坐标,峰面积为纵坐标(A)绘制标准曲线,得回归方程 $A=7.22\times10^5 M-3.98\times10^5$,$r=0.9996$。结果表明,铜紫红素 18 对照品在 2.4～24μg 范围内线性关系良好。

5. 精密度试验

精密吸取对照品溶液、供试品溶液各 10μL,连续进样 6 次,测定峰面积,计算,结果对照品的 RSD 为 2.96%,供试品的 RSD 为 2.94%。

6. 稳定性试验

精密吸取对照品溶液及供试品溶液各 10μL,于 0、2、4、8、12、24、48 小时进样,记录峰面积,计算,结果对照品溶液的 RSD 为 2.96%,供试品溶液的 RSD 为 2.80%。表明对照品溶液及供试品溶液在 3 日内基本稳定。

7. 重复性试验

平行称取 6 份样品,按 2 项下制备供试品溶液,进样测定,结果平均含量为 0.0322mg/g,RSD 为 2.65%。

8. 加样回收试验

称取已知含量的同一批样品 6 份,精密称定,置具塞锥形瓶中,分别精密加入相同量的对照品溶液,按供试品溶液制备方法制备,进样,计算回收率,平均回收率为 98.56%,RSD 为 2.93%,结果见表 1。

表1　样品回收率试验结果($n=6$)

样品中含量 （μg）	加入对照品 的量（μg）	测得量 （μg）	回收率 （%）	平均回收率 （%）	RSD （%）
1.6873	1.5000	3.1782	99.39		
1.6486	1.5000	3.0819	95.55		
1.6390	1.5000	3.1901	103.41	98.56	2.93
1.7066	1.5000	3.1574	96.72		
1.6132	1.5000	3.0594	96.41		
1.6969	1.5000	3.1947	99.85		

9.样品测定

分别取 9 个不同批号样品，按前述方法制备供试品溶液，分别精密吸取 10μL，注入液相色谱仪，记录峰面积，计算样品中铜紫红素 18 的含量，结果见表 2。

表2　样品中铜紫红素 18 的含量

批号	含量（mg/g）
040213	0.0322
050903	0.0057
061204	—
070822	—
080404	—
090106	—
090215	—
090407	—
090501	—

注："—"表示未检测到。批号为样本的存贮日期。

三、讨论

（1）柱温、流动相及固定相是影响化学物质色谱分离效果的主要因素，本文考察了这三种因素对铜紫红素 18 分离分析的影响,确定了最佳的色谱条件。

（2）从含量测定结果可以看出,在保质期内（保质期为 2 年）及超过保质期一年的叶绿素铜钠盐中未检测到铜紫红素 18,保存 4 年以上的叶绿素铜钠盐中铜紫红素 18 的含量也较低。铜紫红素 18 为叶绿素铜钠盐发生降解后的产物,因此,对叶绿素铜钠盐进行研究时,可作为限量研究的指标;而对叶绿素铜钠盐降解产物进行研究时,可作为含量测定的指标。

叶绿素铜钠盐治疗慢性再生障碍性贫血的临床报道[①]

魏克民[1]　裘维焰[1]　曹宝珍[1]　许继平[1]　应栩华[1]　柴可群[1]

储榆林[2]　梁　骅[2]　赵堂富[2]

(1.浙江省中医药研究院,杭州 310007;2.中国医学科学院血液学研究所,北京 100000)

摘　要　中医蚕沙(Silkworm extract)提取物——叶绿素之衍生物叶绿素铜钠盐
(Sodium Copper Chlorophylline)治疗慢性再生障碍性贫血 60 例,基本治愈 12 例;缓
解 16 例;明显进步 20 例;无效 12 例;有效率 80%。疗效优于司坦唑醇对照组。在
治疗过程中未发现毒副反应。

关键词　叶绿素铜钠盐;慢性再生障碍性贫血;临床报道

再生障碍性贫血系以多种病因引起的骨髓多能干细胞的增殖与分化障碍导
致红骨髓总容量减少,造血功能衰竭,全血细胞减少为特征的一组综合病征。其
在国内发病率为 0.002%,较欧美高,综合国内 2810 例临床资料,青壮年发病比
率占 70% 以上,预后极差。因此研制治疗再生障碍性贫血的新药,实为当务
之急。

经分析证实,从中药蚕沙中提取的叶绿素,其基本结构是由 4 个吡咯环组成
的卟啉环,与血红蛋白的结果极为相似,能参与血红蛋白的合成,促进生血。另据
报道,铜离子能促进骨髓造血。我们用叶绿素络合铜离子合成叶绿素铜钠盐,用
来治疗因照射造成的小鼠再生障碍性贫血,结果证实叶绿素铜钠盐不但能提升因
照射引起再生障碍性贫血小鼠周围血象中红细胞、血红蛋白、血细胞、血小板等指
标,且对小鼠骨髓中多能干细胞(CFU-S)、粒-单祖细胞(CFU-GM)、红系祖细胞
(CFU-E)及骨髓有核细胞的恢复有明显的促进作用,对骨髓基质细胞的修复也有
一定的调节作用。因此可见叶绿素铜钠盐对造血的作用是通过调节造血多能干
细胞、粒-单祖细胞、红系祖细胞及骨髓基质细胞的增殖发育,促进骨髓造血功能
的恢复。

---

①　原载《医学研究通讯》1991 年第 20 卷第 4 期。

我们在实验研究的基础上,采用叶绿素铜钠片治疗慢性再生障碍性贫血病人60例,取得了较好的疗效。现将治疗结果报告如下。

一、材料与方法

1.观察对象

自1984年8月至1990年5月,门诊及住院病人中复合慢性再生障碍性贫血诊断标准者均为观察对象,共70例,随机分为两组。

(1)叶绿素铜钠片治疗组:共60例,其中男28例,女32例。最大年龄68岁,最小年龄4岁,平均年龄36岁。工人24例,农民12例,干部8例,学生7例,家务3例,其他6例。

(2)司坦唑醇对照组:共10例,其中男4例,女6例。最大年龄64岁,最小年龄6岁,平均年龄34岁。工人4例,农民3例,学生2例,学龄前1例。

2.诊断标准

按1987年6月宝鸡会议修订的《再生障碍性贫血诊断标准》中慢性再生障碍性贫血的诊断标准要求,凡符合者均列为观察对象。

3.治疗方法

(1)治疗组:叶绿素铜钠片(每片含叶绿素铜钠盐50mg)每日3次,每次2片,3个月为一个疗程,可连用两个疗程。

(2)对照组:司坦唑醇(每片2mg)每日3次,每次1片,连续服用3个月为一个疗程,可连用两个疗程。

4.疗效评定标准

按照《再生障碍性贫血疗效评定标准》判定疗效,按标准分基本治愈、缓解、明显进步,无效四级。

二、治疗结果

(1)治疗组60例中基本治愈12例,缓解16例,明显进步20例,无效12例,有效率80%。

(2)司坦唑醇对照组10例中基本治愈0例,缓解3例,明显进步2例,无效5例,有效率50%。

治疗组病人一般服药30~50d后自觉症状改善,食欲增加,血象三系有不同程度进步。

本治疗组 60 例中,其中 17 例用药一个疗程(90 天),除 2 例因疗效不明显自动停服,其余 15 例中基本治愈 5 例,缓解 7 例,明显进步 3 例;43 例用药两个疗程(180 天)以上,基本治愈 7 例,缓解 9 例,明显进步 17 例,无效 10 例。

治疗组治疗前后周围血象三系均有不同程度上升,经统计学处理有显著差异(见表 1)。

表 1　治疗组前后血象变化

	血红蛋白 (g/L)	血小板计数 ($\times 10^9$/L)	白细胞计数 ($\times 10^9$/L)	中性粒细胞计数 ($\times 10^9$/L)	网织红细胞比值 (%)
例数	60	60	60	60	60
治疗前均值	58.8±12.4	54.6±17.5	2.041±0.518	0.821±0.292	0.21±0.16
治疗后均值	105.3±15.7	92.7±24.5	3.194±0.824	1.856±0.651	0.72±0.52
P 值	<0.001	<0.001	<0.001	<0.001	<0.001

(3)毒副反应观察

本组 60 例病人,服用叶绿素铜钠片,3 次/日,每次两片(含 100mg),最大服药时间为 208 天,总量 62.4g,最短服药时间 90 天,总量 27g。除大便呈绿色外,均未发现任何毒副作用。服药前后均测定肝功能、黄疸指数、硫酸锌浊度、谷丙转氨酶和肾功能(血清肌酐、尿素氮和尿常规检查),都未发现变化。

三、典型病例介绍

俞××,女,8 岁,自 1984 年开始神倦乏力、食欲不振伴不规则低热,出血等,于 1985 年住院检查。周围血象:血红蛋白 2g/L,血小板计数 9×10^9/L,白细胞计数 1.2×10^9/L,中性粒细胞比值 24%,淋巴细胞比值 74%,大单核比值 2%,网织红细胞比值 0.1%。骨髓检查:骨髓小粒未见,脂肪滴多量,有核细胞量显著减少,全片找到 2 粒核细胞,确定诊断为再生障碍性贫血。因病人家中经济困难,同意单纯用叶绿素铜钠片试治,3 次/日,每次一片(50mg),连续服药 2 个月后,病人精神体力改善,食欲增加,面色亦较前转好。查周围血象:血红蛋白 5.5g/L,血小板计数 40×10^9/L,白细胞计数 3.8×10^9/L,中性粒细胞比值 42%,淋巴细胞比值 58%,网织红细胞比值 0.3%。继续服药。自第三个月起,剂量增加为 3 次/日,每次两片(100mg),每 30 天查周围血象,情况日益好转,服药半年(两个疗程)

后病人已基本恢复正常,面色红润,精神体力健如常人。服药两个疗程后于 1985 年复查周围血象:血红蛋白 10.5g/L,血小板计数 $68×10^9$/L,白细胞计数 $4.8×10^9$/L,中性粒细胞比值 58%,淋巴细胞比值 42%,网织红细胞比值 0.8%,有核细胞量中等,全片可见巨核细胞 48 粒,其中颗粒型巨核细胞及血小板巨核细胞占二分之一以上,临床判断为基本治愈。自 1986 年迄今,病人每半年复查一次,情况一直很好,1990 年 3 月随访,周围血象:血红蛋白 11.5g/L,血小板计数 $100×10^9$/L 以上,白细胞计数 $5.9×10^9$/L,中性粒细胞比值 72%,淋巴细胞比值 28%,网织红细胞比值 1.2%,肝功能正常。

四、讨论

1. 叶绿素铜钠盐

从中药蚕沙中提取出的叶绿素,其基本结构是由四个吡咯环组成的卟啉环,与血红蛋白的结构极其相似,能参与血红蛋白的合成,促进生血,是一种良好的造血细胞复合剂。另据美、苏、日等国学者报道,铜离子能促进骨髓造血。我们通过动物实验已证实,叶绿素铜钠盐不但能提升因照射引起的再生障碍性贫血小鼠的周围血象,即红细胞、血红蛋白、血小板、白细胞,网织红细胞,对小鼠骨髓中多能干细胞、粒-单祖细胞、红系祖细胞及骨髓有核细胞的恢复有明显的促进作用,并且对骨髓基质细胞的修复也有很好的调节作用。通过对 60 例慢性再障病人的临床疗效统计,有效率达 80%。这说明本药对治疗再生障碍性贫血是很有价值的新药,值得进一步研究。

2. 肝血宝

由叶绿素铜钠盐为主要原料研制成功的新药——肝血宝片,用于治疗白细胞减少症和急慢性肝炎的疗效是肯定的。肝血宝片于 1985 年 5 月通过鉴定,现已正式投产,已在全国 20 多个省市和香港地区的医疗单位以及日本、美国、新加坡得到应用,取得了很好的社会效益和经济效益。叶绿素铜钠盐作为药物已完成了按药政规定所需要做的全部临床前药理、毒理及其他实验工作。从治疗慢性再生障碍性贫血已完成的 60 例临床病例来看,有效率为 80%。与国内外同类药物相比较,疗效接近。但作为推出的一个新药来要求,尚需进一步扩大临床验证,考核远期疗效,积累更多的临床资料。

3. 开发利用

我国是闻名世界的丝绸之国,据统计,全国年产蚕沙 40 万吨,但迄今未能充分开发利用。除极少量已用作中药材原料和提取叶绿素外,绝大部分仍作为废物抛弃。因此,深入研究蚕沙的综合利用价值,研制新药以变废为宝,不仅可为我国的蚕业资源综合利用开拓前景,而且可对我国的医疗保健事业及国民经济的发展起不可低估的作用。

叶绿素铜钠盐(肝血宝片)治疗白细胞减少症985 例临床疗效分析①

魏克民　王守军　浦锦宝　梁卫青　郑军献　胡轶娟　祝永强

(浙江省中医药研究院,杭州 310007)

摘　要　目的:观察肝血宝(叶绿素铜钠盐)治疗白细胞减少症的临床疗效和安全性。方法:收集985 例不同原因引起的白细胞减少症患者,用以叶绿素铜钠盐为原料制成的肝血宝片治疗,设西药对照组50 例,安慰剂双盲对照组46 例对比观察。结果:肝血宝治疗组显效556 例,有效325 例,总有效率89.44%;安慰剂对照组显效0 例,有效9 例,总有效率19.90%;西药对照组显效14 例,有效7 例,总有效率42%。3 组疗效对比有明显差异($P<0.01$)。在治疗过程中未发现任何毒副反应。结论:肝血宝(叶绿素铜钠盐)治疗各种原因引起的白细胞减少症,疗效可靠,无任何毒副反应。

关键词　白细胞减少/中医药疗法;肝血宝/治疗应用;人类

白细胞减少症是临床常见病,其典型症状表现为头晕、嗜睡、四肢酸软、心悸气促、抵抗力下降等。导致白细胞减少症的原因很多,一般认为与物理、化学、药物影响、病原微生物感染以及遗传免疫等因素有着十分密切的关系,肿瘤患者放疗、化疗所致白细胞减少症尤为多见。临床治疗此症的药物有血生、鲨肝醇以及重组人粒细胞集落刺激因子、重组人粒细胞-巨噬细胞集落刺激因子等。但由于上述药物存在毒副作用大以及价格昂贵等缺点,临床应用受到一定限制。传统中药蚕沙提取物叶绿素的衍生物叶绿素铜钠盐具有多种生物作用,笔者采用叶绿素铜钠盐为原料制成的肝血宝治疗白细胞减少症985 例,取得比较理想的疗效,且服用安全,无明显毒副反应,并与安慰剂组及西药组进行了对照分析,现报告如下。

---

①　原载《中国中医药科技》2009 年第16 卷第1 期。

一、病例选择

1. 一般资料

收集 1983—2003 年浙江省中医药研究院、浙江大学医学院附属第一医院、浙江省新华医院、金华市第一医院、衢州市人民医院、嘉兴市人民医院、嘉兴市第二医院、湖州市第二人民医院血液科门诊和住院共 985 例各种原因引起的白细胞减少症病人,用以叶绿素铜钠盐为原料制成的肝血宝片治疗,并设安慰剂双盲对照组 46 例,西药对照组 50 例。肝血宝治疗组(1 组)985 例,其中男 484 例,女 501 例。年龄 7～82 岁,平均年龄 38 岁,以 20～40 岁中青年为多,为 696 例。安慰剂对照组(2 组)共 46 例,其中男 10 例,女 36 例。年龄 24～70 岁,平均年龄 36 岁。西药对照组(3 组)50 例,其中男 15 例,女 35 例。年龄 19～66 岁,平均年龄 35 岁。病因病程分布见表 1。

表 1　三组病人的病因病程

组别	n	病因				病程						
		化学性(苯中毒等)	放射性(包括肿瘤放疗)	病毒感染	原因不明	6个月～1年	1～2年	2～3年	3～4年	4～5年	5～9年	10年以上
1	985	363	184	76	362	174	248	82	76	72	157	176
2	46	17	15	8	6	5	14	7	3	2	6	9
3	50	18	15	9	8	20	7	4	4	2	7	6

2. 纳入标准

全部病例在接受治疗前连续验血 3 次取平均值,白细胞计数均值低于 $3 \times 10^9/L$,并伴有头晕、四肢酸软、心悸气促等症状,符合白细胞减少症诊断标准。在治疗期间基本停服其他升白药物。

二、治疗方法

1. 治疗组

肝血宝片(每片含叶绿素铜钠盐 20mg)口服,每日 3 次,每次 2 片,30 日为一个疗程。治疗过程中每 7 日复查 1 次白细胞计数及分类、血红蛋白、血小板计数,治疗前后分别查肝功能和尿常规。

2.安慰剂组

采用与肝血宝片同样颜色、同样大小的片剂,双盲法给药,口服,每日 3 次,每次 2 片,30 日为一个疗程。检验项目与治疗组相同。

3.西药对照组

采用维生素 B_4 20mg、鲨肝醇 100mg、脱氧核苷酸钠 40mg 三药联合治疗,口服,每日 3 次,30 日为一个疗程。检验项目与治疗组相同。

三、治疗结果

1.疗效标准

参考全国有关单位指标,并酌情修改补充,统一如下。显效:治疗后白细胞计数平均值较治疗前升高 $1.0×10^9/L$ 以上,中性粒细胞绝对值升高 $0.6×10^9/L$ 以上,自觉症状消失,且停药后 3 个月内无复发。有效:治疗后白细胞计数平均值较治疗前升高 $0.6×10^9/L$ 以上,中性粒细胞平均绝对值升高 $(0.3\sim0.6)×10^9/L$ 以上,自觉症状消失。无效:治疗前后变化达不到以上要求者。

2.疗效统计

疗效统计见表 2。

表 2　三组疗效统计

组别	n	显效	有效	无效	总有效率
1	985	556(56.45%)	325(32.99%)	104(10.56%)	89.44%
2	46	0(0%)	9(19.57%)	37(80.43%)	19.57%
3	50	14(28.00%)	7(14.00%)	29(58.00%)	42.00%

表 2 数据说明,三组疗效对比有显著差异(χ^2 检验,$P<0.01$)。

3.安全性

治疗组 985 例病人在治疗前后均检查肝功能(包括黄疸指数、血清胆红素、谷丙转氨酶、白/球蛋白)、肾功能(尿常规、血清尿素氮、肌酐)均无明显变化,服药后病人无明显不良反应。说明肝血宝片无不良毒副反应,服用安全。

四、讨论

肝血宝(叶绿素铜钠盐)系纯天然中药制剂,具有升血、抗细胞突变、抗肿瘤、抗衰老等多种功效。叶绿素铜钠是一种造血细胞赋活剂。关于叶绿素升高白细胞的机制,有人研究认为,主要是通过提高交感神经的兴奋性,并在肝脏与肾上腺功能的参与下使嗜中性粒细胞从骨髓释放。已有报道认为,叶绿素具有升高血液超氧化物歧化酶的作用,从而清除自由基,减少对造血细胞的毒性。本文观察结果表明,肝血宝(叶绿素铜钠盐)治疗白细胞减少症疗效明显,总有效率达89.44%,优于西药对照组($P<0.01$),且安全无毒副作用,值得推广应用。

叶绿素铜钠盐(肝血宝片)防治肿瘤患者化疗、放疗时白细胞减少临床评价①

魏克民¹ 曹宝珍¹ 柴可群¹ 应栩华¹ 汪新泉² 高勃如² 孙家骏³

(1.浙江省中医药研究院,杭州 310007;2.杭州前进制药厂,杭州 310002;

3.浙江肿瘤医院,杭州 310022)

摘　要　目的:观察肝血宝对化疗、放疗引起白细胞减少症的疗效。方法:患者随机分为治疗组和对照组,治疗组在化疗、放疗开始即口服肝血宝片,对照组在化疗、放疗开始即口服鲨肝醇片,30 日为一个疗程。用药期间每周做血常规检查,用药结束后进行血常规、肝功能、大小便常规检查。结果:治疗组总有效率 96.7%,对照组总有效率 44.4%。在肝血宝片治疗过程中未发现任何毒副作用。结论:肝血宝片对化疗、放疗所致的白细胞减少疗效较佳,且无毒副作用反应,是改善肿瘤患者预后的一种较为理想的药物。

关键词　肝血宝;白细胞减少;临床评价

化疗和放疗治疗恶性肿瘤时会引起白细胞急剧减少,常导致治疗中断或治疗失败。由浙江省中医药研究所研制并由杭州前进制药厂生产的肝血宝片防治白细胞下降,效果令人满意。我们对 30 例恶性肿瘤病人在化疗、放疗疗程中并用肝血宝片以防治白细胞下降,取得了较好的效果,并与同期住院的 18 例并用鲨肝醇片作化疗、放疗的肿瘤病人进行疗效对照,现将两组疗效观察结果报告如下。

一、材料与方法

1.观察对象

(1)治疗组

治疗对象 30 例,经临床及病理组织学等确诊为恶性肿瘤病人,接受化疗或放疗。其中男 13 例,女 17 例。年龄 36～70 岁,平均 54 岁。病程 6 个月至 4 年,平

---

①　原载《浙江医学》1988 年第 10 卷第 6 期。

均 15 个月。其中鼻咽癌 11 例、乳房癌 6 例、肺癌 3 例、食管癌 2 例、胃癌 4 例、直肠癌 1 例、卵巢癌 1 例、恶性淋巴瘤 1 例、垂体肿瘤 1 例。

30 例中单纯化疗 9 例，均采用 5-Fu 500mg，静脉滴注，每周 2 次，8 次为一个疗程，总量为 4g；环磷酰胺 400mg，每周 2 次，8 次为一个疗程，总量为 3.2g；长春新碱 2mg，每周 1 次，4 次为一个疗程，总量为 8mg。化疗、放疗联合治疗 21 例，采用 ^{60} 钴、加速器或深部 X 射线照射治疗，每周 2～4 次，按病种、病情不同而定，一般以 1 个月为疗程。

(2)对照组

对照病例 18 例，经临床及病理组织学等确诊为恶性肿瘤病人，接受化疗或放疗。其中男 8 例，女 10 例。年龄 34～68 岁，平均 52 岁。病程 3 个月至 5 年，平均 16 个月。其中鼻咽癌 2 例、乳房癌 3 例、肺癌 3 例、食道癌 2 例、胃癌 4 例、直肠癌 1 例、卵巢癌 1 例、恶性淋巴瘤 1 例、垂体肿瘤 1 例。

18 例中单纯化疗 6 例，化疗、放疗联合治疗 12 例。化疗、放疗的方法、剂量、疗程同治疗组。

2.观察方法及用药方法

(1)用药前观察

化疗、放疗前，经 3 次查血，白细胞计数 $>4\times10^9$/L，血红蛋白 >80g/L，血小板计数 $>80\times10^9$/L，肝功能及大小便常规检查均在正常范围。随机分为治疗组与对照组，同期观察。治疗组用肝血宝片，对照组用鲨肝醇片。

(2)用药剂量

治疗组在化疗、放疗开始即口服肝血宝片(每片含叶绿素铜钠盐 20mg)，每次 2 片，每日 3 次，30 日为一疗程。

对照组在化疗、放疗开始即口服鲨肝醇片(每片 50mg)，每次 2 片、每日 3 次，30 日为一疗程。

(3)用药后观察

用药期间每周做血常规及血小板计数检查，用药结束后进行血常规、肝功能、大小便常规检查。

3.疗效判断

(1)显效

治疗结束后，白细胞计数及中性粒细胞绝对值比治疗前升高。

(2)有效

治疗结束后，白细胞计数及中性粒细胞绝对值维持在治疗前水平或白细胞计数$>4\times10^9/L$。

（3）无效

治疗结束后，白细胞计数$<4\times10^9/L$，中性粒细胞绝对值较治疗前减少。

二、结果

两组病人经过 30 天（一个疗程）治疗，结果如下。

（1）肝血宝片治疗组 30 例中显效 20 例（占 66.7%），有效 9 例（占 30%），无效 1 例（占 3.3%），总有效率 96.7%。

（2）鲨肝醇片对照组 18 例中有效 8 例（占 44.4%），无效 10 例（占 55.6%），总有效率 44.4%。

在肝血宝片治疗过程中未发现任何毒副反应。

三、讨论

肝血宝片的原料——叶绿素铜钠盐是从中药蚕沙中提取的叶绿素衍生物。浙江省中医药研究所与中国医学科学院血液学研究所协作，对昆明种小鼠经直线加速器 8Mev-X 线照射（照射野 13cm×23cm、照射量率 4Gy/min）使之全血细胞减少，用不同浓度的叶绿素铜钠盐液灌胃及腹腔内注射治疗，结果证实叶绿素铜钠盐对全身照射 6.5Gy 小鼠 CFU-GM、CFU-S 及骨髓有核细胞的恢复有明显的促进作用，对骨髓基质细胞的修复也有一定的调节作用。从实验证明，叶绿素铜钠盐通过对造血干细胞、骨髓基质细胞增殖发育的调节，促进骨髓造血功能的恢复，从而使周围血象中红细胞、血红蛋白、白细胞、血小板上升，其中升高白细胞的作用尤为显著。对化学药物及放射线照射所致的白细胞减少疗效最佳。本文观察 30 例，总有效率达 96.7%，优于鲨肝醇对照组（44.4%），且无任何毒副反应。且蚕沙资源丰富，物美价廉，实为当前保证肿瘤病人化疗、放疗疗程顺利完成，改善预后的一种较为理想的药物。

叶绿素铜钠盐(肝血宝片)
治疗白细胞减少症临床观察①

肝血宝科研协作组

摘　要　肝血宝主要成分系中药蚕沙(silkworm excreta 提取物)——叶绿素衍生物叶绿素铜钠盐(sodium copper chlorophylline),治疗各种原因引起的白细胞减少症265 例,显效164 例,有效71 例,无效30 例。总有效率为88.68%。肝血宝与西药维生素 B_4、鲨肝醇、脱氧核苷酸钠三药联用对照,与空白组对照均有显著差异($P<$0.01)。在治疗过程中未发现毒副反应。

关键词　肝血宝;白细胞减少症;临床观察

白细胞减少症是一种常见病、多发病,目前临床上尚缺乏满意的治疗药物。

本协作组采用中药蚕沙提取物——叶绿素衍生物叶绿素铜钠盐为主要原料制成肝血宝片,治疗各种原因引起的白细胞减少症265 例,取得较好疗效,现将治疗情况和结果报告如下。

一、观察对象与疗效标准

各协作单位自1983 年9 月至1985 年4 月共计门诊及住院病人361 例,随机分为3 组。

(1)肝血宝组:265 例,其中男96 例,女169 例,年龄为14～77 岁。其中,工人151 例,农民8 例,干部71 例,教师15 例,医务人员16 例,家务劳动者2 例,学生2 例。

(2)西药对照组:50 例,其中男15 例,女35 例,年龄为19～66 岁。其中,工人32 例,农民3 例,干部11 例,教师2 例,医务人员2 例。

(3)空白对照组:46 例,其中男10 例,女36 例,年龄为24～70 岁。其中,工人27 例,农民3 例,干部8 例,教师4 例,医务人员4 例。

① 原载《浙江医学》1986 年第6 期。(魏克民执笔)

361 例白细胞减少的病因和病程见表 1。

表 1　361 例白细胞减少的病因和病程

组别	例数	病因				病程(年)						
		原因不明	化学性	病毒性	放射性	1/2～	1～	2～	3～	4～	5～	10～
肝血宝组	265	190	33	22	20	74	73	26	13	16	30	33
西药对照组	50	36	10	3	1	20	7	4	4	2	7	6
空白对照组	46	37	2	4	3	5	14	7	3	2	6	9

全部病例均经连续 3 次查血常规,以白细胞计数低于 $3 \times 10^9/L$(3000/ mm^3),伴有头晕目眩、神倦乏力、四肢酸软、心悸气促等症状者作为观察对象。

疗效评定标准参考有关单位的指标并酌情修改如下。

(1)显效:治疗后白细胞计数升高 $1 \times 10^9/L$,中性粒细胞计数升高 $0.6 \times 10^9/L$,自觉症状消失,停药 3 个月无反复。

(2)有效:治疗后白细胞计数升高 $0.6 \times 10^9/L$,中性粒细胞计数升高 $0.3 \times 10^9 \sim 0.6 \times 10^9/L$,自觉症状基本消失。

(3)无效:治疗后白细胞计数升高不足 $0.6 \times 10^9/L$,自觉症状改善不明显,病情不稳定。

二、治疗方法

(1)肝血宝组:肝血宝片(每片含叶绿素铜钠盐 20mg)每日 3 次,每次 2 片口服,30 日为一个疗程。

(2)西药对照组:维生素 B_4 20mg、鲨肝醇 100mg、脱氧核苷酸钠 40mg,三药合用,每日 3 次,30 日为一个疗程。

(3)空白对照组:采用与肝血宝片同样颜色、同样大小的片剂,双盲法给药,每日 3 次,每次 2 片口服,30 日为一个疗程。

三、疗效观察

1.治疗结果

治疗结果见表 2。

表 2　肝血宝组与对照组疗效比较

组别	例数	显效		有效		无效	
		例数	%	例数	%	例数	%
肝血宝组	265	164	61.9	71	26.8	30	11.3
西药对照组	50	14	28.0	7	14.0	29	58.0
空白对照组	46	0	0	9	19.6	37	80.4

2. 治疗前后血象变化

肝血宝组治疗后血象有不同程度的升高(表3),与西药、空白对照组比较,白细胞数升高有极显著的意义,血红蛋白值升高有显著意义(表4)。

表 3　治疗组治疗前后血象变化

	白细胞计数 ($\times 10^9$/L)	中性粒细胞计数 ($\times 10^9$/L)	血红蛋白 (g/L)	血小板计数 ($\times 10^9$/L)	网织红细胞比值 (%)
例数	265	242	235	236	154
治疗前	2.64±0.418	1.621±0.379	99.9±17.5	83.6±27.5	0.8±0.7
治疗后	3.950±0.824	2.560±0.651	107.4±15.7	92.7±24.6	1.1±0.6
P 值	<0.001	<0.001	<0.001	<0.001	<0.001

表 4　三组治疗后血象升高值比较

组别	例数	白细胞计数 ($\times 10^9$/L)	血红蛋白 (g/L)	血小板计数 ($\times 10^9$/L)
治疗组	265	1.309±0.813	7.4±17.0	9.1±22.2
西药对照组	50	0.522±0.670	2.7±9.7	4.9±15.6
空白对照组	46	0.410±0.923	0.6±0.6	3.4±14.0
P 值		<0.001	<0.01	<0.1

3. 疗效与疗程、病因、病程的关系

服用肝血宝后一般 7～10 天出现疗效,自觉症状改善,食欲增加,白细胞开始上升。肝血宝的疗效不因疗程延长而提高,以原因不明引起的白细胞减少症疗效较好,以病程短者疗效较好。

4. 毒副反应

观察肝血宝组病人服药期大便变绿色,1 例服药后腹部轻度不适,1 例出现皮肤荨麻疹,但都能坚持服药,未见明显毒副反应。

5.随访结果

为了观察本药疗效持续时间,对杭州市区 45 例停药后 6～18 个月的病人做了血象复查随访,结果白细胞计数仍维持在治疗结束时水平以上者 43 例,2 例有所下降(其中 1 例长期从事电焊工作,另 1 例为乙型肝炎活动期)。

四、讨论

(1)关于疗效评价问题:白细胞减少症治疗效果受很多因素的影响,目前尚无统一评价标准。本组采用随机分组,虽然显效标准较低(白细胞计数升高 1×10^9/L),但病例数多,通过肝血宝治疗前后对比,及其与西药对照、空白对照比较,经统计学处理差异显著。结果表明,肝血宝具有升白细胞的作用,其疗效比维生素 B_4、鲨肝醇、脱氧核苷酸钠、利血生等为高,与碳酸锂、银耳多糖、健血冲剂相近。治疗中未见明显毒副反应,服用方便,药源丰富,是目前治疗白细胞减少症较为理想的药物之一。

(2)肝血宝药理作用的范围较宽,从表 3、表 4 中可见对血红蛋白、血小板也有一定升高作用。本药是否可用于治疗再生障碍性贫血及在肿瘤放疗、化疗时并用本药来预防血象下降,有待进一步观察。

(3)本药主要成分是中药蚕沙提取物——叶绿素之衍生物叶绿素铜钠盐(sodium copper chlorophylline)。蚕沙(silkworm excreta)性温,味甘辛,入肝脾经,有清热祛风、利湿化浊、活血通络、镇静安神等功效。据日本、美国等学者报道:叶绿素及其衍生物具有抗菌、抗病毒、抗过敏、促使组织再生等作用。临床上用于治疗各种贫血、病毒性肝炎、消化性溃疡、急性胰腺炎、慢性肾炎等有一定疗效。叶绿素铜钠盐、铁钠盐、钴钠盐是良好的造血细胞赋活剂,对放疗、化疗后及各种原因引起的白细胞减少症及各种贫血有治疗作用。关于叶绿素升高白细胞的机理,日本学者认为主要是通过交感神经的兴奋性,并在肝脏与肾上腺功能的参与下促使嗜中性粒细胞从骨髓中释放。苏联学者认为叶绿素有生血作用,而且叶绿素的基本结构系由四个吡咯环组成的卟啉环,与血红蛋白的结构极其相似,故可能参与血红蛋白的合成,促使生血作用。

(4)我国蚕桑业发达,蚕沙资源丰富,但目前除少量药用和提取叶绿素外,绝大部分作为废物处理。因此深入研究蚕沙的药用价值,研制新药,变废为宝,不仅有益于人类健康,而且有一定的经济价值。

叶绿素铜钠盐(肝血宝片)治疗慢性迁延性肝炎 120 例[①]

魏克民

（浙江省中医药研究院，杭州 310007）

摘　要　目的:观察肝血宝对慢性迁延性肝炎的疗效。方法:患者随机分为治疗组和对照组,治疗组每天服用肝血宝片,对照组每天服用肝泰乐,1 个月为 1 个疗程,连服 2～3 个疗程。结果:治疗组总有效率 93.33%,对照组总有效率 86.67%。结论:肝血宝片对慢性迁延性肝炎疗效较佳。

关键词　肝血宝;慢性迁延性肝炎;临床疗效

一、一般资料

1993 年 1 月—1995 年 1 月,将浙江省中医药研究院、浙江省建工医院、空军杭州医院、杭州市传染病院四家单位门诊和住院病人中符合慢性迁延性肝炎诊断标准者均列为观察对象,共 150 例,随机分为肝血宝片治疗组,共 120 例,其中男 76 例,女 44 例,最大年龄 62 岁,最小年龄 12 岁;肝泰乐(葡醛内酯)对照组,共 30 例,其中男 20 例,女 10 例,最大年龄 60 岁,最小年龄 15 岁。

二、治疗方法

(1)治疗组:肝血宝片(每片含叶绿素铜钠盐 50mg),每天 3 次,每次 2 片。

(2)对照组:肝泰乐,每天 3 次,每次 2 片。

两组均以 1 个月为 1 个疗程,可连服 2～3 个疗程。

三、治疗结果

1. 疗效标准

按照全国肝炎会议制订的《慢性肝炎疗效评定标准》判定疗效。分治愈、明显

---

① 原载《中国中医药科技》1998 年第 5 卷第 1 期。

进步、好转、无效四级。

2.治疗结果

治疗组120例,治愈38例,明显进步42例,好转32例,无效8例,总有效率为93.33%。对照组30例,治愈0例,明显进步12例,好转14例,无效4例,总有效率为86.67%。经统计学处理两组有显著差异($P < 0.01$)。

四、体会

肝血宝为从蚕沙中提取的叶绿素衍生物——叶绿素铜钠盐,药效试验证实,其对肝脏网状内皮细胞有赋活作用,使受损害的肝功能恢复;增强肝细胞抵抗力,加速肝细胞修复和再生,使肿大的肝脏明显缩小;恢复改善造血功能,对肝炎后遗症有满意疗效;可提高整体免疫功能,增强体质,加速肝炎治愈。故肝血宝临床应用,疗效显著。

蚕沙提取物联合环孢素 A 治疗再生障碍性贫血的实验研究[①]

巨君芳[1]　魏克民[2]

(1.杭州市中医院,杭州 310007;2.浙江省中医药研究院,杭州 310007)

摘　要　目的:研究蚕沙提取物联合环孢素 A 治疗再生障碍性贫血(简称再障)的作用机制。方法:建立免疫介导的小鼠再障模型,随机分为 4 组,每组 10 只。模型组胃饲生理盐水,SCC 组胃饲 SCC,CsA 组胃饲 CsA,SCC＋CsA 组胃饲 SCC＋CsA,连续胃饲 13 天,检测外周血象及外周血 $CD3^+$、$CD4^+$、$CD8^+$、TNF-α、IFN-γ、IL-6 水平。结果:蚕沙提取物联合环孢素 A 灌胃,可提高小鼠外周血白细胞、血红蛋白、血小板,有效调节再障小鼠外周血 $CD3^+$、$CD4^+$、$CD8^+$、TNF-α、IFN-γ、IL-6 水平。结论:蚕沙提取物联合环孢素 A 治疗再障具有协同增效作用。

关键词　贫血;再生障碍性/中西医结合疗法;蚕沙提取物/治疗应用;环孢素 A/治疗应用;小鼠

再生障碍性贫血(aplastic anemia,AA)简称再障,是一组由化学、生物、物理因素及不明原因引起的骨髓造血功能衰竭性综合征,以全血细胞减少为特征。再障与造血干细胞损伤、骨髓造血微环境异常以及免疫功能紊乱有关,目前西医治疗常用环孢素 A,但是其价格昂贵,许多再障患者常常因此不能得到积极、正规的治疗。中医对于再障主要从肾论治,治则以补肾为主,辅以滋阴、温肾、健脾、活血化瘀等。国家级名老中医魏克民教授根据蚕沙治疗"血瘀""血少"的理论,制成蚕沙提取物叶绿素铜钠盐(sodium copper chlorophyll,SCC)临床治疗再障,疗效令人满意。本实验旨在研究蚕沙提取物联合环孢素 A 治疗再障的协同增效作用,以期在进一步提高再障临床疗效的同时,可以明显降低治疗费用。

---

①　原载《中国中医药科技》2010 年第 17 卷第 6 期。

一、材料

1.实验动物

Balb/c 小鼠，8～12 周龄，体重 16～20g，雌雄不限，作为受体；DBA/2 小鼠，8～10 周龄，体重 16～20g，雌雄不限，作为供体。小鼠均由由中国科学院上海实验动物中心提供。

2.实验药品及配制

新山地明胶囊（环孢素 A），10mg/粒，Novartis Pharma Gmbh Germ any 生产，进口药品注册证号 H20050271，批号 S0001，灌胃前用生理盐水将其配成 1mg/mL 溶液。蚕沙提取物（SCC），由浙江省中医药研究院提供，用生理盐水配制成 3mg/mL、6mg/mL。

二、方法

1.造模方法

根据姚氏方法，取 DBA/2 小鼠，断头处死，以 75％酒精浸泡消毒 5 分钟后，无菌取出胸腺及腋下、腹股沟等处的淋巴结，加 RPMI 1640 培养基，除去表面血污及粘附的结缔组织，再次清洗后，用手术刀、剪刀反复剪切组织，直到成糊状，再轻轻研磨，用 200 目铜网过滤，使之成为单细胞悬液，计数后配成 $5×10^6$/mL 浓度，其胸腺细胞：淋巴细胞为 1：2。取 1 滴苔盼蓝滴入玻片上，鉴定细胞活性 >95％。

在浙江大学农学院动物辐照中心，受体 Balb/c 小鼠经 ^{60}Co-γ 射线 5.5Gy（1.1Gy/min×5min）做一次全身照射，亚致死剂量照射后 2 小时内，立即尾静脉输注上述供体 DBA/2 小鼠细胞悬液，每只小鼠输注 0.2mL，制成再障动物模型。

2.实验分组及给药

将前面构建的再障 Balb/c 小鼠随机分为 4 组，即模型组、蚕沙提取物组（SCC 组）、环孢素 A 组（CsA 组）、蚕沙提取物＋环孢素 A 组（SCC＋CsA 组），每组 10 只。模型组胃饲生理盐水 0.3mL/d，SCC 组胃饲 SCC（6mg/mL）0.3mL/d，CsA 组胃饲 CsA（1mg/mL）0.3mL/d，SCC＋CsA 组胃饲 SCC（3mg/mL）0.15mL/d＋CsA（1mg/mL）0.15mL/d，连续胃饲 13 天。

3.观察指标及检测

(1)外周血白细胞、血红蛋白、血小板检测

13天后,各组小鼠断头处死,摘取右侧眼球,取血,EDTA抗凝,用法国HYLEL血细胞分析仪检测血常规、外周血白细胞、血红蛋白、血小板三系。

(2)T细胞亚群检测

取血 50μL EDTA 抗凝,分别加入 PE 标记的抗 CD4$^+$ 单抗 10μL、FITC 标记的抗 CD3$^+$ 单抗 10μL 于检测管中,PE 标记的抗 CD8$^+$ 单抗 10μL、FITC 标记的抗 CD3$^+$ 单抗 10μL 于检测管中,4℃ 保存,30min,混匀,加溶血剂 1mL 溶血 10min,加 PBS 4mL 混匀,3000r/min 离心 5min,取上清液,沉淀,加 500μL PBS,混匀,上机检测。Cellquest 软件获得 10000 个细胞分析,检测小鼠外周血中 CD3$^+$、CD4$^+$、CD8$^+$ 细胞,并计算 CD4$^+$/CD8$^+$ 细胞比值。

(3)IFN-γ、TNF-α、IL-6 检测

采用 ELISA 法(夹心酶联免疫吸附法)。观察满 13 天的每组 10 只 Balb/c 小鼠,断头处死,摘取右侧眼球,取小鼠静脉血 0.8~1.0mL 分离血清,4℃ 保存,3000r/min 离心 5 分钟,取上清液,严格按试剂盒说明书操作。

4.统计学处理

所有数据以均值±标准差($\bar{x}\pm s$)表示,组间比较采用 t 检验。

三、结果

1.各组小鼠外周血象的变化

各组小鼠外周血象的变化见表1。

表1　各组小鼠外周血象的变化($x\pm s$,$n=10$)

组别	白细胞计数(×10⁹/L)	血红蛋白(g/L)	血小板计数(×10⁹/L)
正常组	3.66±0.83	129.6±4.75	829.7±48.09
模型组	1.92±1.82**	96.9±21.25**	319.3±306.73**
SCC组	1.96±1.82	107.6±16.58△	447.9±304.72*△
CsA组	2.33±1.74△	104.1±9.37	456.9±159.79**△
SCC+CsA组	2.20±0.82	119.2±10.15☆△△	596.8±265.35*△

说明:与正常组比较 * $P<0.05$,** $P<0.01$;与模型组比较 △$P<0.05$,△△$P<0.01$;与 SCC 组比较 ☆$P<0.05$,☆☆$P<0.01$;与 CsA 组比较 ★$P<0.05$,★★$P<0.01$。

2. 各组小鼠外周血 T 细胞亚群的变化

各组小鼠外周血 T 细胞亚群的变化见表 2。

表 2　各组小鼠 CD_3^+、CD_4^+、CD_8^+、CD_4^+/CD_8^+ 的比较($x \pm s, n=10$)

组别	CD_3^+（%）	CD_4^+（%）	CD_8^+（%）	CD_4^+/CD_8^+（%）
正常组	17.18 ± 4.43	37.36 ± 3.65	5.27 ± 2.02	7.37 ± 0.52
模型组	$38.18 \pm 10.97^{**}$	$20.58 \pm 1.44^{**}$	$10.06 \pm 2.71^{**}$	$2.30 \pm 1.57^{**}$
SCC 组	$29.18 \pm 25.19^{**}$	$22.43 \pm 1.44^{\triangle}$	6.43 ± 2.29	$3.47 \pm 1.43^{*}$
CsA 组	$27.92 \pm 15.66^{**}$	18.28 ± 4.25	$9.24 \pm 2.97^{*}$	$2.96 \pm 1.54^{**}$
SCC+CsA 组	$20.20 \pm 23.19^{\triangle\triangle}_{\Leftrightarrow}$	$29.29 \pm 5.18^{\triangle\Leftrightarrow\star}_{\Leftrightarrow}$	$6.30 \pm 2.64^{\triangle\triangle}_{\star}$	$6.30 \pm 2.64^{\triangle\triangle}_{\Leftrightarrow}$

说明：与正常组比较 $^{*}P<0.05$，$^{**}P<0.01$；与模型组比较 $^{\triangle}P<0.05$，$^{\triangle\triangle}P<0.01$；与 SCC 比较 $^{\Leftrightarrow}P<0.05$，$^{\Leftrightarrow\Leftrightarrow}P<0.01$；与 CsA 组比较 $^{\star}P<0.05$，$^{\star\star}P<0.01$。

3. 各组小鼠外周血细胞因子 IFN-γ、TNF-α、IL-6 的变化

各组小鼠外周血细胞因子 IFN-γ、TNF-α、IL-6 的变化见表 3。

表 3　各组小鼠外周血 IFN-γ、TNF-α、IL-6 水平的比较($x \pm s, n=10$)

组别	IFN-γ(pg/mL)	TNF-α(pg/mL)	IL-6(pg/mL)
正常组	13.60 ± 8.91	8.16 ± 3.23	9.40 ± 0.91
模型组	$73.16 \pm 26.22^{**}$	$193.36 \pm 85.18^{**}$	$61.68 \pm 13.36^{**}$
SCC 组	$47.08 \pm 16.70^{**}_{\triangle}$	$126.96 \pm 81.27^{**}$	$38.50 \pm 13.33^{**}_{\triangle\triangle}$
CsA 组	$51.87 \pm 11.26^{**}_{\triangle}$	$84.27 \pm 22.11^{**}_{\triangle}$	$37.53 \pm 13.52^{**}_{\triangle\triangle}$
SCC+CsA 组	$37.96 \pm 14.87^{**}_{\triangle\star}$	$71.30 \pm 39.96^{**}_{\triangle\triangle\star}$	$36.62 \pm 12.27^{**}_{\triangle\triangle}$

说明：与正常组比较 $^{*}P<0.05$，$^{**}P<0.01$；与模型组比较 $^{\triangle}P<0.05$，$^{\triangle\triangle}P<0.01$；与 SCC 组比较 $^{\Leftrightarrow}P<0.05$，$^{\Leftrightarrow\Leftrightarrow}P<0.01$；与 CsA 组比较 $^{\star}P<0.05$，$^{\star\star}P<0.01$。

四、讨论

本实验研究证实，蚕沙提取物联合环孢素 A 能促进再障模型小鼠造血功能，提高小鼠外周血白细胞、血红蛋白、血小板，疗效优于单用蚕沙提取物，或者单用环孢素 A，蚕沙提取物与环孢素 A 合用可以产生协同增效作用，纠正免疫功能异常，使增生的造血干/祖细胞免受抑制性 T 淋巴细胞阻碍，骨髓造血功能得到恢复。

蚕沙性温、味甘辛、入肝脾胃经,具有祛风除湿、活血通络、镇静安神等功效。古代常用来治疗"血虚""血瘀""血劳"症。清代赵其光《本草求原》载"晚蚕沙治血虚不能养经络者"。宋代骆龙吉《内经拾遗方论》和清代叶桂《本草再新》均载"晚蚕沙治血瘀血少"。蚕沙提取物分子结构为由 4 个吡咯环组成的卟啉环,与血红蛋白结构相似,能参与血红蛋白的合成,促进生血。蚕沙提取物以治疗血虚为主,当再障患者发生出血、食欲不振、白细胞过低、血小板过低时,可以随症加减,调整免疫功能,特别是促进 $CD4^+$ 回升,使 $CD4^+/CD8^+$ 比值恢复,从而解除 $CD8^+$ 细胞对造血干细胞的抑制,改善贫血。

细胞免疫功能紊乱参与了再障的发病,再障患者骨髓及外周血中 T 细胞亚群失调,异常增高的 $CD8^+$ 抑制骨髓造血功能,分泌造血负调控因子,激活的 $CD8^+$ 细胞及其分泌的 IFN-γ、TNF-α 等细胞因子可以直接诱发造血干/祖细胞凋亡。

IFN-γ、TNF-α 是两种造血负调控因子,主要由 T 淋巴细胞分泌。再障患者骨髓及外周血中 IFN-γ、TNF-α 水平明显升高是再障患者造血功能衰减的原因之一。IL-6 是具有多种功能的造血调控因子,主要作用于早、中期造血干/祖细胞的增殖和分化,IL-6 又是 T 淋巴细胞、B 淋巴细胞增殖、分化以及活化的重要调节因子,并与其他细胞因子一起参与激活免疫效应细胞对造血干/祖细胞的破坏。造血因子 IL-6 代谢紊乱是再障的一个重要病理环节。本研究表明,再障模型小鼠外周血和骨髓中 IFN-γ、TNF-α 及 IL-6 水平上升明显,蚕沙提取物能够降低再障模型小鼠外周血及骨髓 IFN-γ、TNF-α 含量,有效降低 IFN-γ、TNF-α 对造血干/祖细胞的抑制作用。蚕沙提取物还能明显降低再障模型小鼠血及骨髓 IL-6 含量,纠正造血因子 IL-6 的代谢紊乱,减少 IL-6 与 IFN-γ、TNF-α 联合作用破坏造血干/祖细胞。由此提示蚕沙提取物可能通过调节 IFN-γ、TNF-α 及 IL-6,改善造血功能。

蚕沙提取物与环孢素 A 联合使用,具有协同增效作用,疗效明显优于单用 CsA 治疗。因 CsA 价格昂贵,家庭经济困难的患者常不能承受。所以,对经济困难的患者采用蚕沙提取物联合 CsA 方案治疗,能明显降低治疗费用,减轻患者家庭及社会的经济负担,值得大力推广。

蚕沙提取物对再生障碍性贫血小鼠细胞因子影响的实验研究[①]

林庚庭[1]　魏克民[2]　梁卫青[2]　浦锦宝[2]　郑军献[2]　祝永强[2]

(1.解放军第 117 医院,杭州 310004;2.浙江省中医药研究院,杭州 310007)

摘　要　目的:探讨蚕沙提取物对再生障碍性贫血的治疗作用和机制。**方法**:建立免疫介导的再生障碍性贫血小鼠模型,胃饲 3 种不同剂量的叶绿素铜钠盐,以环孢素为阳性组,正常组及模型组胃饲生理盐水,连续 15 天。检测血清及骨髓 α 肿瘤坏死因子、γ 干扰素、白介素-6 含量。**结果**:模型组小鼠血及骨髓 IFN-γ、IL-6、TNF-α 水平升高,蚕沙提取物组小鼠血及骨髓 IFN-γ、IL-6、TNF-α 水平降低,与模型组比较差异有统计学意义($P<0.05$)。**结论**:蚕沙提取物通过调节造血调控因子 IFN-γ、IL-6、TNF-α 的水平,改善造血功能。

关键词　贫血;再生障碍性/中医药疗法;蚕沙提取物/治疗应用;小鼠

再生障碍性贫血(AA)是由造血干细胞异常、骨髓微环境损伤、免疫缺陷导致的以红骨髓总量减少、造血功能衰竭、全血细胞减少为特征的一组综合病症,也是血液系统的一种常见病、难治病,危害极大。国家级名老中医魏克民根据蚕沙治疗"血瘀""血少"的理论,制成蚕沙提取物片,治疗 AA 疗效令人满意。本实验旨在研究蚕沙提取物片对 AA 模型小鼠造血调控因子的影响。

一、实验材料

1.实验动物

清洁级 Balb/c 小鼠,8～12 周龄,体重 16～20g,雌雄不限,作为受体;DBA/2 小鼠,8～10 周龄,雌雄不限,作为供体。小鼠由中国科学院上海实验动物中心提供,批号 003 号。

---

①　原载《中国中医药科技》2008 年第 15 卷第 2 期。

2.主要仪器与试剂仪器

仪器：AA-670 型原子分光光度计、DELFIA WallAC 自动洗板机、酶标仪-WallAC、VICTOR（142-0MULTILABEL COUNTER）等。试剂：IFN-γ、IL-6、TNF-α 试剂盒,购自深圳晶美生物公司。

3.药品蚕沙提取物片

本实验所用蚕沙提取物片由浙江省中医药研究院提供,用生理盐水配成小剂量（3mg/mL）、中剂量（6mg/mL）、大剂量（12mg/mL）的溶液。所用环孢素为新山地明胶囊,10mg/粒,Novartis Pharma Gmbh 生产,进口药品注册证号 H20020096,批号 S02800。

二、实验方法

1.免疫介导 AA 小鼠模型的制备

根据姚氏方法,利用 DBA/2 小鼠制成单细胞悬液后注入经射线照射 Balb/c 小鼠,以制成 AA 动物模型。正常组 Balb/c 小鼠用铅屏蔽进行假照射后 2 小时内,尾静脉输入无菌生理盐水,每只小鼠输入 0.2mL。

2.实验分组及给药

将小鼠随机分为正常组（A）、模型组（B）、阳性组（C）,以及蚕沙提取物小（D）、中（E）、大（F）剂量组（简称小、中、大剂量组）,共 6 组,每组 10 只。灌胃给药,正常组及模型组给予 0.25mL/10g 的生理盐水,阳性组给予环孢素溶液 0.25mL/10g,大、中、小剂量组分别给予大、中、小剂量溶液 0.25mL/10g,连续 15 天。

3.细胞因子检测

采用 ELISA 方法检测 IFN-γ、IL-6、TNF-α,严格按试剂盒说明操作。

4.统计方法

全部数据以均数±标准差表示,多样本间均数比较采用单因素方差分析,两两均数比较采用 SNK-q 检验。全部数据采用 SPSS 11.0 统计软件处理。

三、实验结果

实验结果见表1。

表1　各组小鼠血液指标,血和骨髓 IFN-γ、IL-6、TNF-α 水平的变化($\bar{x}\pm s$)

组别	红细胞计数 (×10¹²/L)	血红蛋白 (g/L)	白细胞计数 (×10⁹/L)	血小板计数 (×10⁹/L)	Ret (%)	IFN-γ 血	IFN-γ 骨髓	TNF-α 血	TNF-α 骨髓	IL-6 血	IL-6 骨髓
A	9.07± 0.49	150.2± 9.6	5.02± 0.58	681± 6.93	4.47± 1.23	39.03± 26.22△△	79.03± 25.68△△	48.56± 52.14△△	105.82± 22.86△△	70.20± 20.10△△	86.31± 27.14△△
B	6.40± 0.80△	112.5± 14.3*	0.65± 0.56**	182.9± 136.4*	0.33± 0.25	262.14± 98.67**	236.64± 102.49**	186.37± 111.01**	574.85± 154.96**	170.03± 60.80**	190.63± 69.87**
C	7.53± 1.20△	126.4± 11.7*	1.08± 0.47**	492.4± 191.12*	1.19± 0.45	118.96± 69.45*△	147.98± 59.88△△	104.92± 30.43**△	250.90± 146.21△△	234.43± 63.97**	256.46± 73.93**
D	7.50± 0.86△	121.8± 11.9*	0.92± 0.44△	418.3± 155.92△	0.43± 0.12*#	66.90± 57.50△△	122.90± 42.61△△	100.91± 42.48△△	138.19± 36.62##	92.94± 15.51##	101.26± 45.56##
E	7.50± 0.86#	135.6± 9.7*△#	1.31± 0.51**	509.4± 155.9△	2.34± 0.88*#	59.99± 53.25△△	112.74± 38.02△△	98.96± 76.07△△	127.36± 40.95##	85.04± 43.27##	95.09± 48.23##
F	8.67± 0.35△	148.7± 9.7*△	1.30± 0.38**	502.7± 58.7△	2.59± 0.88*#	56.25± 31.63△△	112.65± 45.76△△	73.28± 51.71△△	111.50± 39.60△	68.23± 29.62△△	98.25± 39.67△

说明:与 A 组比较* $P<0.05$,** $P<0.01$;与 B 组比较△ $P<0.05$,△△ $P<0.01$;与 C 组比较 # $P<0.05$,## $P<0.01$。

四、讨论

对中医而言,根据病症再生障碍性贫血(AA)属"血虚""虚劳""萎黄"等范畴,临床上治疗 AA 西药一般采用雄激素、环孢素、抗淋巴细胞球蛋白、造血生长因子及中药联合应用,中西医治疗 AA 虽然取得了一些进展,但 AA 仍然是一种难治病,危害极大。

蚕沙甘辛温,可补气健脾、化瘀养血。叶绿素的基本结构与血红蛋白相似,是由四个吡咯环组成的卟啉环。从蚕沙中提取的糊状叶绿素,经溶解、皂化、抽提、酸析、洗涤、络合铜而成的叶绿素铜钠盐片,是一种有机卟啉铜,能直接被肠黏膜细胞所吸收。本文实验结果证实,蚕沙提取物能够有效改善模型小鼠的外周血象。

IFN-γ 和 TNF-α 是两种造血负调控因子,主要由 T 淋巴细胞分泌。AA 患者骨髓及外周血中 IFN-γ、TNF-α 水平明显升高是造成其造血功能衰减的原因之一。IL-6 是具有多种功能的造血调控因子,主要作用于早、中期造血干/祖细胞的增殖和分化,IL-6 又是 T、B 淋巴细胞增殖、分化以及活化的重要调节因子,并与其他细胞因子一起参与激活免疫效应细胞对造血干/祖细胞的破坏。造血因子 IL-6 代谢紊乱是 AA 的一个重要病理环节。本研究表明,AA 模型小鼠外周血和骨髓中 IFN-γ、TNF-α 及 IL-6 水平上升明显,与正常组小鼠比较有统计学意义。

蚕沙提取物能够降低 AA 模型小鼠血及骨髓的 IFN-γ、TNF-α 含量,有效降低 IFN-γ、TNF-α 对造血干/祖细胞的抑制作用。蚕沙提取物还能明显降低 AA 模型小鼠血及骨髓的 IL-6 含量,纠正造血因子 IL-6 的代谢紊乱,减少 IL-6 与 IFN-γ、TNF-α 破坏造血干/祖细胞的联合作用。由此提示蚕沙提取物可能通过调节 IFN-γ、TNF-α 及 IL-6,从而改善造血功能。

叶绿素铜钠对免疫介导再生障碍性贫血模型小鼠骨髓间充质干细胞的干预作用研究[①]

楼益平

(浙江中医药大学,杭州 310053)

摘　要　**目的:** 通过研究叶绿素铜钠促进免疫介导再生障碍性贫血(aplastic anemia,AA)小鼠骨髓间充质干细胞(mensenchymal stem cells,MSC)向成骨细胞分化及改善 AA 小鼠 MSC 对 T 淋巴细胞免疫调节作用,探讨叶绿素铜钠对 AA 小鼠 MSC 的干预作用机理。**方法:** 根据文献方法建立免疫介导的再生障碍性贫血小鼠模型,参考前期动物实验确定用药剂量,采用灌胃给药,正常对照组及模型对照组每只小鼠给予 0.25mL 的生理盐水,环孢素对照组小鼠给予环孢素溶液 0.25mL(相当于成人剂量的 5 倍),叶绿素铜钠低、中、高剂量组小鼠给以低、中、高剂量溶液 0.25mL(相当于成人剂量的 12.5 倍、25 倍、50 倍),连续 14 天,处死全部小鼠,检测外周血红细胞、血红蛋白、白细胞、血小板的计数;镜下进行连续 14 天骨髓病理切片检测;MSC 优化培养基通过贴壁传代纯化培养间充质干细胞,采用流式细胞术进行鉴定。成骨细胞诱导液诱导 MSC 向成骨细胞分化,茜素红染色记录钙结节数以检测各组小鼠骨髓 MSC 向成骨细胞分化潜能;MSC 与 PHA 刺激的 T 淋巴细胞共培养,流式细胞术检测调节性 T 细胞(CD4$^+$CD25$^+$FOXP3$^+$ T 细胞)百分比。**结果:** 叶绿素铜钠组均能提高再障模型小鼠的体重,改善其一般情况,升高模型小鼠的外周血红细胞、血红蛋白、白细胞及血小板,增加模型小鼠骨髓造血组织;流式方法鉴定发现所培养的细胞表达 CD29、CD44,未表达 CD34,同时代细胞可向成骨细胞分化,从而证明该细胞为骨髓间充质干细胞。叶绿素铜钠组均提高模型小鼠 MSC 向成骨细胞分化的能力,提高间充质干细胞 T 淋巴细胞共培养后 CD4$^+$ CD25$^+$ FOXP3$^+$ T 细胞的百分比,与模型对照组小鼠对比,差异有统计学意义。叶绿素铜钠组总体疗效优于环孢素对照组。**结论:** 叶绿素铜钠对免疫介导再生障碍性贫血模型小鼠的疗效确切,能较好地改善骨髓造血功能,提升外周血三系,并具有改善 MSC 向成骨细胞分化的能力以及提高 MSC 对 T 淋巴细胞的免疫调节能力,进一步完善了叶绿素铜钠治疗 AA 作用机理。

---

① 摘录自浙江中医药大学硕士学位论文,导师魏克民。

关键词 再生障碍性贫血；骨髓间充质干细胞；叶绿素铜钠；调节性；T 细胞成骨细胞

一、前言

再生障碍性贫血（AA，简称再障）是由生物、化学、物理等因素引起造血干细胞异常、骨髓微环境损伤、免疫缺陷，导致骨髓总血容量减少、造血功能衰竭、全血细胞减少的一组综合病症。研究表明，大约 70％的再障发病与免疫功能紊乱有关。免疫功能紊乱已经成为再障研究的热点，主要包括细胞免疫和淋巴因子异常两方面。再障患者 T 淋巴细胞与造血功能衰竭密切相关，激活的 T 淋巴细胞可抑制自身祖细胞集落形成单位，从而影响造血。故临床上使用免疫抑制剂抑制 T 淋巴细胞，降低 T 细胞产生的造血负调控因子，从而促进造血。

骨髓间充质干细胞（mensenchymal stem cells，MSC）是一群存在于骨髓中的非造血干细胞，具有多向分化的潜能，在适宜的条件下能分化为成骨、软骨、脂肪、肌腱、肌肉、神经元和骨髓基质细胞等，同时具有支持造血和免疫调节的功能。1998 年 Majumdar 等采用不同的分离、培养体系后，发现骨髓 MSC 的形态均一，不含有造血细胞，而骨髓基质细胞形态不均一，含较多的巨噬细胞、网状细胞，并含少量的造血细胞。MSC 作为骨髓基质细胞的前体细胞，是骨髓内造血微环境的重要组成部分。它通过分泌细胞因子、白血病抑制因子、巨噬细胞集落刺激因子、Flt-3 配体和干细胞因子来调节造血细胞的自我复制、增殖及分化。国内外对于再障骨髓 MSC 的研究不多，发现再障的 MSC 在形态、增殖和细胞表型上基本正常，但其对 T 细胞的抑制作用减弱，影响骨髓局部的免疫调节，从而影响骨髓正常造血。这可能是再障的发病机制之一。研究再障 MSC 功能，对于揭示和完善再障的发病机制，指导临床对不同发病原因的患者采取不同的治疗措施，以提高疗效，均具有重要的意义。

目前再障尚无很好的治疗手段，骨髓移植或外周血干细胞移植理论上虽可治愈本病，但受合适供体来源及经济的制约而难以推广。免疫抑制剂如 CsA 等需长期使用，花费较大，且存在使用后发生如骨髓增生异常综合征、急性髓系白血病等疾病的风险。雄激素有雄性化和肝损害的副作用。蚕沙提取物叶绿素铜钠是专利产品。研究发现，叶绿素铜钠能明显使免疫介导再生障碍性贫血小鼠的血及骨髓调控因子干扰素（IFN-γ）、白细胞介素（IL-6）、肿瘤坏死因子（TNF-α）的水平降低,抑制 CD34$^+$ 细胞凋亡,说明能改善造血干细胞的比率。同时该药能从基因水平调节 T 细胞亚群,提高外周血 CD4$^+$ 细胞比率,降低 CD8$^+$、CD3$^+$ 细胞比率,提高 T 细胞比值。临床上叶绿素铜钠治疗慢性再障有效率达 80%,但尚未深入开展叶绿素铜钠对再障骨髓 MSC 的干预作用研究。本实验旨在通过叶绿素铜钠对再生障碍性贫血模型小鼠骨髓间充质干细胞的干预作用研究,从叶绿素铜钠是否有改善再障小鼠骨髓 MSC 向成骨细胞分化的能力及改善再障小鼠 MSC 对 T 淋巴细胞免疫调节作用方面探讨该药治疗免疫介导再生障碍性贫血模型小鼠的疗效和机制。

二、实验研究

(一)实验材料与方法

1. 实验动物

Balb/c 小鼠(H-2a、MLsb),8～12 周龄,18～22g,为受者,雌雄不限;DBA/2 小鼠(H-2a、MLsb),6～12 周龄,20～22g,为细胞供者,雌雄不限。小鼠均购自上海斯莱克实验动物有限责任公司,许可证号为 SCXK(沪)2010-0005,实验动物室位于浙江省中医药研究院动物房,为 SPF 级和清洁级。

2. 实验药品

环孢素溶液的制备:新山地明胶囊(10mg/粒,Novartis Pharma Gmbh 生产,进口药品注册号 H20020096,诺华制药)临用前配制,按 10mL 生理盐水:10mg 环孢素的比例制成溶液使用(1mg/mL)。叶绿素铜钠溶液的制备:以先进工艺从中药蚕沙中提取叶绿素,再络合铜,制成叶绿素铜钠,临用前用生理盐水将叶绿素铜钠配成低剂量(5mg/mL)、中剂量(10mg/mL)、高剂量(20mg/mL)的溶液。

3. 实验器材

血细胞分析仪(BALKMAN COULTER AC. Tdiff2),流式细胞仪(BALKMAN COULTER EPICS XL. MCL),离心机(BALKMAN COULTER Allegra ™X-22R),酶标仪(DENLEY DRAGON Wescarl MK2 EPSOMN LX300f),定时微量振荡器 TE-B 型,漩涡混合器 XK95-B,低速大容量多管离心机 LXJ-IIB Anke,coulter roller mixer II(浙江省立同德医院检验科提供),光学显微镜(OLYMPUS),倒置相差显微镜(OLYMPUS),显微照相设备(OLYMPUS),－70℃ 低温冰箱(日本),恒温培养箱(HERAEUS,德国),电热恒温水浴箱(DK-SD,上海),超净台(浙江省中医院提供),200 目铜网(浙江省中医药研究院提供),

尼龙毛柱 T(购自北京伊普瑞斯科技有限公司),细胞培养板(美国),细胞冻存管(美国),白细胞计数板,DAKO 玻璃片,手术剪刀,玻璃匀浆管,镊子,标签纸,油性记号笔,样本登记表,加样枪,样本袋。

4.实验试剂

(1)PBS 缓冲液(浙江省中医院血液病研究所配制),溶血剂(MBA,购自杭州联科生物有限公司),台盼蓝(浙江省中医药研究院提供),低糖型 DMEM 液(购自杭州四季青生物有限公司),胎牛血清(购自杭州四季青生物有限公司)。

(2) MSC 培 养 基:MCEB201(Sigma),胰岛素—转铁蛋白—硒 A(inventrogen)。亚油酸牛血清白蛋白(Sigma),10e-9/L 地塞米松(Sigma),10e-4/L 2-磷酸维生素 C(Sigma),上皮生长因子、血小板源性生长因子(杭州联科生物有限公司),青、链霉素(Gibco)。

(3)小鼠调节性 T 细胞检测试剂盒(购于 eBioscience 公司),抗体检测试剂盒,小鼠抗人单克隆抗体 CD29-PE(同型对照 IgG1-PE)、CD34-FiTc(同型对照 IgG2a-FiTc)、CD44-PE(同型对照 IgG2b-PE)等购自 eBioscience 公司。

5.实验场所

实验在浙江省中医药研究院、浙江省中医院血液病研究所、浙江省立同德医院相关实验室完成。

6.实验方法

(1)再生障碍性贫血模型小鼠造模方法

参照姚军等的实验方法及赵忻等的改进法,取 DBA/2 小鼠(H-2a、MLsb),断颈处死,用 75%酒精浸泡 5min,无菌取出胸腺和颈部、腋窝、腹股沟、肠系膜等处淋巴结。加少量生理盐水,除去表面血污及粘附的结缔组织,再次清洗后,用手术刀、剪刀反复剪切组织,直至成糊状,然后轻轻磨碎后用 200 目铜网过滤,台盼蓝鉴定细胞活性,活性细胞应达 95%以上,计数后配成 5×10^6 个细胞/mL(1×10^6 个细胞/0.2mL)浓度备用。Balb/c 小鼠经 ^{60}Co-γ 射线 5.5Gy(1.1Gy/min× 5min)亚致死量全身照射后,2 小时内立即由尾静脉注入上述细胞悬液,每只小鼠注入 0.2mL,制成免疫介导再生障碍性贫血小鼠模型。正常空白对照组 Balb/c 小鼠用铅屏蔽进行假照射后 2 小时内,由尾静脉注入无菌生理盐水,每只小鼠注入 0.2mL。

(2)实验分组

Balb/c 小鼠随机分为 6 组:正常对照组 10 只,模型对照组 10 只,环孢素组 10 只,叶绿素铜钠低剂量组、叶绿素铜钠中剂量组、叶绿素铜钠高剂量组各 10 只。

(3)给药方法

采用灌胃给药,正常对照组及模型对照组每只小鼠给予 0.25mL 的生理盐水,环孢素对照组小鼠给予环孢素溶液 0.25mL(相当于成人剂量的 5 倍),叶绿素铜钠低、中、高剂量组小鼠给予低、中、高剂量溶液 0.25mL(相当于成人剂量的12.5 倍、25 倍、50 倍),连续 14d。

(4)叶绿素铜钠治疗免疫介导再生障碍性贫血小鼠的疗效观察

1)一般情况观察:观察指标如皮毛、饮食、活动度、体重等,分组后称重,造模后及经治疗后的小鼠满 14 天称体重,然后再处死。

2)外周血象检测:处于观察满 14 天的小鼠,摘取右侧眼球取血,EDTA 抗凝,用血细胞分析仪检测血常规。

3)骨髓病理切片:处于濒死时或观察满 14 天的小鼠,摘取小鼠右侧眼球取血后脱颈处死,立即取出左侧股骨,Bouin's 液固定,Plank 及 Rychol 法脱钙,自来水洗 30min,70%乙醇 2h,95%乙醇 2h×2 次,100%乙醇 1h×2 次,二甲苯透明20min×2 次,肉眼观察组织透明为止。浸蜡 58～60℃ 3h,石蜡包埋,半薄切片,4μm 左右厚,60℃烘箱烤片,0.5～2h 后 HE 染色,二甲苯脱蜡 20min×2 次,无水乙醇,95%、80%、70%乙醇,至自然水化,苏木素染色液 10 分钟,水洗、1%盐酸酒精分化数秒,流水冲洗、蓝化,伊红染色液 1～2min,70%、80%、95%、100%乙醇脱水,二甲苯透明,中性树胶封片。在显微镜下观察小鼠骨髓病理变化。

(5)MSC 培养及鉴定

1)原代细胞培养:处死 6 组小鼠后,无菌取下胫骨、股骨,剔除粘附其上的肌肉、结缔组织。无菌取出股骨近端和胫骨远端,暴露骨髓腔。注射器取 20mL 加1000U 肝素的无血清培养液(DMEM、100U/mL 青霉素、100U/mL 链霉素),接21 号针头,从未剪开端旋转进入,冲出骨髓至另一无菌平皿中,反复吹打均匀。1200r/min 离心 5min,弃上清,接种在 25cm^2 的培养瓶里(接种密度 $2×10^6/$cm^2),培养液成分包括 60%DMEM、40%MCDB201、胰岛素—转铁蛋白—硒 A、亚油酸牛血清蛋白、10^{-9}mol/L 地塞米松、10^{-4}mol/L 磷酸维生素 C、10%胎牛血清、10ng/mL 上皮生长因子、10ng/mL 血小板源性生长因子、100μg/mL 青链霉素。24h 后换液。换液前用 PBS 轻轻漂洗 1 遍,以去掉未贴壁细胞。

2)MSC 传代纯化:待细胞长至 80%左右融合时,用 0.05%胰蛋白酶/EDTA消化传代,接种密度 $1×10^5/$cm^2 进行接种传代,收获第 3 代细胞供检测相关指标。

3)用下列单克隆抗体对骨髓 MSC 进行分析鉴定:小鼠抗人单克隆抗体

CD29-PE,同型对照 Hamster IgG1-PE;小鼠抗人单克隆抗体 CD34-FITC,同型对照 Rat IgG2a-FITC;小鼠抗人单克隆抗体 CD44-PE,同型对照 Rat IgG2b-PE。按照以下步骤：

①在每个流式上样管中加入 $100\mu L$ 准备好的细胞悬液,细胞数约为 1×10^6 个。1500r/min 离心机离心 5min,弃去上清液。

②样管中加 PBS 0.5mL,1500r/min 离心机离心 2min 后,弃去上清。

③重复步骤②。

④加 PBS $100\mu L$ 重悬,按照细胞表面抗原染色方法标记表面抗原。$100\mu L$ 体系中使用 $1\mu g$ FITC anti-mouse CD34(同型对照 $1\mu g$ FITC-Rat IgG2a)、$1\mu g$ PE anti-mouse CD29(同型对照 $1\mu g$ PE-Hamster IgG1)、$1\mu g$ PE anti-mouse CD44(同型对照 $1\mu g$ PE-Rat IgG2b),室温下孵育 30min。

⑤离心 2min,弃去上清液,加 PBS $300\mu L$ 重悬。每个样本检测 1 万个细胞。

(6)MSC 向成骨细胞分化培养及鉴定

收取第 3 代 MSC 细胞,接种于六孔板,80000 个细胞/孔,当细胞贴壁生长达 60%～70% 融合时,吸去孔中培养液,加入成骨细胞诱导液(含 DMEM、10% FBS、110^{-8} mol/L 地塞米松、10^{-2} mol/L β-磷酸甘油、50mg/L 抗坏血酸),每 3d 换一次液。培养 2～3 周后。去除培养液,PBS 洗两次,95% 乙醇固定 10min,蒸馏水洗 3 次,加入 0.1% 茜素红,37℃ 染色 30min,去除染液,蒸馏水冲洗后,即在显微镜下观察钙结节。每组设 2 个平行复孔,实验重复 3 次。

(7)MSC 对 T 淋巴细胞的免疫调节作用

取 2 个不同体系小鼠,摘眼球取外周血,用 Ficoll-paque 淋巴细胞分离液梯度离心分离出单个悬浮细胞,用 10% 胎牛血清、R/MINI-1640 完全培养基培养 2h,收获悬浮细胞,应用尼龙毛柱分离出 T 淋巴细胞,加入 24 孔板,每孔加入 1mL 含 5mg/L PHA、5% 胎牛血清的 MEM 培养基,含 T 细胞 1×10^6。分为 7 组,每组 2 个复孔。

1)空白对照组:加入 PHA 刺激的 T 细胞,不加 MSC。

2)正常组:加入 PHA 刺激的 T 细胞和正常小鼠的 MSC(MSC：T 细胞＝1：20)。

3)模型组:加入 PHA 刺激的 T 细胞和该组小鼠的 MSC(MSC：T 细胞＝1：20)。

4)环孢素阳性对照组:加入 PHA 刺激的 T 细胞和该组小鼠的 MSC(MSC：T 细胞＝1：20)。

5)叶绿素铜钠低剂量组:加入 PHA 刺激的 T 细胞和该组小鼠的 MSC (MSC:T 细胞=1:20)。

6)叶绿素铜钠中剂量组:加入 PHA 刺激的 T 细胞和该组小鼠的 MSC (MSC:T 细胞=1:20)。

7)叶绿素铜钠高剂量组:加入 PHA 刺激的 T 细胞和该组小鼠的 MSC (MSC:T 细胞=1:20)。

在 37℃、5%CO_2、饱和湿度条件下培养 2d 后,使用小鼠调节性 T 细胞检测试剂盒,按照以下步骤上流式细胞仪检测。实验重复 3 次。

①收集各组非贴壁细胞,PBS 洗涤 3 次并重悬,在每个流式上样管中加入 $100\mu L$ 准备好的细胞悬液,细胞数约为 1×10^6 个。按照细胞表面抗原染色方法标记表面抗原。$100\mu L$ 体系中使用 $0.125\mu g$ FITC anti-mouse CD4,$0.06\mu g$ APC anti-mouse CD25 抗体。用预冷流式染色缓冲溶液洗涤细胞(离心并转移)。

②旋涡震荡重悬细胞后加入 1mL 的固定/破膜工作液(1:3 稀释好),并再次旋涡混匀。

③避光 4℃孵育 30min 到 18h(孵育 30min 到 18h,结果一样)。

④加入 2mL 破膜缓冲液(1:9 去离子水稀释)离心洗涤细胞并弃去上清液。

⑤重复第 6 步操作洗涤细胞。

⑥加入含 $0.5\mu g$ Fc 受体阻断剂的破膜缓冲液,保证 $100\mu L$ 体系 4℃孵育 15min。

⑦封闭液无须洗去,体系加入 $0.5\mu g$ PE anti-mouse/rat Foxp3 抗体和 PE Rat lgG2a 同型对照(用 Permeabilization Buffer 工作液进行稀释),避光 4℃孵育至少 30min。

⑧加入 2mL 破膜工作液离心洗涤细胞并弃去上清液。

⑨重复上一步洗涤细胞。用适量体积的 Flow Cytometry Staining Buffer 重悬细胞并上机检测并分析。

7.统计方法

全部数据采用 SPSS 17.0 统计软件处理。数据以 $\bar{x}\pm s$ 表示,组间比较采用多样本的方差分析,检验标准以 $P<0.05$ 为差异有统计学意义,$P<0.01$ 为差异有显著统计学意义。

(二)结果

1.叶绿素铜钠治疗免疫介导再生障碍性贫血模型小鼠的一般观察

各治疗组自第 2 天起开始出现皮毛稀疏、散乱、饮食减少、大便干结,喜倦卧,活动少。模型组自第 3 天起开始出现濒死小鼠,体重明显下降,尸体解剖发现模型小鼠的胸腺、脾脏及淋巴结出现萎缩。环孢素组及叶绿素铜钠组自第 4 天起开始出现濒死小鼠。各组小鼠造模前的体重相互比较,差异无统计学意义($P >$ 0.05);经造模及用药后,模型组及各用药组小鼠与正常组小鼠比较,体重均下降,差异有统计学意义($P < 0.01$);叶绿素铜钠高、中、低剂量组小鼠与模型组小鼠比较,体重增加,差异有统计学意义($P < 0.01$);环孢素组与模型组小鼠比较,体重变化不明显,差异无统计学意义($P > 0.05$)。叶绿素铜钠高、中、低剂量组与环孢素组小鼠比较,体重增加,但差异无统计学意义($P > 0.05$)。见表 1。

表 1　各实验组小鼠体重的比较($x \pm s$)

组别	n	治疗前(g)	治疗后(g)
正常组	10	20.14±0.98	23.65±0.62▲
模型组	10	20.00±1.03	18.04±0.54●
环孢素对照组	10	20.23±1.10	18.62±0.60●
叶绿素铜钠低剂量组	10	19.73±0.95	19.21±0.74●▲
叶绿素铜钠中剂量组	10	20.00±1.13	19.18±0.81●▲
叶绿素铜钠高剂量组	10	20.07±1.27	19.30±1.23●▲

注:各组与正常对照组比较:○$P < 0.05$,●$P < 0.01$;各组与模型对照组比较:△$P < 0.05$,▲$P < 0.01$;叶绿素铜钠组与环孢素对照组比较:☆$P < 0.05$,★$P < 0.01$。

2. 叶绿素铜钠治疗免疫介导再生障碍性贫血模型小鼠的外周血液的变化

处于观察满 14 天的小鼠,摘取右侧眼球取血,检测血象。各实验组小鼠红细胞计数比较情况:模型组及各治疗组与正常组小鼠比较,红细胞数下降,差异有统计学意义($P < 0.01$);叶绿素铜钠中、高剂量组与模型组小鼠比较,红细胞数升高,差异有统计学意义($P < 0.05$);叶绿素铜钠低剂量组、环孢素组与模型组小鼠比较,红细胞数变化不明显,差异无统计学意义($P > 0.05$);叶绿素铜钠低、中、高剂量组与环孢素组小鼠比较,红细胞数变化不明显,差异无统计学意义($P > 0.05$)。各实验组小鼠血红蛋白含量比较情况:模型组及各治疗组与正常组小鼠比较,血红蛋白数下降,差异有统计学意义($P < 0.01$);叶绿素铜钠中、高剂量组与模型组小鼠比较,血红蛋白升高,差异有统计学意义($P < 0.05$);叶绿素铜钠低剂量组、环孢素组与模型组小鼠比较,血红蛋白数变化不明显,差异无统计学意义($P > 0.05$);叶绿素铜钠低、中、高剂量组与环孢素组小鼠比较,血红蛋白数变化不明显,差异无统计学意义($P>0.05$)。各实验组小鼠白细胞数比较情况:模型组及各治疗组与正常组小鼠比较,白细胞计数下降,差异有统计学意义($P<0.01$),叶绿素铜钠中、高剂量组与模型组小鼠比较,白细胞数升高,差异有统计学意义($P<0.01$);叶绿素铜钠低剂量组与模型组小鼠比较,白细胞数升高,差异有统计学意义($P<0.05$);环孢素组与模型组小鼠比较,白细胞数变化不明显,差异无统计学意义($P>0.05$);叶绿素铜钠高剂量组与环孢素组比较,白细胞数升高,差异有统计学意义($P<0.05$);叶绿素铜钠中、低剂量组与环孢素组比较,白细胞数变化不明显,差异无统计学意义($P>0.05$)。各实验组小鼠血小板数比较情况:模型组及各治疗组与正常组小鼠比较,血小板计数下降,差异有统计学意义($P<0.01$);叶绿素铜钠低、中、高剂量组及环孢素组与模型组小鼠比较,血小板数升高,差异有统计学意义($P<0.01$);叶绿素铜钠高剂量组与环孢素组小鼠比较,血小板数升高,差异有统计学意义($P<0.05$);叶绿素铜钠中、低剂量组与环孢素组小鼠比较,血小板数变化不明显,差异无统计学意义($P>0.05$)。见表2、表3。

表2 各实验组小鼠红细胞计数、血红蛋白含量指标的比较($\bar{x}\pm s$)

组别	n	红细胞计数($\times 10^{12}$/L)	血红蛋白(g/L)
正常组	10	7.30±1.06▲	155.75±15.71▲
模型组	10	4.62±0.98●	114.75±14.25●
环孢素对照组	10	5.11±0.93●	119.00±13.28●
叶绿素铜钠低剂量组	10	5.45±0.75●	125.38±12.40●
叶绿素铜钠中剂量组	10	5.64±0.98●△	128.13±12.22●△
叶绿素铜钠高剂量组	10	5.83±0.88●△	130.63±10.66●△

注:各组与正常对照组比较:○$P<0.05$,●$P<0.01$;各组与模型对照组比较:△$P<0.05$,▲$P<0.01$;叶绿素铜钠组与环孢素对照组比较:☆$P<0.05$,★$P<0.01$。

表3 各实验组小鼠白细胞计数、血小板计数的比较($\bar{x}\pm s$)

组别	n	白细胞计数($\times 10^9$/L)	血小板计数($\times 10^9$/L)
正常组	10	7.74±1.32▲	863.00±86.04▲
模型组	10	2.94±1.00●	85.50±22.16
环孢素对照组	10	3.55±0.97●	262.13±46.74●▲

续表

组别	n	白细胞计数（$\times 10^9$/L）	血小板计数（$\times 10^9$/L）
叶绿素铜钠低剂量组	10	4.11±1.68●△	308.88±87.54●▲
叶绿素铜钠中剂量组	10	4.50±1.08●▲	309.38±81.93●▲
叶绿素铜钠高剂量组	10	4.86±0.97●▲☆	345.38±91.1●▲☆

注：各组与正常对照组比较：○$P<0.05$，●$P<0.01$；各组与模型对照组比较：△$P<0.05$，▲$P<0.01$；叶绿素铜钠组与环孢素对照组比较：☆$P<0.05$，★$P<0.01$。

3.叶绿素铜钠治疗免疫介导再生障碍性贫血模型小鼠骨髓造血组织的变化

处死观察满 14 天的小鼠，摘取右侧眼球取血后脱颈处死，立即取出左侧股骨，经一系列标本处理后，在显微镜下观察小鼠骨髓的病理变化。镜下可见模型组小鼠骨髓增生极度低下，造血细胞明显减少，脂肪细胞增多，有间质水肿、出血、血窦扩张，无巨核细胞等改变。正常组小鼠骨髓增生活跃，造血细胞满视野可见，巨核细胞多见。模型组及各治疗组与正常小鼠比较，骨髓造血组织减少。各治疗组与模型组比较，骨髓增生较之活跃（见附图 1）。

（1）骨髓间充质干细胞培养及鉴定

各组 Babl/c 小鼠骨髓单个核细胞种入培养瓶培养 3d 后，倒置显微镜观察。正常组贴壁细胞体积小、纤细，呈长梭形，规则排列生长，胞体透亮，折光性好；模型组贴壁细胞体积较大，呈短梭形、多角形、不规则形，边缘不整齐，部分细胞见双核、多核，折光性较差。7 天左右即可融合为单层。传代细胞形态均一，以梭形为主（见附图 2）。流式细胞仪测定第 3 代 MSC 细胞免疫表型，结果显示如表 4 和附图 3 所示。

表 4　各实验组小鼠骨髓 MSC 免疫表型

组别	CD29（%）	CD44（%）	CD34（%）
正常组	78.9	27.9	阴性表达
模型组	81.3	31.1	阴性表达
环孢素对照组	85.2	36.9	阴性表达
叶绿素铜钠低剂量组	82.0	34.3	阴性表达
叶绿素铜钠中剂量组	86.9	36.3	阴性表达
叶绿素铜钠高剂量组	80.4	30.5	阴性表达

(2)骨髓间充质干细胞向成骨细胞分化培养及鉴定

收获第 3 代 MSC,用成骨细胞诱导液连续培养 5 天可见细胞复层生长,局部增厚,细胞集落中心出现沉积物,继续培养出现肉眼可见的结节,14 天后茜素红染色,沉积物被茜素红染为深红色,即为钙盐特征性染色,在显微镜下观察钙结节。每组设 2 个平行复孔,实验重复 3 次,每次结果取平均值用于统计。各实验组钙结节数比较情况:模型组、环孢素组、叶绿素铜钠低剂量组与正常组比较,钙结节数目下降,差异有统计学意义($P<0.01$);叶绿素铜钠中、高剂量组与正常组比较,钙结节数目下降,差异有统计学意义($P<0.05$);叶绿素铜钠低、中、高剂量组与模型组比较,钙结节数目减增加,差异有统计学意义($P<0.01$);环孢素组与模型组比较,钙结节数目增加,差异有统计学意义($P<0.05$);叶绿素铜钠低、中、高剂量组与环孢素组比较,钙结节数目变化不明显,差异无统计学意义($P>0.05$)。见表 5和附图 4。

表 5　各实验小鼠骨髓间充质干细胞成骨细胞培养钙结节数目($x\pm s$)

组别	n	钙结节
正常组	3	25.50±3.60▲
模型组	3	12.50±0.32●
环孢素对照组	3	17.33±1.60●△
叶绿素铜钠低剂量组	3	19.50±3.02●
叶绿素铜钠中剂量组	3	20.33±2.08○▲
叶绿素铜钠高剂量组	3	20.50±2.17○▲

注:各组与正常对照组比较:○$P<0.05$,●$P<0.01$;各组与模型对照组比较:△$P<0.05$,▲$P<0.01$;叶绿素铜钠组与环孢素对照组比较:☆$P<0.05$,★$P<0.01$。

4.骨髓间充质干细胞对 T 淋巴细胞的免疫调节作用

取 2 个不同体系小鼠,摘眼球取外周血,分离出 T 淋巴细胞,加入 24 孔板,每孔加入 1mL 含 5mg/L PHA、5％胎牛血清的 MEM 培养基,含 T 细胞 1×10^6。与各组小鼠骨髓 MSC 共培养。每组设 3 个平行孔,在 37℃、5％ CO_2、饱和湿度条件下培养 2d 后,使用小鼠调节性 T 细胞检测试剂盒,按照说明书步骤,上流式细胞仪机检测。每组设 2 个平行复孔,实验重复 3 次,取每次结果平均值用于统计。各实验组 CD4$^+$ CD25$^+$ FOXP3$^+$ T 细胞百分比的比较情况:模型组、环孢素组、叶绿素铜钠低剂量组与正常组比较,CD4$^+$ CD25$^+$ FOXP3$^+$ T 细胞百分比下降,差异有统计学意义($P<0.01$);叶绿素铜钠中、高剂量组与正常组比较,CD4$^+$

CD25$^+$ FOXP3$^+$ T 细胞百分比下降明显,差异有统计学意义($P<0.05$);叶绿素铜钠中、高剂量组与模型组比较,CD4$^+$ CD25$^+$ FOXP3$^+$ T 细胞升高,差异有统计学意义($P<0.01$);叶绿素铜钠低剂量组与模型组比较,CD4$^+$ CD25$^+$ FOXP3$^+$ T 细胞百分比升高,差异有统计学意义($P<0.05$);环孢素组与模型组比较,CD4$^+$ CD25$^+$ FOXP3$^+$ T 细胞百分比变化不明显,差异无统计学意义($P>0.05$);叶绿素铜钠中、高剂量组与环孢素组比较,CD4$^+$ CD25$^+$ FOXP3$^+$ T 细胞百分比升高,差异有统计学意义($P<0.05$);叶绿素铜钠低剂量组与环孢素组比较,CD4$^+$ CD25$^+$ FOXP3$^+$ T 细胞百分比变化不明显,差异无统计学意义($P>0.05$)。见表 6 和附图 5。

表 6　各实验组小鼠间充质干细胞 CD4$^+$ CD25$^+$ FOXP3$^+$ T 细胞比较($x\pm s$)

组别	n	CD4$^+$ CD25$^+$ FOXP3$^+$ T 细胞百分比(%)
正常组	3	10.8±1.00▲
模型组	3	5.73±0.80●
环孢素对照组	3	7.25±0.48●
叶绿素铜钠低剂量组	3	7.35±0.74●△
叶绿素铜钠中剂量组	3	8.85±0.95▲☆
叶绿素铜钠高剂量组	3	9.10±0.91▲☆

注:各组与正常对照组比较:○$P<0.05$,●$P<0.01$;各组与模型对照组比较:△$P<0.05$,▲$P<0.01$;叶绿素铜钠组与环孢素对照组比较:☆$P<0.05$,★$P<0.01$。

(三)分析与讨论

再生障碍性贫血是一组以骨髓造血衰竭和全血细胞减少为特征的异质性疾病。以往认为,再障的发病机制主要包括造血干细胞缺陷、造血微环境损伤和免疫功能紊乱等三个方面。目前的研究表明,免疫介导致病机制在再障的发病中起重要作用,AA 已由"骨髓衰竭综合征"逐步被认知为自身免疫性 T 细胞功能异常相关的骨髓衰竭症。T 淋巴细胞是细胞免疫中的主要效应细胞,有关研究发现,再障患者活化的细胞毒性 T 细胞(CTL)增多,这类细胞具有 T 细胞的活化标志,T 淋巴细胞亚群失调,表现为 CD4$^+$ 细胞百分比降低,CD8$^+$ 细胞百分比升高,CD4$^+$/CD8$^+$、Th1/Th2、Tc1/Tc2 细胞比例失调。CD4$^+$ CD25$^+$ 调节性 T 细胞(CD4$^+$CD25$^+$ Tr)是一类最近才被人们认识的免疫调节细胞,起源于胸腺,发挥抑制性免疫调节作用,持续性表达 IL-2R α 链(CD25)。研究显示,它们在维持机体免疫耐受状态、防止自身免疫病发生、抗移植物排斥以及肿瘤免疫中发挥重要作用。Foxp3 是 $CD4^+$ $CD25^+$ 调节性 T 细胞发育和功能维持的关键性调节基因，其特异性地表达于 $CD4^+$ $CD25^+$ 调节性 T 细胞。Foxp3 可能通过以下几种途径对 $CD4^+$ $CD25^+$ 调节性 T 细胞进行调节:Foxp3 能竞争结合与细胞活化相关的基因,抑制效应基因的转录,同时也可直接抑制效应基因的表达;Foxp3 可作为一种转接蛋白使其他具有抑制功能的效应分子与目的基因结合。Foxp3 表达的减少可能会减弱 $CD4^+$ $CD25^+$ 调节性 T 细胞的数量及免疫抑制功能,进而使效应性 T 细胞维持持久的活化状态,最终导致自身免疫调节的失衡。已有研究结果提示,$CD4^+$ $CD25^+$ 调节性 T 细胞的功能异常与再障的发生发展有着密切相关性。$CD4^+$ $CD25^+$ 调节性 T 细胞在维持机体免疫功能平衡、形成外周免疫耐受中起着至关重要的作用。它能够识别自身抗原并抑制自身反应性 T 细胞的免疫反应,同时也可在炎症情况下抑制效应性 T 细胞过度活化,防止免疫反应过强而对机体造成损伤。大量研究提示,$CD4^+$ $CD25^+$ 调节性 T 细胞数量减少或功能异常均有可能导致自身免疫病的发生。已有研究结果显示,SAA 患者的外周血中 $CD4^+$ $CD25^+$ 调节 T 细胞数量是减少的,造成机体不足以维持自身免疫耐受,进而不能抑制自身反应性 T 细胞的活化增殖,最终导致免疫耐受被打破。由此推知,自身反应性 T 细胞选择性地破坏骨髓造血细胞,可能是再障发病的重要因素。

间充质干细胞具有多向分化潜能,在不同的诱导条件下,可以诱导形成成骨细胞、脂肪细胞、神经细胞等其他类型的细胞。成骨细胞不仅是骨骼系统的重要组成细胞而且是造血壁龛的重要组成细胞,因此成骨细胞的质和量直接影响骨骼系统和造血系统。骨髓成骨细胞数量减少,造血壁龛数量减少,从而造血干/祖细胞增殖分化的场所减少,导致骨髓组织中造血细胞减少。

本课题通过原代细胞纯化培养得到小鼠骨髓间充质干细胞,运用流式技术,观察叶绿素铜钠是否促进再生障碍性贫血小鼠髓间充质干细胞向成骨细胞分化及改善再障小鼠骨髓间充质干细胞对 T 淋巴细胞的免疫调节作用,从而探讨叶绿素铜钠对再生障碍性贫血骨髓间充质干细胞的干预作用。

1. 免疫介导再生障碍性贫血小鼠模型的建立

要研究再生障碍性贫血,该疾病动物模型的成功建立是关键。好的建模方法,要求操作简单,复制周期短,成功率高,死亡率低,稳定性、重复性好。目前再生障碍性贫血小鼠的造模方法较多,一般有物理、化学、生物方法等,各有优缺点。物理方法多给小鼠以亚致死量或致死量的 X 射线或 γ 射线照射,其缺点是若照射损害太重,则毒副作用大,小鼠死亡率高,不利于实验用药的观察;若一过性照射损害太轻,则小鼠的造血功能又会自行恢复。化学方法的缺点是造模所需时间较长,且易造成骨髓的永久性损伤。本实验所采用的造模方法,依据的是姚军等的实验方法并结合了赵忻等的改进方法后的免疫介导造模法。此模型符合再生障碍性贫血的病理变化,已被许多实验所重复证实。最初姚军等的造模方法,所采用的照射剂量为 6.0Gy,动物模型的生存期较短(第 8 天开始出现模型小鼠死亡,14 天左右模型小鼠全部死亡),这使实验用药的观察受到了限制。赵忻等将照射剂量改为 5.5Gy(1.1Gy/min×5min),两种方法比较,在发病率方面无统计学差异,模型动物的生存期却有显著差别,后者模型小鼠 14 天生存率可达 100%,从而有利于实验用药的观察。该方法为:取 DBA/2 小鼠(H-2a、MLsb)的胸腺及颈部、腋窝、腹股沟等处的淋巴结,加少量生理盐水,除去表面血污和粘附的脂肪、结缔组织等,再次清洗后,用手术刀、剪刀反复剪切组织,直到成糊状。予以轻轻磨碎后用 200 目铜网过滤,台盼蓝鉴定细胞活性,活性细胞应达 95% 以上,计数后配成 $5×10^6$ 个细胞/mL($1×10^6$ 个细胞/0.2mL)浓度的细胞悬液备用。Balb/c 小鼠经 ^{60}Co-γ 射线 5.5Gy(1.1Gy/min×5min)亚致死量全身照射后,2h 内立即由尾静脉注入上述细胞悬液,每只小鼠注入 0.2mL,以此制成再障模型。从本实验的结果分析,模型组小鼠体重,外周血中红细胞、白细胞、血小板计数及血红蛋白含量均明显减少,与正常对照组比较,差异有统计学意义;模型组小鼠的骨髓病理切片显示,小鼠骨髓增生明显低下,脂肪细胞增多,造血组织减少,有间质水肿、出血,血窦扩张,未见到巨核细胞等改变。以上这些指标数据及大体标本的镜检所见可直接提示免疫介导再生障碍性贫血小鼠的建模是成功的。

2.骨髓间充质干细胞的培养及鉴定

不同物种的 BMSCs 体外培养的形态学特征大致相同,主要表现为梭形、纺锤形,少数为多角形。自 20 世纪 70 年代 Friedenstein 首次成功地分离、培养出骨髓间充质干细胞并证实其具有多向分化潜能以来,骨髓间充质干细胞的研究倍受关注。骨髓中细胞成分相当复杂,骨髓间充质干细胞含量极低,为 0.001%～0.01%。因此,将骨髓中的骨髓间充质干细胞分离、纯化并进行体外扩增尤为重要。目前主要有几种方法用于骨髓间充质干细胞的分离,即贴壁法、密度梯度离心法、免疫磁珠法、特制培养板筛选法、流式细胞仪分离法等。

(1)贴壁筛选法

贴壁筛选法是根据骨髓间充质干细胞在塑料培养瓶中易贴壁生长且贴壁时间早于其他贴壁细胞,而造血细胞悬浮生长的特点对二者进行分离,通过定期培养换液、传代纯化细胞的方法。培养皿表面包被细胞外基质成分如明胶等可促进骨髓间充质干细胞贴壁,但所得细胞成分复杂。原代培养物以造血细胞成分居多,为利于 BMSCs 的贴壁生长,可采用 DMEM 和胎牛血清培养。BMSCs 对营养要求高,胎牛血清终浓度为 10%～20%。该法操作容易,设备简单,不易发生污染,对细胞干扰小,经多次换液传代,可获得较高纯度的 BMSC。

(2)密度梯度离心法

密度梯度离心法是根据骨髓间充质干细胞与其他细胞密度不同,根据沉降作用原理将其离心分离、除去其他细胞,收集云雾状白膜层单个核细胞。应用该法能获得较高纯度的骨髓间充质干细胞,能在体外长期培养,操作快速,对细胞的活性影响较小。

(3)免疫选择/流式细胞仪分离法

免疫选择/流式细胞仪分离法根据细胞表面的一些特殊标记,用各种单克隆抗体进行阳性或阴性筛选,从而获得相对纯化的 BMSC。因 BMSC 无特殊的表面标记,只好采用多种标记联合鉴定的方法进行鉴定。流式细胞仪分选法较常用,但对细胞的活性影响较大且费用较高。理论上讲,如果对干细胞所特有的表面标志有足够的了解,然后通过流式细胞仪加以遴选,这样分离的干细胞将是全面的,而且对干细胞的影响也将更小。但由于目前对干细胞所特有的表面标志还没有足够的了解,因此一般认为这种方法所分离的细胞难以取得所有的干细胞,甚至可能把一些主要的细胞漏掉。所以,该种分离方法仍在研究探索中。

我们采用贴壁培养法,操作快速,对细胞的活性影响较小并每次传代严格掌握消化酶的量和消化时间,保证骨髓间充质干细胞在短暂的作用时间内与培养瓶底分开,淋巴细胞、单核细胞则因贴壁性强仍贴附与瓶底,从而使骨髓间充质干细胞得到纯化,收获第 3 代细胞以供检测相关指标。

MSCs 的鉴定常采用两种方法。

(1)排除法

骨髓中不表达内皮细胞、成纤维细胞、造血干/祖细胞、血细胞抗原的细胞,而上述细胞分别有 CD34 和/或 CD45 的表达。

(2)逆推法

在培养过程中,给予适当刺激因子,细胞出现分化表型,如向成骨、成脂方向诱导分化等,从而逆推其为 MSCs,我们采用这两种方法。

目前研究表明,MSC 表达 CD29、CD44、CD34,故我们用流式技术检测各组细胞是否表达 CD29、CD44、CD34。实验结果表示,各组 CD29、CD44 阳性表达,CD34 阴性表达。

加入成骨细胞诱导液培养后,约 14d 长满单层,细胞形状由纤维状变成立方形、三角形和多角形,细胞大量增殖,细胞之间界限模糊,局部细胞可呈复层生长,与成骨细胞有相似的形态和生长特点。通过茜素红染色得到钙结节,表明该代细胞可向成骨细胞分化,从而证明其为间充质干细胞。

3.叶绿素铜钠促进免疫介导再生障碍性贫血小鼠骨髓间充质干细胞向成骨细胞分化的能力

造血干细胞赖以生存的 HSC 龛由血管龛和成骨龛组成。其中,血管干/祖细胞构成血管龛,调控 HSC 的增殖、分化和动员等行为;成骨细胞构成成骨龛,维持静态的 HSC 微环境,从而调控造血干细胞多向分化潜能及维持长期造血能力。而间充质干细胞是骨髓血管内皮细胞和成骨细胞的主要前体细胞,故通过研究间充质干细胞向成骨细胞分化的能力,可以发现再生障碍性贫血骨髓微环境的异常。我们通过诱导培养的第 3 代细胞向成骨细胞分化,一方面反证该细胞为 MSC,另一方面,也发现了叶绿素铜钠对改善再生障碍性贫血小鼠骨髓造血微环境的影响。结果显示,模型组钙结节数目较正常组及治疗组减少,有统计学意义。叶绿素铜钠低剂量组与环孢素组比较,钙结节数目增加,有统计学意义。所以,我们认为,叶绿素铜钠通过改善骨髓造血微环境,具有促进 MSC 向成骨细胞分化的能力,是其治疗免疫介导再生障碍性贫血的可能机制之一。治疗组中,叶绿素铜钠低剂量效果最好,中低剂量次之,总体优于环孢素组。

4.叶绿素铜钠改善免疫介导再生障碍性贫血小鼠骨髓间充质干细胞对 T 淋巴细胞免疫调节能力

再生障碍性贫血患者体内 CD4$^+$ CD25$^+$ Treg 细胞数量减少及功能下降,导致 T 细胞进一步活化,加重骨髓造血衰竭。相关实验发现,叶绿素铜钠能从基因水平调节 T 细胞亚群,提高外周血 CD4$^+$ 细胞比率,降低 CD8$^+$、CD3$^+$ 细胞比率。为了证明叶绿素铜钠是否干预 MSC 对 CD4$^+$ CD25$^+$ Treg 细胞产生的影响,我们检测了 PHA 刺激下 MSC 与 T 淋巴细胞共培养后的 CD4$^+$ CD25$^+$ Treg 细胞水平。当 MSC 与 MLC 体系共孵育第 3 天时,MTT 法的结果显示阳性对照组较阴性对照组的 A 值明显上升,说明 MLC 体系中 T 淋巴细胞互相刺激引起增殖活跃,而加入了 MSC 的实验组 A 值较其有显著下降,显示出 MSC 在体外对 T 淋巴细胞的抑制特性,并且其抑制作用随着加入的浓度升高而增强,以 1∶20(S∶R)组最为明显。LeBlanc 等发现 MSC 对 T 细胞的抑制效应与剂量有依赖关系,向 MLR 中加入少量的 MSCs(即 T 细胞与 MSCs 的数量比为 10000∶1~100∶1),可以刺激 T 细胞增殖,但如果加入大量的 MSCs(10∶1~25∶1),则明显抑制 T 细胞增殖。在预实验阶段,我们分别将 MSC 与 T 细胞的数量比设定为 1∶5、

$1:10$、$1:20$,我们发现,当 MSC 与 T 细胞的数量比为 $1:20$ 时,MSC 对 T 细胞的抑制作用最明显,故最终我们在 MSC 对 T 细胞抑制作用实验中,将 MSC 与 T 细胞数量比定为 $1:20$。结果显示,正常组 $CD4^+$ $CD25^+$ Treg 水平最高,模型组则最低,有统计学意义,符合相关文献报道。叶绿素铜钠组与模型组及环孢素组比较,$CD4^+$ $CD25^+$ Treg 升高,有统计学意义。所以我们认为,叶绿素铜钠对于 MSC 对 $CD4^+$ $CD25^+$ Treg 的调控作用,亦是其治疗免疫介导再生障碍性贫血的可能机制之一。

小结:本课题参照文献方法所建立的免疫介导再生障碍性贫血小鼠模型,稳定性好,符合再生障碍性贫血的病理变化,同时模型动物的生存期延长,有利于试验药物疗效观察。从本实验的结果分析:模型小鼠外周血中的红细胞、血红蛋白、白细胞、血小板均明显下降,骨髓造血组织减少,成骨细胞分化的钙结节数目减少,与正常组比较,差异有统计学意义。模型小鼠的 $CD4^+$ $CD25^+$ Treg 水平所发生的变化,与再障模型小鼠的文献报道相符合,证明本试验所建立的免疫介导再生障碍性贫血小鼠模型是成功的。叶绿素铜钠能改善模型小鼠的一般状况,提高小鼠的体重,增加小鼠骨髓的造血组织,从而促进其骨髓的造血功能,提高其外周血中红细胞、血红蛋白、白细胞、血小板的数量。各模型小鼠 MSC 的 $CD4^+$ $CD25^+$ Treg 水平、成骨细胞钙结节所发生的变化也反映了叶绿素铜钠对 MSC 的干预作用,即叶绿素铜钠可以改善免疫介导再生障碍性贫血小鼠骨髓 MSC 的免疫调节能力、改善骨髓造血微环境,从而达到其对再生障碍性贫血的治疗作用。

三、结论

(1)从外周血及骨髓的各项检测指标综合分析,本实验的免疫介导再生障碍性贫血小鼠的造模是成功的。模型小鼠稳定性好,符合再生障碍性贫血的病理变化。

(2)叶绿素铜钠能改善免疫介导再障模型小鼠的一般情况,增加模型小鼠体重,升高模型小鼠外周血红细胞、白细胞、血小板计数以及血红蛋白含量,改善模型小鼠骨髓增生能力,促进骨髓造血。

(3)叶绿素铜钠可以促进免疫介导再生障碍性贫血小鼠骨髓 MSC 向成骨细胞分化能力,改善 MSC 对 T 淋巴细胞的调节能力,从而达到其对再生障碍性贫血的治疗作用。

(4)叶绿素铜钠治疗免疫介导再生障碍性贫血模型小鼠的疗效确切,总体疗效优于环孢素。

四、附图

附图 1　小鼠骨髓病理切片

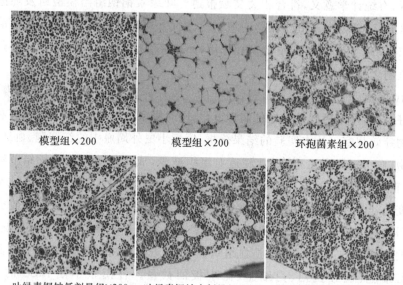

模型组×200　　　　模型组×200　　　　环孢菌素组×200

叶绿素铜钠低剂量组×200　叶绿素铜钠中剂量组×200　叶绿素铜钠高剂量组×200

附图 2　骨髓基质细胞培养——第三代培养细胞

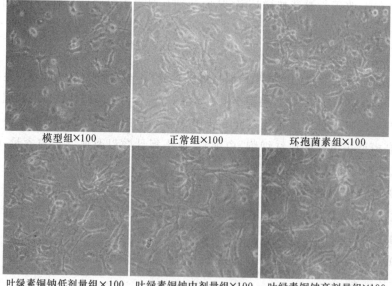

模型组×100　　　　正常组×100　　　　环孢菌素组×100

叶绿素铜钠低剂量组×100　叶绿素铜钠中剂量组×100　叶绿素铜钠高剂量组×100

附图 3 流式细胞仪对 MSC 鉴定

(1)CD29、CD34

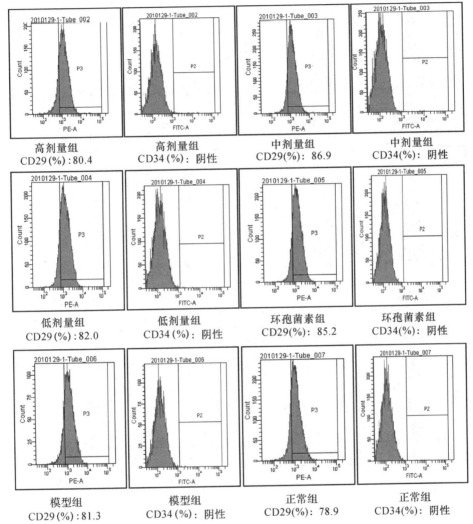

高剂量组
CD29(%):80.4

高剂量组
CD34(%):阴性

中剂量组
CD29(%):86.9

中剂量组
CD34(%):阴性

低剂量组
CD29(%):82.0

低剂量组
CD34(%):阴性

环孢菌素组
CD29(%):85.2

环孢菌素组
CD34(%):阴性

模型组
CD29(%):81.3

模型组
CD34(%):阴性

正常组
CD29(%):78.9

正常组
CD34(%):阴性

（2）CD44

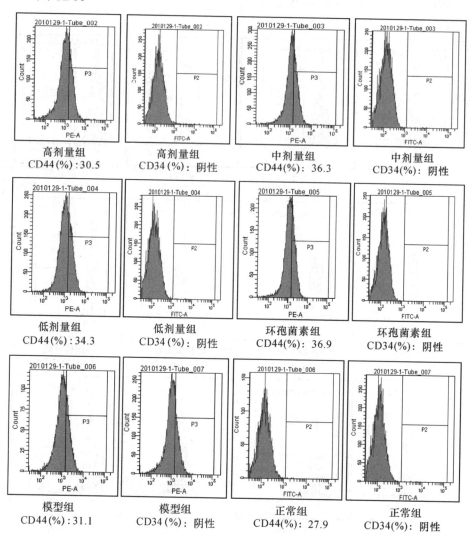

附图 4　MSC 向成骨细胞分化培养

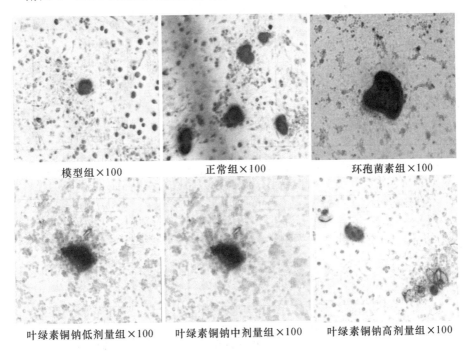

模型组×100　　　　　　　正常组×100　　　　　　　环孢菌素组×100

叶绿素铜钠低剂量组×100　　叶绿素铜钠中剂量组×100　　叶绿素铜钠高剂量组×100

附图 5 MSC 对 T 淋巴细胞的免疫调节作用

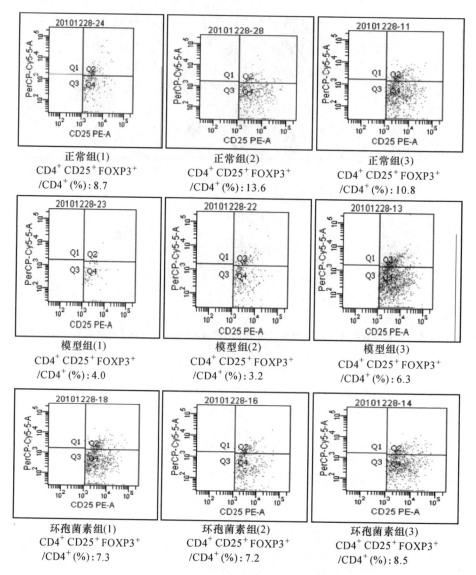

正常组(1)
CD4⁺CD25⁺FOXP3⁺
/CD4⁺(%):8.7

正常组(2)
CD4⁺CD25⁺FOXP3⁺
/CD4⁺(%):13.6

正常组(3)
CD4⁺CD25⁺FOXP3⁺
/CD4⁺(%):10.8

模型组(1)
CD4⁺CD25⁺FOXP3⁺
/CD4⁺(%):4.0

模型组(2)
CD4⁺CD25⁺FOXP3⁺
/CD4⁺(%):3.2

模型组(3)
CD4⁺CD25⁺FOXP3⁺
/CD4⁺(%):6.3

环孢菌素组(1)
CD4⁺CD25⁺FOXP3⁺
/CD4⁺(%):7.3

环孢菌素组(2)
CD4⁺CD25⁺FOXP3⁺
/CD4⁺(%):7.2

环孢菌素组(3)
CD4⁺CD25⁺FOXP3⁺
/CD4⁺(%):8.5

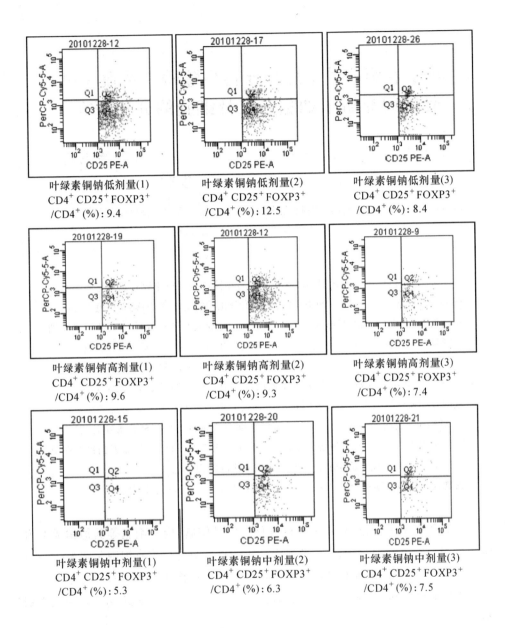

叶绿素铜钠低剂量(1)
CD4$^+$CD25$^+$FOXP3$^+$
/CD4$^+$(%)：9.4

叶绿素铜钠低剂量(2)
CD4$^+$CD25$^+$FOXP3$^+$
/CD4$^+$(%)：12.5

叶绿素铜钠低剂量(3)
CD4$^+$CD25$^+$FOXP3$^+$
/CD4$^+$(%)：8.4

叶绿素铜钠高剂量(1)
CD4$^+$CD25$^+$FOXP3$^+$
/CD4$^+$(%)：9.6

叶绿素铜钠高剂量(2)
CD4$^+$CD25$^+$FOXP3$^+$
/CD4$^+$(%)：9.3

叶绿素铜钠高剂量(3)
CD4$^+$CD25$^+$FOXP3$^+$
/CD4$^+$(%)：7.4

叶绿素铜钠中剂量(1)
CD4$^+$CD25$^+$FOXP3$^+$
/CD4$^+$(%)：5.3

叶绿素铜钠中剂量(2)
CD4$^+$CD25$^+$FOXP3$^+$
/CD4$^+$(%)：6.3

叶绿素铜钠中剂量(3)
CD4$^+$CD25$^+$FOXP3$^+$
/CD4$^+$(%)：7.5

叶绿素铜钠对免疫介导再生障碍性贫血小鼠骨髓间充质干细胞向成骨细胞的分化研究[①]

王灵聪[1]　蔡　斌[2]　楼益平[3]　魏克民[2]　金　鑫[2]　尹利明[1]
潘　庆[2]　任　莉[2]　蒋慧芳[2]

(1.浙江中医药大学附属第一医院,杭州 310006;2.浙江省立同德医院,杭州 310012;
3.浙江中医药大学,杭州 310006)

摘　要　目的:探讨叶绿素铜钠对免疫介导再生障碍性贫血小鼠骨髓间充质干细胞(mesenchymal stem cells,MSCS)向成骨细胞分化的能力。方法:建立免疫介导再障小鼠模型,随机分正常对照(N)、模型对照(M)、叶绿素铜钠小剂量(X)、叶绿素铜钠中剂量(Z)、叶绿素铜钠高剂量(G)、环孢素对照组(Cs),每组 6 只,15 日后观察血常规,并取其骨髓行 MSCS 培养,比较 F0MSCS、F1MSCS、F2MSCS、成骨细胞的形态学变化,及钙结节计数。结果:Z 组小鼠的外周血白细胞数明显大于 M 组,M 组小鼠的外周血红蛋白和血小板数明显小于其余 5 组。F2MSCS 显微镜见各组长梭形的 MSCS 细胞比 F0MSCS、F1MSCS 的更加铺开而饱满。F3MSCS 诱导后,各组均可以见到成骨细胞,M 组钙结节计数明显小于其余 5 组。结论:叶绿素铜钠能明显促进免疫介导再障小鼠 MSCS 向成骨细胞分化的能力。

关键词　叶绿素铜钠;再生障碍性贫血;骨髓间充质干细胞;成骨细胞;钙结节

骨髓间充质干细胞(MSCS)可以分化为成骨细胞、内皮细胞等其他构成造血微环境的细胞成分,并且能调控造血干细胞的增殖分化。成骨细胞是造血微环境的主要成分,对造血干细胞的增殖和分化起着关键性作用。本研究拟通过免疫介导再生障碍性贫血(再障)小鼠模型的建立,探讨叶绿素铜钠对其 MSCS 向成骨细胞分化的能力。

---

① 浙江省自然科学基金资助项目,编号 Y2080036;浙江省自然科学基金资助项目,编号 Y207052。
原载《医学研究杂志》2011 年第 40 卷第 10 期。

一、材料与方法

1. 动物及药物

Balb/c 小鼠,作为受体;DBA/2 小鼠,作为供体。实验动物及叶绿素铜钠盐由浙江省中医药研究院提供。环孢素胶囊(Cs)为 Novartis Pharma Gmbh 生产。

2. 免疫介导再障小鼠模型的建立、分组、给药

再障模型的建立:根据周永明方法,制成单细胞悬液 5×10^6/mL 浓度,每只再障动物模型注射 0.2mL,而对正常对照组静脉输入无菌生理盐水(NS)0.2mL。

小鼠随机分为 N 组、M 组、X 组、Z 组、G 组、Cs 组,每组 6 只,雌雄各半。6 组均灌胃 0.25mL 给药,N 组灌 NS,M 组灌 NS,X 组灌叶绿素铜钠 25mg/(kg·d),Z 组灌叶绿素铜钠 50mg/(kg·d),G 组灌叶绿素铜钠 100mg/(kg·d),Cs 组灌 Cs 25mg/(kg·d),连续 15d 后,处死并取血检查外周血常规。

3. 叶绿素铜钠对骨髓 MSCS 向成骨细胞的分化能力的检测方法

原代骨髓 MSCS 细胞(F0MSCS)培养:取 6 组小鼠,10% 水合氯醛(300mg/kg)腹腔麻醉,无菌取下股骨、胫骨,暴露骨髓腔。取含 1000U 肝素的无血清培养液(LG-DMEM、100U/mL 青霉素,100U/mL 链霉素)20mL,从未剪开端旋转钻入髓腔,冲出骨髓至另一无菌平皿中。离心后,培养液重悬细胞,接种。骨髓 MSCS 培养体系:DMEM 60%,MCDB-201 40%,FGF 10μg/mL,PDGF-BB 10μg/mL,EGF 10μg/mL,FBS 2%。24h 后换液,换液前用 PBS 轻轻漂洗 1 遍,以去掉未贴壁的血细胞。

传代:原代培养 7 天后,待细胞长至约 50%～60% 融合时,用 0.05% 胰酶/EDTA(Gibco)消化传代,接种密度为 4×10^3/cm²,培养瓶预涂 5μg/mL FN,贴壁 24h 后换液。待细胞长满后再传代。

成骨细胞的诱导:第 3 代骨髓 MSCS 种入 24 孔板,8 万 cells/孔,成骨细胞诱导液诱导 14 天,0.1% 茜素红染色,显微镜下计数 24 孔的总钙结节。成骨细胞诱导液:Vc 50μg/mL,β-磷酸甘油 10^{-2} mol/L,地塞米松 10^{-8} mol/L,FBS 10%,DMEM。

观察并记录 F0MSCS 形态、第 1 代 MSCS(F1MSCS)形态、第 2 代 MSCS(F2MSCS)形态、成骨细胞形态、成骨细胞钙结节计数。

4. 统计学方法

计量资料数据以均数±标准差($\bar{x} \pm s$)表示,采用 SPSS 11.5 统计软件,$P <$

0.05 表示有显著性差异。

二、结果

1. 外周血常规检测

N 组及 Z 组小鼠的外周血白细胞数均明显大于 M 组，$P<0.05$。M 组小鼠的外周血红蛋白(Hb)明显小于其余 5 组，$P<0.01$；M 组小鼠的外周血小板数明显小于其余 5 组，$P<0.001$。见表 1。

表 1　再障小鼠造模后各组外周血常规比较($x \pm s$)

分组	n	白细胞计数($\times 10^9$/L)	血红蛋白(g/L)	血小板计数($\times 10^9$/L)
N	6	3.20 ± 1.23▲	141.80 ± 21.31△	478.20 ± 157.60##
M	6	0.96 ± 0.18	76.60 ± 7.83	96.00 ± 3.67
X	6	1.68 ± 0.27	131.17 ± 20.88△	454.50 ± 101.80##
Z	6	2.12 ± 0.71▲	137.33 ± 24.41△	378.50 ± 102.52##
G	6	1.88 ± 0.12	124.17 ± 24.96△	350.00 ± 72.91##
Cs	6	1.72 ± 0.62	123.50 ± 30.28△	388.50 ± 94.58##

说明：各组与 M 组比较：▲$P<0.05$，△$P<0.01$，##$P<0.001$。

2. 骨髓 MSCS 的形态学特征

F0MSCS：接种后 4h 已有细胞贴壁，24h 后换液可除去大量圆形漂浮细胞，贴壁细胞大部分呈圆形、短条形及多角形。3~4 天后可见部分贴壁细胞呈克隆样生长。原代培养 7 天后，倒置显微镜记录 6 组的 MSCS，M 组可见较多的类圆形细胞，系内皮细胞和造血干细胞等，而长梭形的 MSCS 细胞较稀较窄，其余 5 组的长梭形 MSCS 细胞比 M 组的要浓而密。见图 1。

F1MSCS：传代细胞培养 48h 后，细胞大小趋于均匀，以梭形细胞为主，部分呈不规则形。倒置显微镜观察 6 组长梭形的 MSCS 细胞比 F0MSCS 的要明显。见图 2。

F2MSCS：倒置显微镜观察各组长梭形的 MSCS 细胞比 F0MSCS、F1MSCS 的 MSCS 细胞更加的铺开而饱满。见图 3、图 4、图 5。

3. 成骨细胞的形态学特征

倒置显微镜观察，诱导后，见部分细胞由长梭形变为立方形，进而转变为多角形，体积增大，带有数个突起，红染色细胞即为成骨细胞，数量以 Z 组最多。M 组

钙结节计数均明显小于其余5组,各组之间的两两比较均有显著性差异,P值均
<0.001,其中以Z组的钙结节计数最多。见图6、表2。

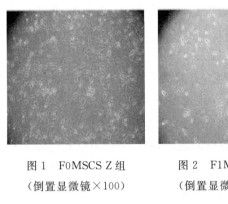
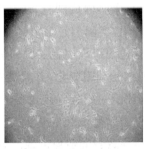

图1 F0MSCS Z组　　　　　图2 F1MSCS Z组　　　　　图3 F2MSCS M组
（倒置显微镜×100）　　　　（倒置显微镜×100）　　　　（倒置显微镜×100）

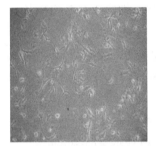
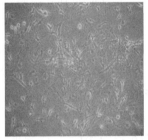
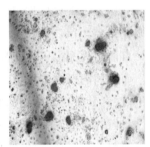

图4 F2MSCS Z组　　　　　图5 F2MSCS Cs组　　　　　图6 Z组的成骨细胞
（倒置显微镜×10）　　　　（倒置显微镜×100）　　　　（茜素红染色×100）

表2 成骨细胞诱导后的钙结节计数($x\pm s$)

分组	n	钙结节计数
N	6	80.50±1.05
M	6	51.67±2.16
X	6	101.00±2.37
Z	6	109.17±7.17
G	6	91.17±2.64
Cs	6	63.33±2.80

说明:F值为227.41,各组间的两两比较,P值均<0.001。

三、讨论

传统观念认为成纤维细胞、血窦内皮细胞、网状细胞、巨噬细胞、脂肪细胞及细胞外基质等构成了造血微环境,实际上它是由骨髓内能容纳一个或更多的造血干细胞并调控其自我更新和分化的组织细胞亚群和细胞外物质构成的结构单位。研究认为,骨髓 MSCS 可以向成骨细胞分化,并且能影响造血干细胞的增殖及分化。近年来的研究充分证明,骨髓中成骨细胞也是构成造血微环境的主要成分,它对于造血干/祖细胞的生存、增殖和分化起着关键性调控作用,表现在:胚胎发育晚期时成骨细胞成熟障碍将导致骨髓造血的缺乏,成骨细胞可以表达许多与造血调控相关的细胞因子等。

国内研究认为,骨髓 MSCS 诱导成骨细胞构建的二维体系对于脐血干/祖细胞体外培养具有支持作用,进一步证实成骨细胞对造血干细胞生存与增殖具有重要调控作用。

目前国内大多研究的骨髓 MSCS 向成骨细胞分化能力的课题,多为骨组织工程。而我们的研究则从免疫介导再障小鼠的骨髓 MSCS 向成骨细胞分化的能力着手,探索其对再障模型的影响。

我们既往的研究发现,叶绿素铜钠联合中药能改善再障病人的血三系,延长再障模型小鼠生存,降低模型小鼠的死亡率,改善再障模型小鼠的骨髓病理改变,究其原因,与降低再障小鼠外周血 $CD8^+$ 细胞,增加 $CD4^+$ 细胞比例,提高 $CD4^+$/$CD8^+$ T 细胞比值,降低其血 TNF-α,IL-6 水平有关。

叶绿素铜钠盐为我院魏克民教授采用现代工艺技术,从蚕沙中提取叶绿素,再络合置铜(Cu^{2+})研制而成。其基本结构是由 4 个吡咯环组成的卟啉环,与血红蛋白的结构极其相似,能参与血红蛋白的合成,促进造血,是一种良好的造血细胞赋活剂。有资料显示,再障的病因与微量元素铜的缺乏有关,铜离子能促进骨髓造血,铜蓝蛋白是存在于人和哺乳动物血浆中的一种运输铜的蛋白。据第 18 届国际血液学会议报道,用铜蓝蛋白治疗 78 例再生障碍性贫血,15mg/d,32～267d,48.7% 有明显疗效。药理研究表明:叶绿素铜钠系一个造血因子,能促进造血,还可增加促红细胞生成素的活性,刺激红系祖细胞增殖,使再障铁利用障碍减轻。

本研究在第一阶段的 15 天造模结束后,检查外周血常规,发现模型组的血红蛋白和血小板均明显比其他 5 组低,而白细胞仅比中剂量叶绿素铜钠组和正常对照组的显著低。说明免疫介导再障模型成功,叶绿素铜钠可以提高再障小鼠的血三系。

研究的第二阶段为叶绿素铜钠对骨髓 MSCS 向成骨细胞的分化能力的检测。原代培养 7 天后,倒置显微镜发现 6 组的骨髓 MSCS,而长梭形的即为骨髓 MSCS 细胞,但是较稀较窄,说明分化尚差。传代后,特别是第 2 代的骨髓 MSCS,即 F2MSCS,倒置显微镜下可以观察到各组长梭形的 MSCS 细胞比 F0MSCS、F1MSCS 的 MSCS 细胞更加的铺开而饱满,说明分化较好。有研究认为,小鼠骨髓 MSCS 经原代及传代培养的小鼠骨髓贴壁细胞多呈梭形,部分呈不规则形,我们观察到的 MSCS 和其符合。第 3 代骨髓 MSCS,经成骨细胞诱导液诱导 14 天,发现各组均有红染色的成骨细胞,数量以叶绿素铜钠中剂量组的最多,而模型组的钙结节明显小于其余 5 组,说明叶绿素铜钠能促进骨髓 MSCS 向成骨细胞的分化。

结论:叶绿素铜钠能明显促进免疫介导再障小鼠的骨髓 MSCS 向成骨细胞分化的能力。

叶绿素铜钠联合中药拆方对免疫介导
再生障碍性贫血模型小鼠的实验研究①

王守军

(浙江中医药大学,杭州 310007)

摘 要 **目的**:探讨叶绿素铜钠联合拆方对免疫介导再生障碍性贫血模型小鼠的疗效及作用机制。**方法**:根据文献方法建立免疫介导的再生障碍性贫血小鼠模型,参考前期动物实验确定用药剂量,正常对照组和模型对照组每只小鼠给予 0.3mL/10g 的生理盐水,环孢素组每只小鼠给予 0.3mL/10g 的环孢素溶液(相当于成人剂量的 3 倍),叶绿素铜钠组每只小鼠给予 0.3mL/10g 的叶绿素铜钠溶液(相当于成人剂量的 25 倍),叶绿素铜钠联合拆方 I 组~V 组分别给予每只小鼠 0.15mL/10g 的相应中药拆方煎液和 0.15mL/10g 的叶绿素铜钠溶液(拆方的用药量分别相当于成人剂量的 12 倍,叶绿素铜钠的用药量相当于成人剂量的 25 倍)。于实验第 14 天,处死全部小鼠,检测外周血红细胞、血红蛋白、白细胞、血小板的计数及 T 淋巴细胞亚群 CD4$^+$、CD8$^+$ 的百分比,并计算 CD4$^+$/CD8$^+$ 的比值;同时检测血清中的 IFN-γ、TNF-α、IL-2 含量;镜下计数骨髓有核细胞,进行骨髓病理切片并检测骨髓造血组织容量。**结果**:叶绿素铜钠联合拆方各治疗组均能提高再障模型小鼠的体重,改善其一般情况,升高模型小鼠的外周血红细胞、血红蛋白、白细胞及血小板,另外能增加其骨髓有核细胞的数量,增加模型小鼠骨髓造血组织容量,增加外周血 CD4$^+$ 细胞的百分比,降低 CD8$^+$ 细胞的百分比,提高 CD4$^+$/CD8$^+$ 的比值,同时可降低血清中 IFN-γ、TNF-α、IL-2 的含量。与模型对照组小鼠对比,差异有统计学意义。叶绿素铜钠联合拆方的总体疗效优于环孢素对照组、叶绿素铜钠组。叶绿素铜钠联合拆方组各组之间,I 组和Ⅲ组的疗效最好,两组皆优于其余Ⅱ、Ⅳ、Ⅴ三组。疗效最佳的 I 组、Ⅲ组两组之间疗效相似,均可起到协同作用,改善再障模型小鼠的造血。**结论**:叶绿素铜钠联合中药拆方对免疫介导再生障碍性贫血模型小鼠的疗效确切,其中联合拆方 I 组和Ⅲ组的疗效相似,效果最好,能增加骨髓有核细胞数及骨髓造血组织容量,较好地改善骨髓造血功能,提升外周血三系。其作用途径可能通过调节外周血 T 淋巴细胞亚群的分布,提高 CD4$^+$ 细胞百分比,降低 CD8$^+$ 细胞百分

---

① 摘自 2009 年浙江中医药大学硕士学位论文,导师魏克民。

比,提升 CD4$^+$/CD8$^+$ 的比值,同时降低模型小鼠血清中的 IFN-γ、TNF-α、IL-2 等造血负调控因子,从而减少或阻断其对骨髓造血细胞的直接损伤和促凋亡作用。

关键词 再生障碍性贫血;模型小鼠;叶绿素铜钠;CD4$^+$/CD8$^+$;细胞因子;T 细胞亚群

一、前言

再生障碍性贫血(简称再障或 AA,下同)是以由于造血干细胞异常、骨髓微环境损伤、免疫缺陷导致红骨髓总容量减少,造血功能衰竭,全血细胞减少为特征的疾病。再障作为血液系统的一种常见病,其发病机制及治疗研究一直是临床和科研上的重点同时也是难点之一。

众多研究表明,细胞免疫异常是再障发病机制中的主要环节,再障患者骨髓及外周血中 T 淋巴细胞数量相对增多,T 淋巴细胞亚群失调,CD4$^+$ 细胞比例减低,CD8$^+$ 细胞比例增高,CD4$^+$/CD8$^+$ 比值降低或倒置。T 淋巴细胞不仅存在数量异常,其功能和表型也有明显异常。介导异常免疫的 T 淋巴细胞分泌可溶性的造血负调控因子干扰素(IFN-γ),并激活 Th1 型细胞反应,进一步分泌 IFN-γ、白细胞介素(IL-2)、肿瘤坏死因子(TNF-α)等细胞因子。上述造血负调控因子可直接抑制各阶段造血细胞的增生,同时诱导 CD34$^+$ 细胞表面 Fas 受体明显增加,导致细胞凋亡。

从传统中药蚕沙中提取叶绿素,再络合铜制成的叶绿素铜钠。体外动物实验表明,它能明显提高再障模型小鼠外周血三系,且对小鼠骨髓中多能干细胞、粒-单祖细胞、红系祖细胞及骨髓有核细胞的恢复均有明显促进作用,对骨髓基质细胞的修复也有一定的调节。有报道称,临床上用叶绿素铜钠治疗慢性再障 120 例,有效率达 82.5%,相比较于康力龙(司坦唑醇)对照组的 60%,差异有统计学意义($P<0.01$)。

国家级名老中医魏克民教授自拟的经验方"三黄三仙汤",对慢性再障疗效确切且安全无毒。有报道称,临床上用"三黄三仙汤"治疗慢性再障 30 例,其有效率高于康力龙对照组($P<0.05$)。本实验所选用的拆方系从"三黄三仙汤"全方经动物实验筛选。前期动物实验结果显示,叶绿素铜钠联合拆方(黄芪、黄精、当归、熟地)对再障模型小鼠的作用明显优于环孢素组,亦优于单用叶绿素铜钠组和单用拆方组,对免疫介导再障模型小鼠疗效确切,能改善模型小鼠的血三系,降低 IFN-γ 等造血负调控因子,提升骨髓有核细胞数及骨髓造血组织容量。本实验继

续从中筛选有效拆方。

目前再障尚无很好的治疗手段,骨髓移植或外周血干细胞移植理论上虽可治愈本病,但受合适供体来源及经济的制约而难以推广。免疫抑制剂如 CsA 等需长期使用花费较大,且存在使用后发生如骨髓增生异常综合征、急性髓系白血病等疾病的风险。雄激素有雄性化和肝损害等副作用。鉴于此,本实验旨在通过叶绿素铜钠联合拆方对再生障碍性贫血模型小鼠的实验研究,从外周血 T 淋巴细胞亚群、细胞因子的表达等方面探讨叶绿素铜钠联合拆方治疗免疫介导再生障碍性贫血模型小鼠的疗效和机制,同时进一步筛选有效拆方,为研发对再障疗效显著、安全无毒且经济的新药做好前期工作。

二、实验研究

(一)实验材料与方法

1.实验动物

雌性 Balb/c 小鼠(H-2a、MLsb),8~12 周龄,18~22g,为受者;雄性 DBA/2 小鼠(H-2a、MLsb),6~12 周龄,20~22g,为细胞供者。小鼠购自上海斯莱克实验动物有限责任公司,许可证号为 SCXK(沪)2007-0005,实验动物室位于浙江省中医药研究院动物房,为 SPF 级和清洁级。

2.实验药品

环孢素溶液的制备:新山地明胶囊(10mg/粒,Novartis Pharma Gmbh 生产,进口药品注册号为 H20020096,诺华制药)临用前配制,按 10mL 生理盐水:10mg 环孢素的比例制成溶液使用(1mg/mL)。叶绿素铜钠溶液的制备:以先进工艺从中药蚕沙中提取叶绿素,再络合铜,制成叶绿素铜钠,临用前用生理盐水将叶绿素铜钠配成 2.5mg/mL 的溶液。叶绿素铜钠联合拆方液的制备:临用前配制叶绿素铜钠盐浓度为 5mg/mL 备用,拆方药物组成:I 组为黄芪、黄精、熟地、当归;II 组为黄芪、黄精、熟地;III 组为黄芪、黄精、当归;IV 组为黄芪、当归、熟地;V 组为黄精、当归、熟地。以上各组药物用水浸泡 1h,再水煎两次,每次各煎煮1h,各得药液 600mL 左右,两药相混进行过滤,离心,浓缩,至终浓度分别为1.0g/mL、0.8g/mL、0.8g/mL、0.8g/mL、0.6g/mL,备用。

3.实验器材

血细胞分析仪(BALKMAN COULTER AC. Tdiff2),流式细胞仪(BALKMAN COULTER EPICS XL. MCL),离心机(BALKMAN COULTER

Allegra ™X-22R），酶标仪（DENLEY DRAGON Wescarl MK2 EPSOMN LX300f),定时微量振荡器 TE-B 型,漩涡混合器 XK95-B,低速大容量多管离心机 LXJ-IIB Anke,coulter roller mixer II(浙江省立同德医院检验科提供),200 目铜网(浙江省中医药研究院提供),白细胞计数板,DAKO 玻璃片,光学显微镜,手术剪刀,玻璃匀浆管,镊子,标签纸,油性记号笔,样本登记表,加样枪,样本袋,组织匀浆皿。

4. 实验试剂

（1）细胞因子检测试剂盒

Mouse IFN-γ ELISA(BMS 606，BENDER Medsystems 生产)；Mouse TNF-α ELISA(BMS 605，BENDER Medsystems 生产),Mouse IL-2 ELISA Kit(BMS 602，BENDER Medsystems 生产)。(以上药物购自杭州联科生物科技有限公司)

（2）CD 检测试剂盒

RAT ANTI MOUSE CD3：TC(Caltag 83-RM3406)；RAT ANTI MOUSE CD8：FITC(Caltag 83-RM2201)；RAT ANTI MOUSE CD4：RPE(Caltag 83-RM2504)。(以上药物购自杭州联科生物科技有限公司)

（3）其他

PBS 缓冲液(浙江省中医药研究院蚕业中心配制)、溶血剂(MBA,购自杭州联科生物有限公司)、苔盼蓝(浙江省中医药研究院提供)。实验在浙江省中医药研究院、浙江省立同德医院相关实验室完成。

5. 实验方法

（1）造模方法

参照姚军等的实验方法及赵忻等的改进法,取 DBA/2 小鼠(H-2a、MLsb),断颈处死,用 75％酒精浸泡 5min,无菌取出胸腺和颈部、腋窝、腹股沟、肠系膜等处淋巴结。加少量生理盐水,除去表面血污及粘附的结缔组织,再次清洗后,用手术刀、剪刀反复剪切组织,直至成糊状,然后轻轻磨碎后用 200 目铜网过滤,台盼蓝鉴定细胞活性,活性细胞应达 95％以上,计数后配成 5×10^6 个细胞/mL(1×10^6 个细胞/0.2mL)浓度备用。Balb/c 小鼠经 ^{60}Co-γ 射线 5.5Gy(1.1Gy/min× 5min)亚致死量全身照射后,2h 内立即由尾静脉注入上述细胞悬液,每只小鼠注入 0.2mL,制成免疫介导再生障碍性贫血小鼠模型。正常空白对照组 Balb/c 小鼠用铅屏蔽进行假照射后 2h 内,由尾静脉注入无菌生理盐水,每只小鼠注入 0.2mL。

（2）实验分组

Balb/c 小鼠随机分为九组：正常对照组 10 只，模型对照组 10 只，环孢素组 10 只，叶绿素铜钠组 10 只，叶绿素铜钠联合拆方Ⅰ组、Ⅱ组、Ⅲ组、Ⅳ组、Ⅴ组各 10 只。

（3）给药方法

均灌胃给药。正常对照组和模型对照组每只小鼠给予 0.3mL/10g 的生理盐水；环孢素组每只小鼠给予 0.3mL/10g 的环孢素溶液（相当于成人剂量的 3 倍）；叶绿素铜钠组每只小鼠给予 0.3mL/10g 的叶绿素铜钠溶液（相当于成人剂量的 25 倍）；叶绿素铜钠联合拆方组各组给予叶绿素铜钠溶液 0.15mL/10g，拆方液 0.15mL/10g。叶绿素铜钠液和拆方液分别相当于成人剂量的 25 倍、8 倍。连续给药 14 天。

6.指标检测

（1）一般情况观察

观察指标如皮毛、饮食、活动度、体重等，分组后称重，造模后及经治疗后的小鼠濒临死亡时或满 14 天称体重，然后再处死。

（2）外周血象检测

处于濒死时或观察满 14 天的小鼠，摘取右侧眼球取血，EDTA 抗凝，用血细胞分析仪检测血常规。

（3）骨髓有核细胞（BMNC）计数

处于濒死时或观察满 14 天的小鼠，摘取小鼠右侧眼球取血后脱颈处死，立即取出右侧股骨，根据唐佩弦的方法，用 PBS 缓冲液 1mL 反复冲击全部骨髓，参照白细胞计数法，计数每根股骨中的有核细胞数。

（4）组织学检查

处于濒死时或观察满 14 天的小鼠，摘取小鼠右侧眼球取血后脱颈处死，立即取出左侧股骨，以 Bouin's 液固定，Plank 及 Rychol 法脱钙，自来水洗 30min，70% 乙醇 2h，95% 乙醇 2h×2 次，100% 乙醇 1h×2 次，二甲苯透明 20min×2 次，肉眼观察组织透明为止。浸蜡 58~60℃ 3h，石蜡包埋，半薄切片，4μm 左右厚，60℃ 烘箱烤片，0.5~2h 后 HE 染色，二甲苯脱蜡 20min×2 次，无水乙醇，95%、80%、70% 乙醇至自然水化，苏木素染色液 10min，水洗、1% 盐酸酒精分化数秒，流水冲洗、蓝化，伊红染色液 1~2min，70%、80%、95%、100% 乙醇脱水，二甲苯透明，中性树胶封片。在显微镜下观察小鼠骨髓病理变化。根据浦权的方法，用 20×20 规格网形测微器测定造血组织数和脂肪组织数各自所占容量的百分比（vol%），造血组织百分比(vol%)＝造血组织击中数/(造血组织击中数＋脂肪组织击中数)(×100)。击中数为网形测微器交接点所击中的造血组织或脂肪组织数(显微镜 400 倍放大下)。

(5)细胞因子检测

处于濒死时或观察满 14 天的小鼠,摘取小鼠右侧眼球,取小鼠静脉血 0.4～0.6mL,室温静置 24 小时后,3500r/min 离心 5min 后取上清液,－20℃保存。严格按试剂盒说明操作,采用 ELISA(夹心酶联免疫吸附法)方法检测 IFN-γ、TNF-α、IL-2 的含量。

1)TNF-α 的检测方法

①洗板两次,洗板后 15min 内开始加液,防止干燥。

②标准孔中加入 100μL 样品稀释液,再加 100μL 各种浓度的标准品(16～1000pg/mL),倍比稀释。

③空白管加 100μL 样品稀释液。

④加 50μL 样品稀释液在每孔中,再加入 50μL 样品。

⑤准备生物素,加 50μL 生物素至每孔中(含空白孔)。

⑥密封 18～25℃ 2h 后,放在摇床上以 200r/min 摇匀。

⑦去封洗板三次,马上进入下一步。

⑧加 100μL Streptavidin-HRP 稀释液至每孔。

⑨密封 18～25℃ 1h,在摇床以 200r/min 摇匀。

⑩准备显色剂,去封洗板三次,马上进入下一步。

⑪加入 100μL 显色剂至每孔中。

⑫18～25℃,在 200r/min 摇床上 10min,避光。

⑬加入终止液 100μL 至每孔中。

⑭混匀后即在 450nm 处读 OD 值及 pg 值。

2)IFN-γ 的检测方法

①洗板两次,洗板后 15min 内开始加液,防止干燥。

②标准孔中加入 100μL 样品稀释液,再加 100μL 各种浓度的标准品(16～1000pg/mL),倍比稀释。

③空白管加 100μL 样品稀释液。

④其余各空白管加 50μL 样品稀释液在每孔中,再加入 50μL 样品。

⑤加 50μL 生物素至每孔中(含空白孔)。

⑥密封 2 小时,放在摇床上以 200r/min 摇匀,室温 18～25℃。

⑦去封用 DELFIA Wall AC 自动洗板机洗板三次,马上加入 100μL Streptavidin-HRP 稀释液至每孔中。

⑧密封 1h,在摇床上 200r/min,室温 18～25℃。

⑨去封用 DELFIA Wall AC 自动洗板机洗板三次,立即加入 100μL 显色剂至每孔中。

⑩在摇床上 200r/min,室温 18～25℃,10min,避光。

⑪加入 100μL 终止液至每孔中。

⑫匀后即在 450nm 处读 OD 值及 pg 值。

3)IL-2 的检测操作方法

①洗板两次,洗板后 15min 内开始加液,防止干燥。

②标准孔中加入 100μL 样品稀释液,再加 100μL 各种浓度的标准品(16～1000pg/mL),倍比稀释。

③空白管加 100μL 样品稀释液。

④加 50μL 样品稀释液在每孔中,再加入 50μL 样品。

⑤加 50μL 生物素至每孔中(含空白孔)。

⑥密封 2h,放在摇床上以 200r/min 摇匀,室温 18～25℃。

⑦去封洗板三次,马上进入下一步。

⑧加 100μL Streptavidin-HRP 稀释液至每孔。

⑨密封 1h,在摇床上 200r/min,室温 18～25℃。

⑩准备显色剂,去封洗板三次,马上进入下一步。

⑪加入 100μL 显色剂至每孔中。

⑫18～25℃,在 200r/min 摇床上 15min,避光。

⑬加入终止液 100μL 至每孔中。

⑭混匀后即在 450nm 处读 OD 值及 pg 值。

(6)外周血 T 细胞亚群的检测

处于濒死时或观察满 14 天的小鼠,摘取右侧眼球取血,EDTA 抗凝,每次取 50μL 抗凝血,分别加入 FITC 标记的 CD3$^+$ 细胞单抗 10μL,PE 标记的抗 CD4$^+$ 单抗 10μL,PE 标记的抗 CD8$^+$ 单抗 10μL,4℃,30min,混匀,加溶血剂 1mL 溶血 10min,加 PBS 4mL 混匀,3500r/min 离心 5min,去上清液,沉淀加 500μL PBS,混匀,上机检测,Cellquest 软件获得 1 万个细胞分析,检测小鼠外周血中 CD4$^+$、CD8$^+$ 细胞百分比,并计算 CD4$^+$/CD8$^+$ 细胞比值。

7. 统计方法

全部数据采用 SPSS 15.0 统计软件处理。

（二）结果

1. 叶绿素铜钠联合拆方治疗免疫介导再生障碍性贫血模型小鼠的一般情况观察及体重的变化

模型组自第 5 天起开始出现皮毛稀疏、散乱、饮食减少,大便干结,喜倦卧,活动少,第 8 天起开始出现濒死小鼠,体重明显下降。尸体解剖发现,模型小鼠的胸腺、脾脏及淋巴结出现萎缩。环孢素组小鼠第 6 天开始出现皮毛稀疏、散乱,饮食减少,大便干结,喜倦卧,活动少。叶绿素铜钠组、叶绿素铜钠联合拆方 II 组小鼠第 8 天开始出现上述现象。叶绿素铜钠联合拆方 IV 组、V 组第 9 天开始出现上述现象。叶绿素铜钠联合拆方 I 组、III 组第 10 天开始出现上述现象。各组小鼠造模前的体重相互比较,差异无统计学意义($P>0.05$);经造模及用药后,模型组及各用药组小鼠与正常组小鼠比较,体重均下降,差异有统计学意义($P<0.01$);叶绿素铜钠联合拆方 I 组、III 组小鼠与模型组小鼠比较,体重增加,差异有统计学意义($P<0.01$);叶绿素铜钠联合拆方 IV 组、V 组以及 II 组、叶绿素铜钠组小鼠与模型组小鼠比较,体重增加,差异有统计学意义($P<0.05$);环孢素组小鼠与模型组小鼠比较,体重变化不明显,差异无统计学意义($P>0.05$);叶绿素铜钠联合拆方 I 组、III 组与环孢素组小鼠比较,体重增加,差异有统计学意义($P<0.01$);叶绿素铜钠联合拆方 IV 组、V 组与环孢素组小鼠比较,体重增加,差异有统计学意义($P<0.05$);叶绿素铜钠联合拆方 II 组、叶绿素铜钠组与环孢素组小鼠比较,体重变化不明显,差异无统计学意义($P>0.05$);叶绿素铜钠联合拆方 I 组与叶绿素铜钠组比较体重增加,差异有统计学意义($P<0.01$);叶绿素铜钠联合拆方 III 组与叶绿素铜钠组小鼠比较体重增加,差异有统计学意义($P<0.05$);叶绿素铜钠联合拆方 II 组、IV 组、V 组与叶绿素铜钠组小鼠比较体重变化不明显,差异无统计学意义($P>0.05$)。（见表 1）

表 1　各实验组小鼠体重的比较（$x \pm s$）

组别	n	治疗前（g）	治疗后（g）
正常对照组	10	19.22±1.20	23.45±1.10▲
模型对照组	10	19.18±1.25	17.44±0.87●
环孢素对照组	10	19.02±1.08	17.72±0.90●

续表

组别	n	治疗前(g)	治疗后(g)
叶绿素铜钠对照组	10	19.20±0.78	18.25±0.88●△
叶绿素铜钠联合拆方Ⅰ组	10	20.02±0.90	20.42±1.15●▲★◆
叶绿素铜钠联合拆方Ⅱ组	10	19.82±1.04	19.07±0.89●△
叶绿素铜钠联合拆方Ⅲ组	10	20.05±0.57	19.52±0.78●▲★◇
叶绿素铜钠联合拆方Ⅳ组	10	19.54±1.20	19.39±0.84●△☆
叶绿素铜钠联合拆方Ⅴ组	10	20.10±0.86	19.04±1.11●△☆

说明:各组与正常对照组比较:○$P < 0.05$,●$P < 0.01$;各组与模型对照组比较:△$P < 0.05$,▲$P < 0.01$;联合拆方组与环孢素对照组比较:☆$P < 0.05$,★$P < 0.01$;联合拆方组与叶绿素铜钠对照组比较:◇$P < 0.05$,◆$P < 0.01$。

2.叶绿素铜钠联合拆方对免疫介导再生障碍性贫血模型小鼠外周血液的影响

处于濒死或观察满 14 天的小鼠,摘取右侧眼球取血,检测血象。各实验组小鼠红细胞计数比较情况:模型组及各治疗组与正常组小鼠比较,红细胞数下降,差异有统计学意义($P < 0.01$);叶绿素铜钠联合拆方Ⅰ组、Ⅲ组与模型组小鼠比较,红细胞数增高,差异有统计学意义($P < 0.01$);叶绿素铜钠组、叶绿素铜钠联合拆方Ⅱ组、Ⅳ组、Ⅴ组与模型组小鼠比较,差异有统计学意义($P < 0.05$);环孢素组与模型组小鼠比较,红细胞数变化不明显,差异无统计学意义($P > 0.05$);叶绿素铜钠联合拆方Ⅰ组分别与环孢素组、叶绿素铜钠组比较,红细胞数有较显著增高,差异有统计学意义($P < 0.01$);叶绿素铜钠联合拆方Ⅲ组、Ⅳ组、Ⅴ组分别与环孢素组、叶绿素铜钠组比较,红细胞数增高,差异有统计学意义($P < 0.05$);叶绿素铜钠组、叶绿素铜钠联合拆方Ⅱ组与环孢素组比较,红细胞数变化不大,差异无统计学意义($P > 0.05$);叶绿素铜钠联合拆方Ⅱ组与叶绿素铜钠组比较,红细胞变化不大,差异无统计学意义($P > 0.05$)。各实验组小鼠血红蛋白含量比较情况:模型组及各治疗组与正常组小鼠比较,血红蛋白含量降低,差异有统计学意义($P < 0.01$);叶绿素铜钠联合拆方Ⅰ组、Ⅲ组与模型组小鼠比较,血红蛋白含量增加,差异有统计学意义($P < 0.01$);叶绿素铜钠联合拆方Ⅱ组、Ⅳ组、Ⅴ组以及叶绿素铜钠组与模型组小鼠比较,血红蛋白含量增加,差异有统计学意义($P < 0.05$);环孢素组与模型组小鼠比较,血红蛋白含量变化不大,差异无统计学意义($P > 0.05$);叶绿素铜钠联合拆方Ⅰ组、Ⅲ组与环孢素组小鼠比较,血红蛋白含量增高,差异有统计学意义($P < 0.01$);叶绿素铜钠联合拆方Ⅱ组、Ⅳ组、Ⅴ组及叶

绿素铜钠组与环孢素组比较,血红蛋白含量增高,差异有统计学意义($P<0.05$);叶绿素铜钠联合拆方Ⅰ组及Ⅲ组与叶绿素铜钠组比较,血红蛋白含量增高,差异有统计学意义($P<0.01$);叶绿素铜钠联合拆方Ⅳ组、Ⅴ组与叶绿素铜钠组比较,血红蛋白含量增高,差异有统计学意义($P<0.05$);叶绿素铜钠联合拆方Ⅱ组与叶绿素铜钠组比较,血红蛋白含量变化不大,差异无统计学意义($P>0.05$)。各实验组小鼠白细胞数比较情况:模型组及各治疗组与正常组小鼠比较,白细胞计数降低,差异有统计学意义($P<0.01$);叶绿素铜钠联合拆方Ⅰ组、Ⅲ组以及Ⅳ组、Ⅴ组与模型组小鼠比较,白细胞数增高,差异有统计学意义($P<0.01$);叶绿素铜钠联合拆方Ⅱ组、叶绿素铜钠组及环孢素组与模型组小鼠比较,白细胞数增高,差异有统计学意义($P<0.05$);叶绿素铜钠联合拆方Ⅰ组、Ⅲ组、Ⅳ组、Ⅴ组与环孢素组比较,白细胞数增高,差异有统计学意义($P<0.01$);叶绿素铜钠联合拆方Ⅱ组、叶绿素铜钠组与环孢素组比较,白细胞数增高,差异有统计学意义($P<0.05$);叶绿素铜钠联合拆方Ⅰ组、Ⅲ组与叶绿素铜钠组比较,差异有统计学意义($P<0.05$);叶绿素铜钠联合拆方Ⅱ组、Ⅳ组、Ⅴ组与叶绿素铜钠组比较,白细胞数无明显差别($P>0.05$)。各实验组小鼠血小板数比较情况:模型组及各治疗组与正常组小鼠比较,血小板计数降低,差异有统计学意义($P<0.01$);叶绿素铜钠联合拆方Ⅰ组、Ⅲ组、Ⅳ组、Ⅴ组与模型组小鼠比较,血小板数增高,差异有统计学意义($P<0.01$);叶绿素铜钠联合拆方Ⅱ组、叶绿素铜钠组与模型组小鼠比较,血小板数增高,差异有统计学意义($P<0.05$);环孢素组与模型组小鼠比较,血小板数变化不明显,差异无统计学差异($P>0.05$);叶绿素铜钠联合拆方Ⅰ组、Ⅲ组分别与环孢素组、叶绿素铜钠组比较,血小板数增高,差异有统计学意义($P<0.01$);叶绿素铜钠联合拆方Ⅳ组、Ⅴ组分别与环孢素组、叶绿素铜钠组比较,血小板数增高,差异有统计学意义($P<0.05$);叶绿素铜钠联合拆方Ⅱ组分别与环孢素组、叶绿素铜钠组比较,血小板计数无统计学差异($P>0.05$)。(见表2、表3)

表2 各实验组小鼠红细胞计数、血红蛋白含量指标的比较($x\pm s$)

组别	n	红细胞计数($\times10^{12}$/L)	血红蛋白(g/L)
正常对照组	10	7.08 ± 0.60▲	160.10 ± 5.82▲
模型对照组	10	4.03 ± 0.60●	107.81 ± 7.80●
环孢素对照组	10	4.23 ± 0.26●	108.98 ± 7.24●
叶绿素铜钠对照组	10	4.43 ± 0.44●△	110.96 ± 4.23●△☆

续表

组别	n	红细胞计数($\times 10^{12}$/L)	血红蛋白(g/L)
叶绿素铜钠联合拆方Ⅰ组	10	5.42±0.30●★△◆	132.85±6.68●★△◆
叶绿素铜钠联合拆方Ⅱ组	10	4.45±0.12●△	114.99±6.02●△☆
叶绿素铜钠联合拆方Ⅲ组	10	5.20±0.28●▲☆◇	131.90±6.81●▲★◆
叶绿素铜钠联合拆方Ⅳ组	10	4.74±0.41●△☆◇	119.73±6.89●△☆◇
叶绿素铜钠联合拆方Ⅴ组	10	4.68±0.45●△☆◇	118.96±7.26●△☆◇

说明:各组与正常对照组比较:○$P<0.05$,●$P<0.01$;各组与模型对照组比较:△$P<$ 0.05,▲$P<0.01$;联合拆方组与环孢素对照组比较:☆$P<0.05$,★$P<0.01$;联合拆方组与叶绿素铜钠对照组比较:◇$P<0.05$,◆$P<0.01$。

表3   各实验组小鼠白细胞计数、血小板计数的比较($\bar{x}\pm s$)

组别	n	白细胞计数($\times 10^9$/L)	血小板计数($\times 10^9$/L)
正常对照组	10	7.92±0.96▲	805.50±56.34▲
模型对照组	10	2.33±0.39●	79.16±32.02●
环孢素对照组	10	2.84±0.40●△	203.20±28.20●
叶绿素铜钠对照组	10	2.94±0.66●△☆	209.29±30.48●△
叶绿素铜钠联合拆方Ⅰ组	10	3.55±0.32●★◇	245.68±13.40●▲★◆
叶绿素铜钠联合拆方Ⅱ组	10	2.98±0.59●△☆	210.12±30.53●△
叶绿素铜钠联合拆方Ⅲ组	10	3.53±0.31●★◇	244.99±13.21●▲★◆
叶绿素铜钠联合拆方Ⅳ组	10	3.36±0.29●▲	238.76±14.04●▲☆◇
叶绿素铜钠联合拆方Ⅴ组	10	3.19±0.37●▲★	218.88±32.69●▲☆◇

说明:各组与正常对照组比较:○$P<0.05$,●$P<0.01$;各组与模型对照组比较:△$P<$ 0.05,▲$P<0.01$;联合拆方组与环孢素对照组比较:☆$P<0.05$,★$P<0.01$;联合拆方组与叶绿素铜钠对照组比较:◇$P<0.05$,◆$P<0.01$。

3.叶绿素铜钠联合拆方对免疫介导再生障碍性贫血模型小鼠骨髓有核细胞(BMNC)数量的影响

处于濒死或观察满14天的小鼠,摘取右侧眼球取血后脱颈处死,立即取出右侧股骨,计数骨髓有核细胞数。模型组及各治疗组与正常组小鼠比较,骨髓有核细胞数降低,差异有统计学意义($P<0.01$);叶绿素铜钠联合拆方Ⅰ组、Ⅲ组、Ⅳ

组与模型组小鼠比较,骨髓有核细胞数增高,差异有统计学意义($P<0.01$);叶绿素铜钠联合拆方Ⅱ组、Ⅴ组及叶绿素铜钠组与模型组小鼠比较,骨髓有核细胞数增高,差异有统计学意义($P<0.05$);环孢素组与模型组小鼠比较,骨髓有核细胞数变化不明显,差异无统计学意义($P>0.05$);叶绿素铜钠联合拆方Ⅰ组、Ⅲ组与环孢素组小鼠比较,骨髓有核细胞数增高,差异有统计学意义($P<0.01$);叶绿素铜钠联合拆方Ⅱ组、Ⅳ组、Ⅴ组与环孢素组小鼠比较,骨髓有核细胞数增高,差异有统计学意义($P<0.05$);叶绿素铜钠联合拆方Ⅰ组、Ⅲ组与叶绿素铜钠组小鼠比较,骨髓有核细胞数增高,差异有统计学意义($P<0.01$);叶绿素铜钠联合拆方Ⅳ组、Ⅴ组与叶绿素铜钠组比较,骨髓有核细胞数增高,差异有统计学意义($P<0.05$);叶绿素铜钠联合拆方Ⅱ组与叶绿素铜钠组小鼠比较,骨髓有核细胞数变化不明显,差异无统计学意义($P>0.05$)(见表4)。

表4 各实验组小鼠骨髓有核细胞数的比较($x\pm s$)

组别	n	BMNC($\times10^6$/1根股骨)
正常对照组	10	8.95±0.48▲
模型对照组	10	3.09±0.44●
环孢素对照组	10	3.29±0.28●
叶绿素铜钠对照组	10	3.53±0.35●△
叶绿素铜钠联合拆方Ⅰ组	10	5.88±0.42●▲★◆
叶绿素铜钠联合拆方Ⅱ组	10	3.50±0.34●△☆
叶绿素铜钠联合拆方Ⅲ组	10	5.62±0.39●▲★◆
叶绿素铜钠联合拆方Ⅳ组	10	4.56±0.31●▲☆◇
叶绿素铜钠联合拆方Ⅴ组	10	4.17±0.40●△☆◇

说明:各组与正常对照组比较:○$P<0.05$,●$P<0.01$;各组与模型对照组比较:△$P<0.05$,▲$P<0.01$;联合拆方组与环孢素对照组比较:☆$P<0.05$,★$P<0.01$;联合拆方组与叶绿素铜钠对照组比较:◇$P<0.05$,◆$P<0.01$。

4.叶绿素铜钠联合拆方对免疫介导再生障碍性贫血模型小鼠骨髓造血组织容量的影响

处于濒死或观察满14天的小鼠,摘取右侧眼球取血后脱颈处死,立即取出左侧股骨,经一系列标本处理后,在显微镜下观察小鼠骨髓的病理变化。用20×20规格的网形测微器测定造血组织数和脂肪组织数各自所占容量的百分比

(vol%)。镜下可见模型组小鼠骨髓增生极度低下,造血细胞明显减少,脂肪细胞增多,有间质水肿、出血,血窦扩张,无巨核细胞等改变。正常组小鼠骨髓增生活跃,造血细胞满视野可见,巨核细胞多见。模型组及各治疗组与正常小鼠比较,骨髓造血组织容量降低,差异有统计学意义($P<0.01$);叶绿素铜钠联合拆方Ⅰ组、Ⅲ组与模型组小鼠比较,骨髓造血组织容量增加,差异有统计学意义($P<0.01$);叶绿素铜钠联合拆方Ⅱ组、Ⅳ组、Ⅴ组以及叶绿素铜钠组与模型组小鼠比较,骨髓造血组织容量增加,差异有统计学意义($P<0.05$);环孢素组与模型组小鼠比较,骨髓造血组织容量变化不明显,差异无统计学意义($P>0.05$);叶绿素铜钠联合拆方Ⅰ组、Ⅲ组小鼠分别与环孢素组、叶绿素铜钠组小鼠比较,骨髓造血组织容量增加,差异有统计学意义($P<0.01$);叶绿素铜钠联合拆方Ⅳ组分别与环孢素组、叶绿素铜钠组比较,骨髓造血组织容量增加,差异有统计学意义($P<0.05$);叶绿素铜钠联合拆方Ⅴ组与环孢素组比较,骨髓造血组织容量增加,差异有统计学意义($P<0.05$),与叶绿素铜钠组比较,骨髓造血组织容量差异无统计学意义($P>0.05$);叶绿素铜钠联合拆方Ⅱ组分别与环孢素组,叶绿素铜钠组比较,骨髓造血组织容量变化不明显,差异无统计学意义($P>0.05$)。(见表5、图1到图9)

表 5　各实验组小鼠骨髓造血组织容量的比较($x\pm s$)

组别	n	骨髓造血组织容量(vol%)
正常对照组	10	93.43±4.35
模型对照组	10	39.52±5.06●
环孢素对照组	10	42.05±3.93●
叶绿素铜钠对照组	10	43.73±2.89●△
叶绿素铜钠联合拆方Ⅰ组	10	56.92±4.18●▲★◆
叶绿素铜钠联合拆方Ⅱ组	10	44.69±3.04●△
叶绿素铜钠联合拆方Ⅲ组	10	55.87±3.97●▲★◆
叶绿素铜钠联合拆方Ⅳ组	10	50.92±5.26●△☆◇
叶绿素铜钠联合拆方Ⅴ组	10	44.02±3.81●△☆

说明:各组与正常对照组比较:○$P<0.05$,●$P<0.01$;各组与模型对照组比较:△$P<0.05$,▲$P<0.01$;联合拆方组与环孢素对照组比较:☆$P<0.05$,★$P<0.01$;联合拆方组与叶绿素铜钠对照组比较:◇$P<0.05$,◆$P<0.01$。

5.叶绿素铜钠联合拆方对免疫介导再生障碍性贫血模型小鼠外周血 T 淋巴细胞亚群的影响

处于濒死或观察满 14 天的小鼠,摘取右侧眼球取血,检测外周血 T 淋巴细胞亚群的变化。各实验组小鼠外周血 $CD4^+$ 细胞百分比比较情况:模型组与正常组小鼠比较,外周血 $CD4^+$ 细胞百分比下降,差异有统计学意义($P<0.01$);环孢素组、叶绿素铜钠组、叶绿素铜钠联合拆方 Ⅱ 组、Ⅳ 组以及 Ⅴ 组与正常组小鼠比较,外周血 $CD4^+$ 细胞百分比下降,差异有统计学意义($P<0.05$);叶绿素铜钠联合拆方 Ⅰ 组、Ⅲ 组与正常组小鼠比较,外周血 $CD4^+$ 细胞百分比变化不明显,差异无统计学意义($P>0.05$);叶绿素铜钠联合拆方 Ⅰ 组、Ⅲ 组、Ⅳ 组小鼠与模型组小鼠比较,外周血 $CD4^+$ 细胞百分比升高,差异有统计学意义($P<0.01$);叶绿素铜钠联合拆方 Ⅱ 组、Ⅴ 组以及叶绿素铜钠组、环孢素组与模型组小鼠比较,外周血 $CD4^+$ 细胞百分比升高,差异有统计学意义($P<0.05$)。叶绿素铜钠联合拆方各组分别与叶绿素铜钠组、环孢素组小鼠比较,外周血 $CD4^+$ 细胞百分比变化无统计学差异($P>0.05$)。各实验组小鼠外周血 $CD8^+$ 细胞百分比比较情况:模型组及各治疗组与正常组小鼠比较,外周血 $CD8^+$ 细胞百分比增高,差异有统计学意义($P<0.01$);叶绿素铜钠联合拆方 Ⅰ 组、Ⅲ 组与模型组小鼠比较,外周血 $CD8^+$ 细胞百分比降低,差异有统计学意义($P<0.01$);叶绿素铜钠联合拆方 Ⅱ 组、Ⅳ 组、Ⅴ 组以及叶绿素铜钠组与模型组小鼠比较,外周血 $CD8^+$ 细胞百分比降低,差异有统计学意义($P<0.05$);环孢素组与模型组小鼠比较,外周血 $CD8^+$ 细胞百分比无明显变化,差异无统计学意义($P>0.05$);叶绿素铜钠联合拆方 Ⅰ 组分别与环孢素组、叶绿素铜钠组比较,外周血 $CD8^+$ 细胞百分比降低,差异有统计学意义($P<0.01$);叶绿素铜钠联合拆方 Ⅲ 组、Ⅳ 组分别与环孢素组、叶绿素铜钠组比较,外周血 $CD8^+$ 细胞百分比降低,差异有统计学意义($P<0.05$),叶绿素铜钠联合拆方 Ⅴ 组与环孢素组比较,外周血 $CD8^+$ 细胞百分比降低,差异有统计学意义($P<0.05$);与叶绿素铜钠组比较,外周血 $CD8^+$ 细胞百分比差异无统计学意义($P>0.05$),叶绿素铜钠联合拆方 Ⅱ 组分别与环孢素组、叶绿素铜钠组比较,外周血 $CD8^+$ 细胞百分比无明显变化,差异无统计学意义($P>0.05$)。各实验组小鼠外周血 $CD4^+/CD8^+$ 比值比较情况:模型组、环孢素组、叶绿素铜钠组、叶绿素铜钠联合拆方 Ⅱ 组小鼠与正常组小鼠比较,外周血 $CD4^+/CD8^+$ 比值降低,差异有统计学意义($P<0.01$);叶绿素铜钠联合拆方 Ⅳ 组、Ⅴ 组与正常组小鼠比较,外周血 $CD4^+/CD8^+$ 比值降低,差异有统计学意义($P<0.05$);叶绿素铜钠联合拆方 Ⅰ 组、Ⅲ 组与正常组小鼠比较,外周血 $CD4^+/CD8^+$ 比值无明显差别,差异无统计学

意义($P>0.05$);叶绿素铜钠联合拆方Ⅰ组、Ⅲ组与模型组小鼠比较,外周血 $CD4^+/CD8^+$ 比值增高,差异有统计学意义($P<0.01$);叶绿素铜钠联合拆方Ⅱ组、Ⅳ组、Ⅴ组及叶绿素铜钠组与模型组小鼠比较,外周血 $CD4^+/CD8^+$ 比值增高,差异有统计学意义($P<0.05$);环孢素组与模型组小鼠比较,外周血 $CD4^+/CD8^+$ 比值变化不明显,差异无统计学意义($P>0.05$);叶绿素铜钠联合拆方Ⅰ组、Ⅲ组与环孢素组比较,外周血 $CD4^+/CD8^+$ 比值增高,差异有统计学意义($P<0.01$);叶绿素铜钠联合拆方Ⅱ组、Ⅳ组、Ⅴ组及叶绿素铜钠组与环孢素组比较,外周血 $CD4^+/CD8^+$ 比值增高,差异有统计学意义($P<0.05$);叶绿素铜钠联合拆方Ⅰ组、Ⅲ组、Ⅳ组与叶绿素铜钠组比较,外周血 $CD4^+/CD8^+$ 比值增高,差异有统计学意义($P<0.05$);叶绿素铜钠联合拆方Ⅱ组、Ⅴ组与叶绿素铜钠组比较,外周血 $CD4^+/CD8^+$ 比值变化不明显,差异无统计学意义($P>0.05$)。(见表6、表7)

表6　各实验组小鼠外周血 $CD4^+$、$CD8^+$ 百分比的比较($x\pm s$)

组别	n	$CD4^+$(%)	$CD8^+$(%)
正常对照组	10	35.43±3.28▲	17.64±1.65▲
模型对照组	10	29.92±2.99●	24.06±4.12●
环孢素对照组	10	32.67±2.30○△	22.78±3.32●
叶绿素铜钠对照组	10	32.83±2.45○△	21.52±3.90●△
叶绿素铜钠联合拆方Ⅰ组	10	33.44±1.59▲	18.27±1.01●▲★◆
叶绿素铜钠联合拆方Ⅱ组	10	32.86±2.39○△	21.59±4.01●△
叶绿素铜钠联合拆方Ⅲ组	10	33.37±1.60▲	19.05±1.34●▲☆◇
叶绿素铜钠联合拆方Ⅳ组	10	33.21±1.90▲	20.45±1.90●△☆◇
叶绿素铜钠联合拆方Ⅴ组	10	32.93±1.86○△	21.41±2.12●△☆

说明:各组与正常对照组比较:○$P<0.05$,●$P<0.01$;各组与模型对照组比较:△$P<0.05$,▲$P<0.01$;联合拆方组与环孢素对照组比较:☆$P<0.05$,★$P<0.01$;联合拆方组与叶绿素铜钠对照组比较:◇$P<0.05$,◆$P<0.01$。

表7 各实验组小鼠外周血 $CD4^+/CD8^+$ 比值的比较($\bar{x} \pm s$)

组别	n	$CD4^+/CD8^+$
正常对照组	10	2.11±0.12▲
模型对照组	10	1.14±0.28●
环孢素对照组	10	1.42±0.50●△
叶绿素铜钠对照组	10	1.63±0.51●△☆
叶绿素铜钠联合拆方Ⅰ组	10	2.02±0.44▲★◇
叶绿素铜钠联合拆方Ⅱ组	10	1.61±0.49●△☆
叶绿素铜钠联合拆方Ⅲ组	10	1.98±0.63▲★◇
叶绿素铜钠联合拆方Ⅳ组	10	1.79±0.46○△◇
叶绿素铜钠联合拆方Ⅴ组	10	1.70±0.53○△☆

说明:各组与正常对照组比较:○ $P<0.05$,● $P<0.01$;各组与模型对照组比较:△ $P<0.05$,▲ $P<0.01$;联合拆方组与环孢素对照组比较:☆ $P<0.05$,★ $P<0.01$;联合拆方组与叶绿素铜钠对照组比较:◇ $P<0.05$,◆ $P<0.01$。

6.叶绿素铜钠联合拆方对免疫介导再生障碍性贫血模型小鼠外周血细胞因子 IFN-γ、TNF-α、IL-2 水平的影响

处于濒死或观察满 14 天的小鼠,摘取右侧眼球取静脉血 0.6mL,室温静置 24 小时后,3500r/min 离心 5 分钟后取上清液,-20℃ 保存。严格按试剂盒说明操作,采用 ELISA(夹心酶联免疫吸附法)方法检测 IFN-γ、TNF-α、IL-2 水平。各实验组小鼠外周血 IFN-γ 含量水平比较情况:叶绿素铜钠联合拆方Ⅱ组、模型对照组、环孢素组、叶绿素铜钠组小鼠与正常组小鼠比较,外周血 IFN-γ 含量增高,差异有统计学意义($P<0.01$);叶绿素铜钠联合拆方Ⅳ组、Ⅴ组与正常组小鼠比较,外周血 IFN-γ 含量增高,差异有统计学意义($P<0.05$);叶绿素铜钠联合拆方Ⅰ组、Ⅲ组与正常组小鼠比较,外周血 IFN-γ 含量变化不明显,差异无统计学意义($P>0.05$);叶绿素铜钠联合拆方Ⅰ组、Ⅲ组、Ⅳ组、Ⅴ组与模型组小鼠比较,外周血 IFN-γ 含量降低,差异有统计学意义($P<0.01$);叶绿素铜钠联合拆方Ⅱ组、叶绿素铜钠组与模型组小鼠比较,外周血 IFN-γ 含量降低,差异有统计学意义($P<0.05$);环孢素组与模型组小鼠比较,外周血 IFN-γ 含量变化不大,差异无统计学意义($P>0.05$);叶绿素铜钠联合拆方Ⅰ组、Ⅲ组分别与环孢素组,叶绿素铜钠组小鼠比较,外周血 IFN-γ 含量降低,差异有统计学意义($P<0.01$);叶绿素铜钠联

合拆方Ⅱ组、Ⅳ组、Ⅴ组与环孢素组比较,外周血 IFN-γ 含量降低,差异有统计学意义($P<0.01$);叶绿素铜钠联合拆方Ⅳ组与叶绿素铜钠组小鼠比较,外周血 IFN-γ 含量降低,差异有统计学意义($P<0.05$);叶绿素铜钠联合拆方Ⅱ组、Ⅴ组与叶绿素铜钠组小鼠比较,外周血 IFN-γ 含量变化不大,差异无统计学意义($P>0.05$)。各实验组小鼠外周血 TNF-α 水平比较情况:模型对照组、环孢素组、叶绿素铜钠组与正常组小鼠比较,外周血 TNF-α 含量增高,差异有统计学意义($P<0.01$);叶绿素铜钠联合拆方Ⅱ组、Ⅳ组、Ⅴ组与正常组小鼠比较,外周血 TNF-α 含量降高,差异有统计学意义($P<0.05$);叶绿素铜钠联合拆方Ⅰ组、Ⅲ组小鼠与正常组小鼠比较,外周血 TNF-α 含量变化不明显,差异无统计学意义($P>0.05$);叶绿素铜钠联合拆方Ⅰ组、Ⅲ组、Ⅳ组与模型组小鼠比较,外周血 TNF-α 含量减低,差异有统计学意义($P<0.01$);叶绿素铜钠联合拆方Ⅱ组、Ⅴ组及叶绿素铜钠组与模型组小鼠比较,外周血 TNF-α 含量降低,差异有统计学意义($P<0.05$);环孢素组与模型组小鼠比较,外周血 TNF-α 含量无统计学差异($P>0.05$);叶绿素铜钠联合拆方Ⅰ组分别与环孢素组、叶绿素铜钠组小鼠比较,外周血 TNF-α 含量减低,差异有统计学意义($P<0.01$);叶绿素铜钠联合拆方Ⅲ组、Ⅳ组、Ⅴ组与环孢素组小鼠比较,外周血 TNF-α 含量减低,差异有统计学意义($P<0.05$);叶绿素铜钠联合拆方Ⅱ组、叶绿素铜钠组与环孢素组小鼠比较,外周血 TNF-α 含量无明显变化,差异无统计学意义($P>0.05$);叶绿素铜钠联合拆方Ⅲ组、Ⅳ组与叶绿素铜钠组小鼠比较,外周血 TNF-α 含量减低,差异有统计学意义($P<0.05$);叶绿素铜钠联合拆方Ⅱ组、Ⅴ组与叶绿素铜钠组小鼠比较,外周血 TNF-α 含量差异无统计学意义($P>0.05$)。各实验组小鼠外周血 IL-2 含量比较情况:模型组及各治疗组与正常组小鼠比较,外周血 IL-2 水平增高,差异有统计学意义($P<0.01$);叶绿素铜钠联合拆方Ⅰ组、Ⅲ组小鼠与模型组小鼠比较,外周血 IL-2 含量降低,差异有统计学意义($P<0.01$);叶绿素铜钠联合拆方Ⅱ组、Ⅳ组、Ⅴ组以及叶绿素铜钠组与模型组小鼠比较,外周血 IL-2 含量降低,差异有统计学意义($P<0.05$);环孢素组与模型组小鼠比较,外周血 IL-2 含量差异无统计学意义($P>0.05$);叶绿素铜钠联合拆方Ⅰ组、Ⅲ组分别与环孢素组、叶绿素铜钠组小鼠比较,外周血 IL-2 含量降低,差异有统计学意义($P<0.01$);叶绿素铜钠联合拆方Ⅳ组、Ⅴ组分别与环孢素组、叶绿素铜钠组小鼠比较,外周血 IL-2 含量降低,差异有统计学意义($P<0.05$);叶绿素铜钠联合拆方Ⅱ组与环孢素组小鼠比较,外周血 IL-2 含量降低,差异有统计学意义($P<0.05$);与叶绿素铜钠组小鼠比较,外周血 IL-2 含量变化无统计学意义($P>0.05$)。(见表8、表9)

表 8　各实验组小鼠外周血 IFN-γ、TNF-α 水平的比较($\bar{x}\pm s$)

组别	n	IFN-γ(pg/mL)	TNF-α(pg/mL)
正常对照组	10	52.30⊥8.72▲	54.05⊥8.94▲
模型对照组	10	77.88±6.01●	70.93±7.88●
环孢素对照组	10	71.06±5.95●	66.79±7.97●
叶绿素铜钠对照组	10	68.83±9.32●△	63.77±8.45●△
叶绿素铜钠联合拆方Ⅰ组	10	56.30±5.68▲★◆	56.68±5.34▲★◆
叶绿素铜钠联合拆方Ⅱ组	10	67.77±8.29●△☆	60.98±8.20○△
叶绿素铜钠联合拆方Ⅲ组	10	57.31±5.65▲★◆	57.64±4.99▲☆◇
叶绿素铜钠联合拆方Ⅳ组	10	59.96±6.24▲△☆◇	58.86±5.70○▲☆◇
叶绿素铜钠联系拆方Ⅴ组	10	62.26±9.02○▲☆	60.05±7.61○△☆

说明:各组与正常对照组比较:○P<0.05,●P<0.01;各组与模型对照组比较:△P<0.05,▲P<0.01;联合拆方组与环孢素对照组比较:☆P<0.05,★P<0.01;联合拆方组与叶绿素铜钠对照组比较:◇P<0.05,◆P<0.01。

表 9　各实验组小鼠外周血 IL-2 水平的比较($\bar{x}\pm s$)

组别	n	IL-2(pg/mL)
正常对照组	10	20.55±1.60▲
模型对照组	10	34.08±2.67●
环孢素对照组	10	31.28±3.79●
叶绿素铜钠对照组	10	30.94±2.05●△
叶绿素铜钠联合拆方Ⅰ组	10	26.47±2.34●▲★◆
叶绿素铜钠联合拆方Ⅱ组	10	30.06±2.12●△☆
叶绿素铜钠联合拆方Ⅲ组	10	26.88±2.54●▲★◆
叶绿素铜钠联合拆方Ⅳ组	10	28.01±2.06●△☆◇
叶绿素铜钠联合拆方Ⅴ组	10	28.93±3.04△☆◇

说明:各组与正常对照组比较:○P<0.05,●P<0.01;各组与模型对照组比较:△P<0.05,▲P<0.01;联合拆方组与环孢素对照组比较:☆P<0.05,★P<0.01;联合拆方组与叶绿素铜钠对照组比较:◇P<0.05,◆P<0.01。

（三）分析与讨论

1.免疫介导再生障碍性贫血小鼠模型的建立

研究再生障碍性贫血，该疾病动物模型的成功建立是关键。好的建模方法，要求操作简单，复制周期短，成功率高，死亡率低，稳定性、重复性好。目前再生障碍性贫血小鼠的造模方法较多，一般有物理、化学、生物方法等，各有优缺点。物理方法多给小鼠以亚致死量或致死量的 X 射线或 γ 射线照射，其缺点是若照射损害太重，则毒副作用大，小鼠死亡率高，不利于实验用药的观察；若一过性照射损害太轻，则小鼠的造血功能又会自行恢复。化学方法的缺点是造模所需时间较长，且易造成骨髓的永久性损伤。本实验所采用的造模方法，依据的是姚军等的实验方法并结合了赵忻等的改进方法后的免疫介导造模法。此模型符合再生障碍性贫血的病理变化，已被许多实验所重复证实。最初姚军等的造模方法，所采用的照射剂量为 6.0Gy，动物模型的生存期较短（第 8 天开始出现模型小鼠死亡，14 天左右模型小鼠全部死亡），这使实验用药的观察受到了限制。赵忻等将照射剂量改为 5.5Gy(1.1Gy/min×5min)，两种方法比较，在发病率方面无统计学差异，模型动物的生存期却有显著差别，后者模型小鼠 14 天生存率可达 100%，从而有利于实验用药的观察。该方法为：取 DBA/2 小鼠（H-2a、MLsb）的胸腺及颈部、腋窝、腹股沟等处的淋巴结，加少量生理盐水，除去表面血污和粘附的脂肪、结缔组织等，再次清洗后，用手术刀、剪刀反复剪切组织，直到成糊状。予以轻轻磨碎后用 200 目铜网过滤，台盼蓝鉴定细胞活性，活性细胞应达 95% 以上，计数后配成 $5×10^6$ 个细胞/mL($1×10^6$ 个细胞/0.2mL)浓度的细胞悬液备用。Balb/c 小鼠经 ^{60}Co-γ 射线 5.5Gy(1.1Gy/min×5min)亚致死量全身照射后，2 小时内立即由尾静脉注入上述细胞悬液，每只小鼠注入 0.2mL，以此制成再障模型。从本实验的结果分析，模型组小鼠体重，外周血中红细胞、白细胞、血小板计数及血红蛋白含量均明显减少，与正常对照组比较，差异有统计学意义；模型组小鼠的骨髓病理切片显示小鼠骨髓增生明显低下，脂肪细胞增多，造血组织减少，有间质水肿、出血，血窦扩张，未见到巨核细胞等改变。以上这些指标数据及大体标本的镜检所见可直接提示免疫介导再生障碍性贫血小鼠的建模是成功的。同时模型组小鼠外周血中的 T 细胞亚群的百分比及其比值（CD4$^+$、CD8$^+$、CD4$^+$/CD8$^+$）、细胞因子（IFN-γ、TNF-α、IL-2 水平）的改变，与再生障碍性贫血小鼠的文献报道相符，亦可提示本实验免疫介导再生障碍性贫血小鼠的造模是成功的。

2.再生障碍性贫血的发病机制探讨

再生障碍性贫血是一组以骨髓造血衰竭和全血细胞减少为特征的异质性疾

病。以往认为,再障的发病机制主要包括造血干细胞缺陷、造血微环境损伤和免疫功能紊乱等三个方面。目前的研究表明,免疫介导致病机制在再障的发病中起重要作用,AA已由骨髓衰竭综合征逐步被认知为自身免疫性 T 细胞功能异常相关的骨髓衰竭症。

T 淋巴细胞是细胞免疫中的主要效应细胞,研究发现再障患者活化的细胞毒性 T 细胞(CTL)增多,这类细胞具有 T 细胞的活化标志,T 淋巴细胞亚群失调,表现为 $CD4^+$ 细胞百分比降低,$CD8^+$ 细胞百分比升高,$CD4^+/CD8^+$、Th1/Th2、Tc1/Tc2 细胞比例失调。异常增高的 $CD8^+$ 细胞能直接抑制骨髓造血功能,并可分泌造血负调控因子,激活的 $CD8^+$ 细胞及其分泌的 IFN-γ、TNF-α 等细胞因子可以直接诱发造血干细胞凋亡。Maciejewaki 等对 AA 患者外周血及骨髓中明显增多的 $CD3^+$ 细胞进一步作流式分析,结果提示,与 AA 发病机制有关的 T 细胞亚群主要是 $CD8^+$ T 细胞(抑制性 T 细胞),其中还有 $HLA-DR^+$、NK 细胞,而这些细胞活化增殖或发挥病理机制作用的靶器官主要局限在骨髓,是造成 AA 造血功能异常的主要原因。汪江等对 20 例 AA 患者外周血 T 细胞亚群研究发现,80% AA 患者 $CD4^+$ T 细胞百分率明显降低,说明 Th 细胞在数量及功能上都处于低下状态;而 85% AA 患者 $CD8^+$ T 细胞百分率明显增高,提示 AA 患者 Ts 细胞存在数量增加及功能亢进表现。本研究中模型组小鼠外周血 $CD4^+$ 细胞百分比降低,$CD8^+$ 细胞百分比增高,$CD4^+/CD8^+$ 比值降低或倒置,与正常组比较,差异有统计学意义。随着治疗组模型小鼠造血功能的改善,外周血三系升高的同时,外周血 $CD4^+$ 细胞百分比升高,$CD8^+$ 细胞百分比下降,$CD4^+/CD8^+$ 比值提高,与模型组比较,差异有统计学意义。

活化 T 淋巴细胞可产生多种细胞因子,在机体的正常免疫及造血调节中发挥重要作用。再障患者由于 T 淋巴细胞亚群及其功能的异常变化,淋巴细胞分泌的细胞因子失调,使造血负调控因子 IFN-γ、TNF-α 等大量产生,表现出明显的造血抑制活性。Dufour 等对儿科 AA 患者骨髓 $CD4^+$、$CD8^+$ 细胞中的 IFN-γ、TNF-α 进行检测,发现 AA 中 T 细胞 IFN-γ、TNF-α 高表达,且与免疫抑制治疗的效果密切相关。Dubey 等分别对正常对照组和 AA 患者的骨髓及 T 淋巴细胞胞浆内 IFN-γ、TNF-α 研究亦发现 AA 患者骨髓内两种细胞因子含量明显高于正常对照($P<0.05$)。IL-2 主要由辅助性 T(Th1)细胞产生,具有促进 T 细胞增殖,加强 T 细胞活性的作用,可诱导和增强自然杀伤细胞(NK)和 CTL 的效应。Maciejewaki 等报道,AA 患者血清和单个核细胞培养上清中 IL-2 水平升高,说明 IL-2 可能是通过加强 T 细胞功能,并协调 T 细胞分泌 IFN-γ 来达到对造血的负

调控作用。Maciejewaki 等用 IL-2 受体单抗治疗轻型 AA 取得良好效果，这也是 IL-2 的造血抑制作用的间接证据。本研究中模型组小鼠外周血中 IFN-γ、TNF-α、IL-2 水平与正常组小鼠外周血同类指标水平相比均增高，差异有统计学意义，且随着治疗组模型小鼠造血功能的改善，血三系提高的同时，外周血 IFN-γ、TNF-α、IL-2 下降，与模型组比较，差异有统计学意义。

原发性/继发性造血干/祖细胞质或量的异常是 AA 发病的重要环节，AA 患者造血干/祖细胞（HCS/HPC）群体数量的减少已成学者共识。F. Timeus 等用流式细胞仪对正常儿童、成人和再障患儿的外周血 CD34$^+$ 细胞凋亡率进行了检测，发现从出生到成人，CD34$^+$ 细胞计数降低，其凋亡率增加。重型再障患儿其 CD34$^+$ 细胞的凋亡率明显高于正常对照组。细胞凋亡异常是 HSC 损伤的重要机制之一。正常的骨髓 CD34$^+$ 细胞仅表达少量的 Fas 抗原，因此对 Fas/Fasl 途径介导的细胞凋亡并不敏感。在 AA 的 CD34$^+$ 细胞中，Fas 抗原表达增高，对凋亡的敏感性增高，进入凋亡的细胞比例增高。AA 患者体内高水平的 TNF-α 和 IFN-γ 可上调 CD34$^+$ 细胞 Fas 抗原的表达，通过 Fas/Fasl 途径启动凋亡程序，该程序可逃避 BCL-2 和 BCL-X 的抗凋亡效应而引起细胞凋亡。

从以上实验结果分析，AA 的发病可能始于机体细胞免疫功能的紊乱，T 淋巴细胞数量相对增多且功能失常，外周血 T 淋巴细胞亚群失调，表现为 CD4$^+$ 细胞百分比及 CD4$^+$/CD8$^+$ 比值下降，CD8$^+$ 比值升高，继而活化异常的 T 淋巴细胞分泌 IFN-γ、TNF-α、IL-2 等负性造血调控因子增多，一方面直接损伤骨髓造血干细胞，另一方面可上调骨髓造血干细胞 Fas 抗原表达，通过 Fas/Fasl 等多种途径导致骨髓造血干细胞的凋亡。

3. 叶绿素铜钠联合拆方治疗免疫介导再生障碍性贫血模型小鼠的疗效分析

再障是一种内伤虚损性疾病，根据祖国医学理论属于"血虚""血证""血枯""虚劳""萎黄"等范畴。总的病机为本虚标实，以精气亏损、阴阳失调、脾肾两虚为本；以火热、瘀血、邪毒、湿浊诸邪为标。治疗采用清热养阴、泻火止血治标，顾护精气、调理脾肾治本。国家级名中医魏克民教授的自拟方"三黄三仙汤"具有补肾生血、健脾益气的作用，经临床验证，对再障的疗效确切，优于康力龙对照组，且毒副作用低。前期动物实验研究显示，其能较明显的提高免疫介导再生障碍性贫血模型小鼠的外周血红细胞、白细胞及血小板计数，增加血红蛋白含量；改善细胞因子水平；提高再障模型小鼠的骨髓有核细胞数，增加小鼠骨髓造血组织容量，促进骨髓造血。

传统中药蚕沙有补虚养血的功效，从中提取的叶绿素化学结构与血红蛋白相似,能参与血红蛋白合成,促进生血。研究表明,铜离子亦有促进骨髓造血的作用。叶绿素络合铜制成叶绿素铜钠,动物实验表明其能提高再障模型小鼠的外周血三系数量,且对小鼠骨髓中多能干细胞、粒-单祖细胞、红系祖细胞及骨髓有核细胞的恢复均有明显促进作用,对骨髓基质细胞也有一定的修复作用。临床报道用叶绿素铜钠治疗慢性再障疗效优于康力龙对照组。环孢素作为一种免疫抑制剂,目前广泛用于 AA 的治疗,疗效确切,用其作为治疗上的对照,可对本实验药物的疗效做出客观的评价。

前期动物实验证实本实验采用的联合拆方 I 组疗效优于环孢素和叶绿素铜钠单用组,且其大剂量组优于中小剂量组。本实验继续筛选拆方,据前实验结果确定最佳剂量。结果表明,叶绿素铜钠联合拆方各治疗组与模型组小鼠比较,显著改善了再障模型小鼠的一般状况和体重,明显提高了外周血三系水平,明显改善其免疫学异常,改善骨髓造血。联合治疗组疗效明显优于环孢素组,亦不同程度地优于单用叶绿素铜钠组,疗效差异与拆方药物组成有关。I 组与 III 组最好,优于 II、IV、V 组。I 组拆方药物为黄芪、黄精、当归、熟地;III 组药物为黄芪、黄精、当归。黄芪补气健脾,增强机体免疫功能;黄精益气养阴,滋补脾肾,使阴平阳秘;当归养血活血,熟地补肾填精。III 组虽较 I 组少熟地,但其联合疗效仍与 I 组相似。可以推论,黄芪、黄精、当归在本方中起关键作用。较 I 组相比,II 组无当归,IV 组无黄精,V 组无黄芪,其疗效皆不如 I 组、III 组。

4.叶绿素铜钠联合拆方治疗免疫介导再生障碍性贫血模型小鼠的作用机制探讨

目前关于再障的发病机制研究已如前述。本实验中,模型组小鼠外周血中 $CD4^+$ 细胞百分比及 $CD4^+/CD8^+$ 比值下降,$CD8^+$ 比值升高,与正常组相比有统计学差异,与文献报道相符,叶绿素铜钠联合拆方能纠正模型小鼠外周血中 T 淋巴细胞亚群的异常状态。有文献报道,在对免疫抑制剂治疗反应良好的再障患者中,治疗后 $CD4^+/CD8^+$ 比值较治疗前显著升高,提示 $CD4^+/CD8^+$ 淋巴细胞比值可作为再障疗效观察的一个指标。本实验结果与之相符,提示通过降低外周血中 $CD8^+$ 百分比,提高 $CD4^+$ 细胞百分比及 $CD4^+/CD8^+$ 比值,纠正细胞因子的失调,是叶绿素铜钠联合拆方治疗免疫介导再生障碍性贫血模型小鼠的可能机制之一。

再障患者血液和骨髓中造血负调控因子 IFN-γ、TNF-α、IL-2 增加,淋巴细胞胞质中的表达率也高于对照组,表明其在再障中的重要作用。应用抗 IFN-γ、TNF-α 特异性单抗可以中和其对骨髓造血的抑制作用,用 IL-2 受体单抗治疗轻型再障也有良好效果。本实验研究发现,叶绿素铜钠联合拆方能明显下调模型小鼠外周血中升高的 IFN-γ、TNF-α、IL-2 等细胞因子,提示通过降低外周血中造血负调控因子 IFN-γ、TNF-α、IL-2 的含量亦是其治疗免疫介导再生障碍性贫血模型小鼠的可能机制之一。

三、结论

第一,从外周血及骨髓的各项检测指标综合分析,本实验的免疫介导再生障碍性贫血小鼠的造模是成功的。模型小鼠稳定性好,符合再生障碍性贫血的病理变化。其外周血 CD4+ 细胞百分比降低,CD8+ 百分比升高,CD4+/CD8+ 比值下降。外周血中 IFN-γ、TNF-α、IL-2 水平增高。

第二,叶绿素铜钠联合拆方能改善免疫介导再障模型小鼠的一般情况;增加模型小鼠体重;升高模型小鼠外周血红细胞、白细胞、血小板计数以及血红蛋白含量;提高模型小鼠骨髓有核细胞数量,增加其造血组织容量,促进骨髓造血。

第三,叶绿素铜钠联合拆方能提高免疫介导再生障碍性贫血模型小鼠 CD4+ 细胞百分比及 CD4+/CD8+ 比值,降低 CD8+ 百分比,纠正模型小鼠外周血中 T 淋巴细胞亚群的异常。

第四,叶绿素铜钠联合拆方能下调免疫介导再生障碍性贫血模型小鼠外周血中 IFN-γ、TNF-α、IL-2 水平,减低其对造血的负性调控作用。

第五,叶绿素铜钠联合拆方对免疫介导再生障碍性贫血模型小鼠疗效确切,总体疗效优于环孢素及叶绿素铜钠单用。联合拆方 I 组与 III 组最好,优于 II、IV、V 组。

四、附图

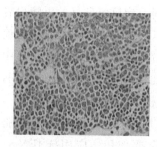 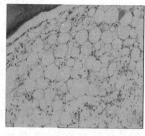 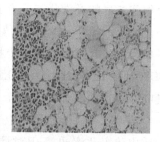

图 1　正常组(×200)　　图 2　模型组(×200)　　图 3　环孢素组(×200)

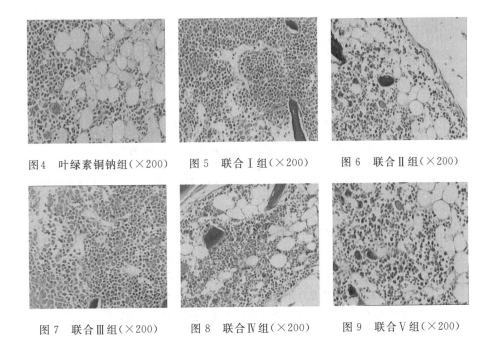

图4　叶绿素铜钠组(×200)　　图5　联合Ⅰ组(×200)　　图6　联合Ⅱ组(×200)

图7　联合Ⅲ组(×200)　　图8　联合Ⅳ组(×200)　　图9　联合Ⅴ组(×200)

血障平片治疗慢性再生障碍性贫血
120 例临床报道①

魏克民[1] 裘维焰[1] 曹宝珍[1] 徐继平[1] 储榆林[2]
梁 骅[2] 赵堂富[2] 应栩华[1] 柴可群[1]

(1.浙江省中医药研究院,杭州 310007;2.中国医学科学院血液学研究所,天津 300020)

摘 要 **目的**:观察血障平片对慢性再生障碍性贫血的疗效。**方法**:患者随机分为治疗组和对照组,治疗组服用血障平片,对照组服用康力龙片,均服用 6 个月,治疗前后测定血液三系。**结果**:治疗组总有效率 80%,对照组总有效率 50%。在血障平片治疗过程中未发现任何毒副作用。**结论**:血障平片对慢性再生障碍性贫血疗效较佳,且无毒副作用反应,是治疗再生障碍性贫血的一种较为理想的药物。
关键词 血障平片;慢性再生障碍性贫血;临床报道

再生障碍性贫血系多种病因引起的以骨髓多能干细胞的增殖与分化障碍导致红骨髓总容量减少、造血功能衰竭、全血细胞减少为特征的一组综合病证,属中医的虚劳、血证范畴。我们采用血障平片(其主要成分为蚕沙提取物叶绿素经络合铜代而成的叶绿素铜钠盐)治疗慢性再生障碍性贫血病人 120 例,取得了较好疗效,现报告如下。

一、临床资料

1.观察对象

以 1987 年 6 月—1992 年 6 月门诊及住院病人中符合慢性再生障碍性贫血诊断标准者列为观察对象,共 160 例,随机分为 2 组。叶绿素铜钠片治疗组:共 120 例,其中男 56 例,女 64 例,年龄最大 68 岁,最小 4 岁,平均年龄 34 岁;康力龙(司坦唑醇)对照组:共 40 例,其中男 19 例,女 21 例,年龄最大 64 岁,最小 6 岁,平均年龄 32 岁。

---

① 原载《中国中医药科技》1995 年第 2 卷第 2 期。

2.诊断标准

按 1987 年 6 月宝鸡会议修订的《再生障碍性贫血诊断标准》中慢性再生障碍性贫血的诊断标准要求诊断。

二、治疗方法

治疗组:血障平片(每片含叶绿素铜钠盐 50mg)3 次/d,2 片/次,3 个月为 1 疗程;对照组:康力龙片(每片 2mg),3 次/d,1 片/次,3 个月为 1 疗程。均连用 2 个疗程。

三、治疗结果

1.疗效评定标准

按 1987 年 6 月宝鸡会议修订的《再生障碍性贫血疗效评定标准》判定疗效。

2.治疗结果

治疗组 120 例,基本治愈 24 例,缓解 32 例,明显进步 40 例,无效 24 例,有效率为 80%。康力龙对照组 40 例,基本治愈 0 例,缓解 12 例,明显进步 8 例,无效 20 例,有效率为 50%。治疗组病人一般服药 30~50 天后出现疗效,自觉症状改善,头昏乏力、心悸气促、龈血瘀斑等减轻或基本消失,精神体力改善,食欲增加,血液三系有不同程度上升。经统计学处理差异显著,见表 1。骨髓检查,治疗前后也有不同程度的进步。

表 1　治疗组治疗前后血象变化

血象	例数	治疗前均值	治疗后均值	P 值
血红蛋白(g/L)	120	58.8 ± 12.4	106.3 ± 15.7	<0.01
血小板计数($\times 10^9$/L)	120	54.6 ± 17.5	92.7 ± 24.5	<0.01
白细胞计数($\times 10^9$/L)	120	2.041 ± 0.518	3.194 ± 0.824	<0.01
中性粒细胞计数($\times 10^9$/L)	120	0.820 ± 0.292	1.055 ± 0.651	<0.01
网织红细胞比值(%)	120	0.21 ± 0.16	0.76 ± 0.52	<0.01

120 例病人服用血障平片,最长服药时间为 208 天总量 62.4g,最短服药时间 90 天,总量 27g,除大便呈绿色外,均未发现任何毒副反应。服药前后均测定肝功能(血清谷丙转氨酶、血清胆红素定量)和肾功能(尿常规、血清肌酐、尿素氮),未

发现变化,说明本药无毒副反应。

四、讨论

血障平片是从蚕沙中提取出叶绿素再经络合铜代而成的叶绿素铜钠盐,其基本结构是由四个吡咯环组成的卟啉环,与血红蛋白结构极其相似,能参与血红蛋白的合成,促进生血,是一个良好的造血细胞赋活剂。另据美、苏、日等国学者报道,铜离子能促进骨髓造血。我们通过动物实验已证实叶绿素铜钠盐不但能提升因照射引起再生障碍性贫血小鼠的周围血象,且对小鼠骨髓中多能干细胞、粒-单组细胞、红系祖细胞及骨髓有核细胞的修复有明显促进作用,对骨髓基质细胞的修复也有很好的调节作用,因此其治疗再生障碍性贫血是有充分科学依据的。

经临床验证,疗效确切,值得推广应用。

血障平片治疗慢性再生障碍性贫血 35 例观察[①]

陈志炉　魏克民　蒋慧芳

(浙江省立同德医院,杭州 310012)

摘　要　目的:观察血障平片治疗慢性再生障碍性贫血的临床疗效。方法:治疗组 35 例用血障平片治疗,对照组 28 例以康力龙为主治疗,两组均 3 个月为一个疗程,2 个疗程后比较疗效。结果:治疗组总有效率 74.3%,对照组总有效率 46.4%。两组比较有显著性差异($P<0.01$)。治疗组治疗后血红蛋白、血小板、白细胞均有明显升高,有显著性差异($P<0.05$)。结论:血障平片治疗慢性再生障碍性贫血疗效好,无毒副作用。

关键词　慢性再生障碍性贫血;血障平;对照治疗观察

血障平片是名老中医魏克民教授以中药蚕沙提取物——叶绿素衍生物叶绿素铜钠盐为原料制成,近年来,我们用其治疗慢性再生障碍性贫血 35 例,并以康力龙(司坦唑醇)为主治疗 28 例作为对照组,结果血障平片疗效明显优于西药,现报告如下。

一、一般资料

63 例均为本院门诊及住院患者,随机分为两组。治疗组 35 例,其中男 20 例,女 15 例,年龄最大 63 岁,最小 6 岁,平均 30.1 岁,病程最长 140 个月,最短 6 个月,平均 17.4 个月。对照组 28 例,其中男 16 例,女 12 例,年龄最大 61 岁,最小 7 岁,平均 28.3 岁,病程最长 126 个月,最短 8 个月,平均 19 个月。两组性别、年龄、病程无显著性差异($P>0.05$),具有可比性。

诊断标准:所有患者均符合《血液病诊断及疗效标准》第 2 版再生障碍性贫血诊断标准。

[①]　原载《实用中医药杂志》2007 年第 23 卷第 7 期。

二、治疗方法

治疗组：血障平片（每片含叶绿素铜钠盐 50mg）每日 3 次，每次 2 片，连服 3 个月为一个疗程，连用两个疗程。

对照组：康力龙 2mg，每日 3 次，连服 3 个月为一个疗程，连用两个疗程。

三、疗效标准

参照《血液病诊断及疗效标准》。基本治愈：贫血和出血症状消失，血红蛋白男 120g/L、女 105g/L，白细胞计数达 $4\times10^9/L$，血小板计数达 $80\times10^9/L$，随访 1 年以上未复发。缓解：贫血和出血症状消失，血红蛋白男 120g/L、女 105g/L，白细胞计数 $3.5\times10^9/L$，血小板也有一定程度增加，随访 3 个月病情稳定或继续进步。明显进步：贫血和出血症状明显好转，不输血血红蛋白较治疗前 1 个月常见值增长30g/L以上，并能维持 3 个月。无效：症状、血象未明显改善。

统计学处理采用 χ^2 检验。

四、治疗结果

治疗组治疗前后血红蛋白、血小板、白细胞均明显升高，有显著性差异（$P<0.05$），见表 1。

表 1   治疗组治疗前后血象变化

血象	血红蛋白(g/L)	血小板计数($\times10^9/L$)	白细胞计数($\times10^9/L$)
治疗前	58.4 ± 6.2	40.6 ± 3.8	2.7 ± 0.6
治疗后	93.1 ± 7.5	70.3 ± 5.6	3.8 ± 1.4

两组总有效率比较，有极显著性差异（$\chi^2=5.12$，$P<0.01$），治疗组明显高于对照组。见表 2。

表 2   两组疗效比较例(%)

组别	例数	基本治愈	缓解	明显进步	无效	总有效率
治疗组	35	8(22.9)	11(31.4)	7(20.0)	9(25.7)	(74.3)
对照组	28	2(7.1)	5(17.9)	6(21.4)	15(53.6)	(46.4)

五、讨论

再生障碍性贫血属中医"虚劳""血证"范畴。中药蚕沙性温,味甘辛,入肝脾胃经,有清热祛风、活血通络、利湿化浊等功效。陈藏器《本草拾遗》谓:"晚蚕沙治疗瘀血。"骆龙吉《内经拾遗方论》谓:"晚蚕沙治血瘀血少。"叶桂《本草再新》和赵其光《本草求原》均谓:"晚蚕沙治血虚不能养经络者。"

魏克民教授采用现代工艺技术从蚕沙中提取叶绿素,再络合置铜(Cu^{2+}),研制成叶绿素铜钠盐。其基本结构是由四个吡咯环组成的卟啉环,与血红蛋白的结构极其相似,能参与血红蛋白的合成,促进造血,是一种良好的造血细胞赋活剂。有资料显示,再生障碍性贫血的病因与微量元素铜的缺乏有关,铜离子能促进骨髓造血,铜蓝蛋白是存在于人和哺乳动物血浆中的一种运输铜的蛋白。据第 18 届国际血液学会议报道,用铜蓝蛋白治疗 78 例再生障碍性贫血,15mg/d,32～267 天,48.7％有明显疗效。药理研究表明:本药系一种造血因子,能促进造血,还可增加促红细胞生成素的活性,刺激红系祖细胞增殖,使再障铁利用障碍减轻。动物实验证实,叶绿素铜钠盐不但能升高因照射引起的再生障碍性贫血小鼠周围血象,包括红细胞、血红蛋白、血小板、白细胞,且对小鼠骨髓中多能造血干细胞、粒-单祖细胞、红系祖细胞及骨髓有核细胞的恢复均有明显促进作用,对骨髓基质细胞的修复也有很好的调节作用。血障平片能够有效地改善血象,且长期使用无毒副反应。

叶绿素铜钠盐联合三黄三仙汤治疗
慢性再生障碍性贫血 33 例临床观察①

蒋慧芳[1,2]　　魏克民[2]

(1.浙江中医药大学,杭州 310012;2.浙江省中医药研究院,杭州 310007)

摘　要　目的:观察叶绿素铜钠盐联合三黄三仙汤对慢性再生障碍性贫血的疗效。方法:患者随机分为治疗组和对照组,治疗组服用叶绿素铜钠盐和三黄三仙汤,对照组服用十一酸睾酮胶丸,两组均以 3 个月为 1 个疗程,连用 2 个疗程。治疗前后均检测血常规。结果:治疗组总有效率 66.67%,对照组总有效率 44.67%。结论:叶绿素铜钠盐联合三黄三仙汤对慢性再生障碍性贫血疗效较佳,值得推广应用。

关键词　叶绿素铜钠盐;三黄三仙汤;慢性再生障碍性贫血;临床观察

现代医学认为再生障碍性贫血是 T 淋巴细胞功能亢进引起的自身免疫性骨髓衰竭症,免疫抑制治疗和异基因造血干细胞移植是其最主要的两种治疗法。但其费用昂贵,副作用巨大,患者难以承受。笔者 2006 年 1 月—2008 年 12 月采用叶绿素铜钠盐配合三黄三仙汤治疗慢性再生障碍性贫血 33 例,取得较好疗效,现报告如下。

一、临床资料

63 例患者均为本院门诊及住院病人,均符合《血液病诊断及疗效标准》的再生障碍性贫血诊断标准。将患者分为治疗组 33 例,其中男 18 例,女 15 例;年龄最大 68 岁,最小 16 岁,平均 39 岁;病程 6 个月～10 年。对照组 30 例,其中男 16 例,女 14 例;年龄最大 64 岁,最小 17 岁,平均 40 岁;病程 8 个月～7 年。两组一般资料差异无统计学意义,具有可比性。

---

①　原载《中国中医药科技》2009 年第 16 卷第 3 期。

二、治疗方法

治疗组:服用蚕沙提取物叶绿素铜钠盐(浙江省杭州市前进制药厂生产) 100mg,每日 3 次;三黄三仙汤(由黄芪 30g、黄精 15g、黄芩 15g、仙鹤草 30g、仙灵 脾 20g、仙茅 20g 组成,本院煎制而成)每日 1 剂,早晚 2 次分服。

对照组:服用十一酸睾酮胶丸(南京欧加农制药厂提供)80mg,每日 2 次。两 组均以 3 个月为 1 个疗程,连用 2 个疗程。统计学处理采用 SPSS 10.0 软件包进 行,采用 χ^2 检验和 t 检验。

三、结果

1.疗效标准

疗效标准参照《血液病诊断及疗效标准》。基本治愈:贫血和出血症状消失, 血红蛋白男 120g/L、女 105g/L,白细胞计数达 4×10^9/L,血小板计数达 80×10^9/ L,随访 1 年以上未复发。缓解:贫血和出血症状消失,血红蛋白男 120g/L、女 105g/L,白细胞计数 3.5×10^9/L,血小板计数也有一定程度增加,随访 3 个月病 情稳定或继续进步。明显进步:贫血和出血症状明显好转,不输血,血红蛋白较治 疗前 1 个月增长 30g/L 以上,并能维持 3 个月。无效:症状、血象未有明显改善。

2.两组疗效比较

治疗组 33 例,基本治愈 6 例,缓解 8 例,明显进步 8 例,无效 11 例,总有效率 66.67%。对照组 30 例,基本治愈 3 例,缓解 5 例,明显进步 6 例,无效 16 例,总 有效率 46.67%。两组比较差异显著($P<0.05$)。

两组治疗前后白细胞、血红蛋白、血小板变化比较见表1。

表 1 两组治疗前后血常规变化比较($x\pm s$)

组别	n	白细胞计数($\times10^9$/L)		血红蛋白(g/L)		血小板计数($\times10^9$/L)	
		治疗前	治疗后	治疗前	治疗后	治疗前	治疗后
治疗组	33	2.3±0.9	3.9±1.0*△	58.9±5.6	91.4±6.0*△	43.8±8.9	68.4±10.0*△
对照组	30	2.2±0.8	3.2±0.9*	60.2±5.4	78.6±5.8*	42.9±8.3	50.7±9.8*

说明:与本组治疗前比较* $P<0.05$;与对照组疗后比较△ $P<0.05$。

四、讨论

再生障碍性贫血虽为造血系统良性疾病,但治疗棘手,现代医学多采用对症治疗,缺乏非常有效的治疗手段。本病属中医"血虚"范畴。祖国医学认为,肾主骨,骨生髓,髓生血;脾为气血生化之源,故血虚当从脾肾论治。三黄三仙汤是魏克民教授的经验方,集温肾健脾、益气生血于一方。方中黄芪补气益脾生血;仙灵脾、仙茅、温肾壮阳;黄精益气养阴、滋补脾肾;仙鹤草补虚止血;黄芩清热安血。近年现代药理学研究证实黄芪、仙茅、仙灵脾等均具有刺激骨髓造血及提高机体免疫功能的作用。全方配伍得法,用药精当,共奏健脾补肾、益气生血、刺激骨髓造血之功效。叶绿素铜钠盐是魏克民教授采用现代工艺技术,从蚕沙中提取叶绿素,再络合置铜(Cu^{2+})研制而成。其基本结构是由四个吡咯环组成的卟啉环,与血红蛋白的结构极其相似,能参与血红蛋白的合成,促进造血,是一种良好的造血细胞赋活剂。药理研究表明:本药系造血因子,能促进造血,还可增加促红细胞生成素的活性,刺激红系祖细胞增殖,使再障铁利用障碍减轻。动物实验证实,叶绿素铜钠盐不但能升高因照射引起的再生障碍性贫血小鼠的外周血三系,且对骨髓中多能干细胞、粒-单核祖细胞、红系祖细胞及骨髓有核细胞的恢复均有明显促进作用,对骨髓基质细胞的修复也有很好的调节作用。

蚕沙提取物叶绿素铜钠盐配合三黄三仙汤治疗慢性再障,确能收到较好疗效,值得推广应用。

叶绿素铜钠联合三黄三仙汤治疗
免疫介导再生障碍性贫血的动物实验研究①

蒋慧芳¹ 魏克民¹ 王 勇²

(1.浙江省立同德医院,杭州 310012；2.浙江中医药大学,杭州 310012)

摘 要 目的:探讨叶绿素铜钠联合三黄三仙汤(YST)对再生障碍性贫血的治疗作用及机制。方法:动物实验研究。建立免疫介导再生障碍性贫血(AA)小鼠模型,随机分为空白对照组、模型对照组、CsA 对照组、叶绿素铜钠盐组、叶绿素铜钠联合三黄三仙汤(YST)组,每组 10 只,2 周后处死检测血象、骨髓象、骨髓病理切片、外周血 CD4、CD8、TNF-α、IL-6 含量。结果:YST 能延长模型小鼠生存,降低模型小鼠的死亡率;改善模型小鼠的外周血红细胞、白细胞及血小板;提高骨髓有核细胞数;改善骨髓病理改变;降低外周血 CD8⁺ 细胞,增加 CD4⁺ 细胞比例,提高 CD4⁺/CD8⁺ T 细胞比值;降低血 TNF-α,IL-6 水平;与模型组比较有显著性差异($P < 0.05$)。结论:YST 对 AA 模型小鼠有较好的治疗作用。

关键词 叶绿素铜钠盐;贫血;再生障碍性;治疗;IL-6;TNF-α

再生障碍性贫血(AA)是由于生物、化学、物理等因素引起的造血干细胞异常、骨髓微环境损伤、免疫缺陷导致红骨髓总容量减少,骨髓中无恶性细胞浸润,无广泛网硬红蛋白纤维增生,临床上以全血细胞减少为特征的一组综合征。近年来,我们采用叶绿素铜钠联合三黄三仙汤(YST)治疗 AA 患者,取得了较好的疗效,现将动物实验报告如下。

一、材料与方法

1.动物和药物

Balb/c 小鼠,8～12 周龄,体重 16～20g,雌雄不限,作为受体;DBA/2 小鼠,8～10 周龄,雌雄不限,作为供体。叶绿素铜钠,配合魏克民教授经验方三黄三仙

① 浙江省中医药科技计划项目,编号 Y2008CA024。原载《医学研究杂志》2010 年第 39 卷第 6 期。

汤(黄芪 30g,黄精 15g,黄芩 15g,仙鹤草 30g,仙灵脾 20g,仙茅 20g)研制成 YST。临用前把 YST 分别配成 10mg/mL 的溶液,叶绿素铜钠配成 3mg/mL 溶液。环孢素胶囊,10mg/粒,Novartis Pharma Gmbh 生产,配成 1mg/mL 溶液。

2.免疫介导

AA 小鼠模型的建立:根据周永明方法,制成单细胞悬液 $5×10^6$/mL 浓度,每只再障动物模型注射 0.2mL,而对正常对照组静脉输入无菌生理盐水(NS)0.2mL。

3.分组与给药

50 只小鼠随机分为空白对照组、模型对照组、CsA 对照组、叶绿素铜钠组、YST 组,每组 10 只,雌雄各半。空白对照组(NS),模型对照组(NS),CsA 对照组(环孢素 25mg/kg),叶绿素铜钠组(25mg/kg),YST 组(50mg/kg),每天均予灌胃给药 0.25mL,连续 2 周。

4.指标检测方法

外周血象检测,骨髓病理切片,细胞因子(外周血 TNF-α、IL-6),流式细胞仪检测外周血液 $CD4^+$、$CD8^+$。

5.统计学方法

计量资料数据以均数±标准差$(\bar{x}±s)$表示,采用 SPSS 11.5 统计软件,各处理组之间比较用单因素方差分析,组间多重比较用 LSD 方法,$P<0.05$ 表示有显著性差异。

二、结果

1.血象检测

模型对照组小鼠的外周血白细胞数明显小于其余 4 组,$P<0.01$。模型对照组小鼠的外周血红蛋白(Hb)明显小于其余 4 组,$P<0.05$;YST 组的外周血红蛋白明显多于叶绿素组,$P<0.01$。

模型对照组小鼠的外周血小板数明显小于其余 4 组,$P<0.01$;YST 组的外周血小板数明显多于叶绿素组,$P<0.05$。见表 1。

表1 AA模型小鼠造模后各组外周血象比较($\bar{x}\pm s$)

分组	n	白细胞计数($\times10^9$/L)	血红蛋白(g/L)	血小板计数($\times10^9$/L)
YST组	10	3.14±1.56▲▲★★	125.33±17.81▲▲★★##	476.00±369.11▲▲★#
CsA组	10	3.98±0.67▲▲★★	129.50±22.65▲▲★★	567.00±106.29▲▲
叶绿素组	10	2.39±0.56▲▲★★	106.00±4.55▲★★	259.90±53.00▲★★
模型对照组	10	0.76±0.32★★	89.57±5.26★★	28.71±11.93★★
空白对照组	10	9.09±2.92▲▲	167.00±8.79▲▲	707.22±109.77▲▲

说明:各组与模型对照组比较:▲$P<0.05$,▲▲$P<0.01$;各组与空白对照组比较:★$P<0.01$;YST组与叶绿素组比较:#$P<0.05$,##$P<0.01$。

2.骨髓病理切片

见图1到图5。

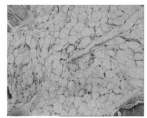
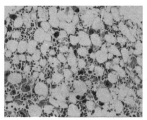
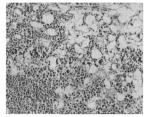

图1 模型对照组骨髓片（×100）:增生极度低下　　图2 叶绿素铜钠组骨髓片（×100）:增生低下　　图3 CsA对照组骨髓片H_1染色（×100）:增生活跃

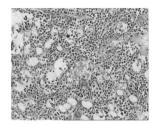
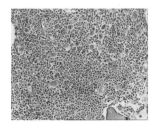

图4 YST对照组骨髓片（×100）:增生十分活跃　　图5 空白对照组骨髓片H_1染色（×100）:增生极度活跃

3.细胞因子的检测

模型对照组小鼠的外周血TNF-α明显高于其余4组,$P<0.01$;YST组的外周血TNF-α明显低于叶绿素组,$P<0.01$。

模型对照组小鼠的外周血 IL-6 明显高于其余 4 组，$P<0.01$；YST 组的外周血 IL-6 明显低于叶绿素组，$P<0.01$。见表 2。

表 2 AA 模型小鼠造模后各组外周血 TNF-α、IL-6 比较($\bar{x}\pm s$)

分组	n	TNF-α(pg/mL)	IL-6(pg/mL)
YST 组	10	114.68±9.22▲★#△	116.09±13.23▲★#△
CsA 组	10	78.74±4.55▲★	84.64±4.23▲★
叶绿素组	10	158.23±14.10▲★	137.70±17.75▲★
模型对照组	10	213.96±25.01★	172.49±22.88★
空白对照组	10	46.92±9.73▲	76.76±6.29▲

说明：各组与模型对照组比较：▲$P<0.01$；各组与空白对照组比较：★$P<0.01$；YST 组与叶绿素组比较：#$P<0.01$；YST 组与 CsA 组比较：△$P<0.01$。

4.流式细胞仪检测

检测小鼠外周血液 CD4$^+$、CD8$^+$，计算 CD4$^+$/CD8$^+$。

模型对照组小鼠的外周血 CD4$^+$ 明显小于其余 4 组，$P<0.01$；YST 组的外周血 CD4$^+$ 明显大于叶绿素组，$P<0.01$。

模型对照组小鼠的外周血 CD8$^+$ 明显大于其余 4 组，$P<0.01$；YST 组的外周血 CD8$^+$ 明显小于叶绿素组，$P<0.01$。

模型对照组小鼠的外周血 CD4$^+$/CD8$^+$ 明显小于其余 4 组，$P<0.01$；YST 组的外周血 CD4$^+$/CD8$^+$ 明显大于叶绿素组，$P<0.01$，见表 3。

表 3 AA 模型小鼠造模后各组外周血 CD4$^+$、CD8$^+$、CD4$^+$/CD8$^+$ 比较($\bar{x}\pm s$)

分组	n	CD4$^+$(%)	CD8$^+$(%)	CD4$^+$/CD8$^+$
YST 组	10	73.41±6.53▲★#	19.93±5.29▲★#	4.05±1.57▲★#
CsA 组	10	67.85±6.57▲★	22.13±6.14▲★	3.33±1.18▲★
叶绿素组	10	60.68±7.40▲★	27.74±5.45▲★	2.29±0.65▲★
模型对照组	10	34.88±2.37★	44.41±5.97★	0.80±0.14★
空白对照组	10	90.57±3.28▲	12.20±1.57▲	7.53±0.95▲

说明：各组与模型对照组比较：▲$P<0.01$；各组与空白对照组比较：★★$P<0.01$；YST 组与叶绿素组比较：#$P<0.01$。

三、讨论

AA 的发病机制研究表明,免疫功能的紊乱是其重要的病理变化。从实验结果分析:模型组小鼠外周血三系(白细胞、血小板、红细胞及血红蛋白)减少明显,骨髓有核细胞数、骨髓造血组织容量明显降低,脂肪组织增多,与正常组小鼠有非常显著的差异,与文献报道相符。

AA 患者骨髓中活化的 T 淋巴细胞比例(HLA-DR$^+$CD8$^+$)显著增大,经免疫抑制治疗缓解后,患者骨髓中此细胞比例虽有降低,但还是高于正常水平,这种异常 T 细胞克隆能识别并杀伤具有该抗原表达的 CD34$^+$ 细胞,从而导致骨髓衰竭;造血负调控因子(TNF-α、IFN-γ)能刺激正常 CD34$^+$ 细胞中 Fas 抗原表达,通过与其配体或特异性单克隆抗体结合,从而诱导细胞的程序性死亡——凋亡。这充分证实 T 淋巴细胞亚群存在着异常分布,参与 AA 的免疫发病机制。

应用定量免疫组化对 AA 患者骨髓活检细胞进行分析,发现 8 例中的 5 例骨髓残余造血组织中的 T 细胞明显增多。本研究模型组小鼠外周血 CD4$^+$ 细胞减少,CD8$^+$ 细胞升高,CD4$^+$/CD8$^+$ 比值下降甚至倒置,提示 AA 时外周血中 T 细胞亚群失调 CD4$^+$ 细胞减少,CD8$^+$ 细胞升高,CD4$^+$/CD8$^+$ 比值下降或倒置。异常增高的 CD8$^+$ 细胞抑制骨髓造血功能,分泌造血负调控因子,激活的 CD8$^+$ 细胞及其分泌的 IFN-γ、TNF-α 等细胞因子可以直接诱发造血干细胞的凋亡。

IL-6 是具有多种功能的造血调控因子,主要作用于早、中期造血干/祖细胞的增殖和分化,IL-6 又是 T、B 淋巴细胞增殖、分化以及活化的重要调节因子。造血因子 IL-6 代谢紊乱是 AA 病理的一个重要环节。AA 患者 IL-6 水平提高可能是机体由于造血功能低下,代偿性分泌增加以促进造血。IL-6 与 AA 患者外周血白细胞及 CD4$^+$ 细胞呈负相关,提示 IL-6 变化可能与细胞免疫异常有关,反映细胞因子网络失调在 AA 发病中所起作用的复杂性。本研究也证实,AA 模型小鼠外周血 TNF-α 和 IL-6 明显上升,较正常小鼠组比较有显著性差异。

中医无 AA 病名,根据病症属"血虚""虚劳""萎黄"等范畴,病机为肾阳虚、肾阴虚、肾阴阳两虚或急痨髓枯,治则为补肾养血,调和阴阳或清热解毒救髓。叶绿素铜钠盐为魏克民教授采用现代工艺技术,从蚕沙中提取叶绿素,再络合置铜(Cu^{2+})研制而成。其基本结构是由四个吡咯环组成的卟啉环,是一种良好的造血细胞赋活剂。动物实验证实,叶绿素铜钠盐不但能升高 AA 小鼠的外周血三系,且对骨髓中多能干细胞、粒-单核祖细胞、红系祖细胞及骨髓有核细胞、骨髓基质细胞的修复均有很好的调节作用。YST 所用三黄三仙汤集温肾健脾、益气生血于一方。方中黄芪补气益脾生血;仙灵脾、仙茅、温肾壮阳;黄精益气养阴,滋补脾肾;仙鹤草补虚止血;黄芩清热安血。近年的现代药理学研究证实黄芪、仙茅、仙灵脾等均具刺激骨髓造血及提高机体免疫功能的作用。全方配伍得法,用药精当,共奏健脾补肾、益气生血、刺激骨髓造血之功效,配合蚕沙提取物叶绿素铜钠盐治疗 AA,确能收到较好疗效。

结论:叶绿素铜钠联合三黄三仙汤对 AA 模型小鼠有较好的治疗作用。

叶绿素铜钠片治疗白细胞减少症 110 例临床疗效观察[①]

魏克民

(浙江省中医药研究院,杭州 310007)

摘 要 目的:观察叶绿素铜钠片对白细胞减少症的疗效。方法:患者随机分为治疗组和对照组,治疗组服用叶绿素铜钠片,对照组同时服用维生素 B_4、鲨肝醇片、脱氧核苷酸钠,30 日为一个疗程。治疗前后及治疗中均做临床症状、体征观察。结果:治疗组总有效率 94.55%,对照组总有效率 56.67%。结论:叶绿素铜钠片对白细胞减少症疗效较佳。

关键词 叶绿素铜钠片;白细胞减少症;临床疗效观察

白细胞减少症是一种常见而多发的血液系统疾病,目前尚缺少满意的药物治疗。我们试用传统中药蚕沙提取物——叶绿素之衍生物——叶绿素铜钠盐制成片剂治疗 110 例,并设西药对照组 30 例,临床疗效较为满意。兹介绍如下。

一、临床资料

1983 年 9 月至 1984 年 9 月间门诊或住院病人,随机分组。

治疗组 110 例,其中男 33 例,女 77 例,18~60 岁。

对照组 30 例,其中男 13 例,女 17 例,19~59 岁。

两组病人的病因、病程对比见表 1。

---

① 原载《中华血液学杂志》1985 年第 6 卷第 7 期。

表 1　白细胞减少患者的病因与病程

组别	例数	病因				病程						
		原因不明	化学性	病毒感染	放射性	6个月～	1年～	2年～	3年～	4年～	5～9年	10年以上
治疗组	110	76	17	13	4	36	25	9	8	7	21	4
对照组	30	23	2	4	1	8	6	3	3	2	7	1

治疗组中有 18 例系全血细胞减少症。全部病例在治疗前均连续 3 次查血，白细胞计数均值低于 $3000/mm^3$，并伴有头晕目眩、神倦乏力、心悸气促等自觉症状。治疗组病例均曾服过其他升白细胞药而疗效不显著，在服本药期间一律停用其他升白细胞药。

二、治疗方法

治疗组：采用叶绿素铜钠片，每片含叶绿素铜钠盐 20mg。每日 3 次，每次 2 片，30 日为 1 疗程。治疗中，每 7～10 日复查白细胞计数分类、血红蛋白、血小板计数、网织红细胞计数。并于治疗前、后进行肝功能、尿、大便常规检查，部分病例作骨髓穿刺。

对照组：采用维生素 B_4 20mg，鲨肝醇 100mg，脱氧核苷酸钠 40mg，三药同时合用，每日 3 次，30 日为 1 疗程。化验等项目同治疗组。

两组在治疗前、后及治疗中均做临床症状、体征（包括舌苔、脉象）观察，定期填表记录。

三、治疗效果

疗效评定系参考国内有关单位的标准，并酌情做修改与补充。

显效：治疗后白细胞计数平均值较治疗前升高 1000 以上，中性粒细胞绝对值平均升高 600 以上，自觉症状消失，且停药后 3 个月内无反复者。

有效：治疗后白细胞计数平均值较治疗前升高 600～1000，中性粒细胞绝对值平均升高 300～600，自觉症状基本消失，且停药后 3 个月内病性尚不稳定者。

无效：治疗后白细胞计数平均值较治疗前升高 600 以下，中性粒细胞绝对值平均升高 300 以下，自觉症状改善不明显，病情不稳定者。

药后，多数在第一疗程内即已见效。治疗组 110 例，显效 73 例，占 66.37%，

124

有效 31 例,占 28.18%,无效 6 例,占 5.45%。总有效率为 94.55%。对照组 30 例,显效 11 例,占 36.67%;有效 6 例,占 20%;无效 13 例,占 43.33%。总有效率为 56.67%。

在治疗中,我们发现疗效与病因、病程等有关,并有其规律性。我们对治疗前后的血象、骨髓象、肝肾功能及其症状变化等也作了对比分析。

1. 病因与疗效

治疗组中,原因不明 76 例,其中显效 54 例(71.05%),有效 16 例(21.05%),无效 6 例(7.89%);化学性 17 例,其中显效 9 例(52.94%),有效 8 例(47.06%);病毒性感染 13 例,其中显效 6 例(46.15%),有效 7 例(53.85%);放射性 4 例,全部显效。治后以放射性白细胞减少症疗效最好,其次是原因不明者。过去一直以原因不明引起的白细胞减少症最难治疗,于此说明叶绿素铜钠片是一种治疗本病较为理想的药物。

2. 病程与疗效

不论是治疗组还是对照组,凡病程短者,疗效好;病程长者,疗效差。见表 2。

表 2　病程与疗效的关系

病程	显效		有效		无效		合计
	治疗组	对照组	治疗组	对照组	治疗组	对照组	
6 个月～	24	4	12	2	0	2	44
1 年～	18	3	6	1	1	2	31
2 年～	4	1	4	1	1	1	12
3 年～	7	1	1	0	0	2	11
4 年～	5	1	0	0	2	1	9
5～9 年	13	1	6	2	2	4	28
10 年以上	2	0	2	0	0	1	5

3. 血象变化

治疗组于治疗前后血象变化经统计学处理有显著差异,见表 3。治疗组与对照组于治疗后血象变化对比经统计学处理有显著差异,见表 4。

表 3 治疗前后血象变化

治疗前后	白细胞计数 （×10⁹/L） $\bar{x}\pm s$	中性粒细胞计数 （×10⁹/L） $\bar{x}\pm s$	血红蛋白 （g/L） $\bar{x}\pm s$	血小板计数 （×10⁹/L） $\bar{x}\pm s$	网织红细胞 （%） $\bar{x}\pm s$
前	2.644±0.3997	1.533±0.3865	10.1±1.5	89±66	0.83±0.77
后	4.022±0.7935	2.703±0.1067	11.2±1.2	96±22	1.20±0.66
t 值	16.27	10.86	5.86	3.91	0.18
P 值	<0.01	<0.01	<0.01	<0.01	<0.05

表 4 治疗组与对照组治疗后血象变化比较

组别	白细胞计数 （×10⁹/L） $\bar{x}\pm s$	中性粒细胞计数 （×10⁹/L） $\bar{x}\pm s$	血红蛋白 （g/L） $\bar{x}\pm s$	血小板计数 （×10⁹/L） $\bar{x}\pm s$	网织红细胞比值 （%） $\bar{x}\pm s$
治疗组	1.695±0.8243	1.1398±0.990	1.13±1.179	13.6±17.93	0.39±0.95
对照组	1.638±0.7076	1.436±0.6608	0.33±0.77	5.4±14.3	0.24±0.03
t 值	6.397	3.704	3.512	2.31	0.3
P 值	<0.01	<0.01	<0.01	<0.05	<0.05

4.骨髓变化

仅对全血细胞减少的18例病人服药前后作骨髓检测。治疗后红系和粒系增生活跃,巨核细胞数有所增加,产血小板巨核细胞比例增多。

5.肝肾功能检查

两组所有比例均于治疗前后作肝功能、尿常规检测,属正常范围,说明本药对肝肾功能无毒副反应。

6.症状改变

治疗组110例经过治疗后,头晕目眩、耳鸣乏力、心悸气促等症状完全消失者91例,占82.73%;症状明显减轻者19例。治疗有鼻衄、龈血瘀斑等出血症状者72例,治后出血症状完全消失64例,占88.89%,其余8例亦明显减轻。

对照组30例经过治疗后,头晕目眩、耳鸣乏力、心悸气促等症状完全消失者17例,占56.67%;症状明显减轻者13例。治疗有鼻衄、龈血瘀斑等出血症状者15例,治后出血症状完全消失10例,占66.67%,其余5例亦明显减轻。

叶绿素铜钠盐对 AA 模型基因表达谱的实验研究①

林庚庭[1]　魏克民[2]　梁卫青[2]　浦锦宝[2]　郑军献[2]　祝永强[2]

(1.解放军第 117 医院血液科,杭州 310004;2.浙江省中医药研究院,杭州 310007)

摘　要　目的:探讨叶绿素铜钠盐治疗再生障碍性贫血(AA)的作用机制。**方法:**造成免疫介质 AA 小鼠模型,第 15 天从正常组、模型组及叶绿素铜钠盐组小鼠脾脏分别提取 mRNA,经反转录分别用 Cy3、Cy5 荧光标记,获得 cDNA 探针,与博星基因芯片表达谱杂交,扫描仪扫描结果,用分析软件分析统计。结果:模型组和正常组异常表达基因共 100 条(4.88%),其中 AA 时上调基因 29 条,下调基因 71 条。模型组和叶绿素铜钠盐组差异表达基因共 53 条(2.59%),其中上调基因 25 条,下调基因 28 条。结论:叶绿素铜钠盐通过下调模型小鼠脾脏 H2-Bf 的 mRNA 基因表达,上调 CASH 基因表达达到治疗 AA 的目的。

关键词　基因芯片;基因表达谱;再生障碍性贫血;免疫介导;动物模型;叶绿素铜钠盐

再生障碍性贫血(AA)是由于造血干细胞异常、骨髓微环境损伤、免疫缺陷导致红骨髓总容量减少,造血功能衰竭,全血细胞减少为特征的一组综合病症。AA是一种难治病,经济负担重,危害极大。临床上用叶绿素铜钠盐片治疗 AA,疗效较好,本实验采用基因芯片技术探讨其作用机制。

一、材料与方法

1.动物

Balb/c 小鼠,8~12 周龄,体重 16~20g,雌雄不限,作为受体;DBA/2 小鼠,8~10 周龄,雌雄不限,作为供体。小鼠均由中国科学院上海实验动物中心提供。Balb/c 小鼠随机分为 3 组(正常组、模型组、叶绿素铜钠盐组),每组 10 只。

2.药品

叶绿素铜钠盐片(50mg/片)。以先进工艺将中药蚕沙经浸提,皂化,抽提,酸

---

①　原载《医学研究杂志》2005 年第 34 卷第 3 期。

析,提取叶绿素,络合铜,制成叶绿素铜钠盐片。临用用前生理盐水配成12mg/mL的溶液。

3.仪器与试剂

PROSYS5510A 点样仪、ScanArry 3000 扫描仪、ImaGENE 3.0 软件、隔水式电热恒温培养箱、RNAlater™ 500mL 7021 Ambion、RNAsecure™ Reagent 1mL (25X)、7005 Ambion、DEPC 100mL-Amersco 等。

4.基因芯片

20S cDNA 芯片,购自上海博星基因芯片有限公司,系列号为 Mouse 20S,共2048 点。

5.造模方法

根据姚氏方法,取 DBA/2 小鼠,断颈处死,75％酒精浸泡消毒 5min 后,无菌取出胸腺、腋下、腹股沟等处的淋巴结,加 R/MINI-1640 培养液,除去表面血污及粘附的结缔组织,再次清洁后,用手术刀、剪刀反复剪切组织,直到成糊状,再轻轻研磨,用 200 目铜网过滤,使之成为单细胞悬液。计数后配成 5×10^6/mL 浓度,其胸腺细胞:淋巴细胞为 1:2。取 1 滴苔盼蓝滴入玻片上鉴定细胞活性应在95％以上。在浙江省农科院动物辐照中心,Balb/c 小鼠经 ^{60}Co-γ 射线 5.5Gy(1.1 Gy/min×5min)做一次全身照射,亚致死剂量照射后 2h 内,立即尾静脉输入上述单细胞悬液 0.2mL,制成 AA 动物模型。正常组 Balb/c 小鼠用铅屏蔽进行假照射后2h内,尾静脉输入无菌生理盐水 0.2mL/只。

6.给药方法

灌胃给药,正常组及模型组给 0.25mL/10g 的生理盐水,叶绿素铜钠盐组给叶绿素铜钠盐溶液 0.25mL/10g,连续 15 天。

7.总 RNA 提取

第 15 天取脾脏,迅速投入液氮保存。根据 Chomcynski P 方法改良,提取RNA,−80℃保存。

8.标记探针(在冰浴中进行)

于一已灭菌的 1.5mL Eppenderf 管内一次加入 ddH_2O 23μL、反转录引物5μL、总 RNA 100μg(反应终体积为 50μL,试剂均为 Rnase-free);振荡混匀,置于70℃ 水浴 10min。取出后,迅速置于冰上。分别加入反转录酶缓冲液 10μL、DTT 5μL、dCTP 4μL;用手指弹打管壁以混匀样品,水浴 2min。将 Eppenderf 管置于42℃水浴 2h;依次在 Eppendenrf 管中加入标记的试剂Ⅰ 4μL;65℃水浴 10min后加入标记的试剂Ⅱ 4μL。混匀,合并对照组、实验组,避光,真空帛干至 2μL 左右;使用 DNA 纯化柱纯化 DNA。将柱顶端的小帽旋松四分之一圈,掰断柱下端的密封头;将柱置于一个 1.5mL Eppenderf 管中,去掉顶端的帽,将样品慢慢加到树脂上表面的中间,注意不要搅动柱体,3000r/min 离心 2min,经纯化的样品收集在 Eppenderf 管中。加入标记的试剂Ⅲ 8μL,真空抽干。

9. 杂交

在抽干的探针管中加 6.5μL 杂交试剂Ⅰ,充分混匀溶液。再加 6.5μL 杂交试剂Ⅱ,混匀备用;将预杂交的玻片取出,用 ddH₂O 冲去盖玻片;将探针置于 95℃水浴中变性 2min;玻片置于 95℃水浴中变性 30 秒;玻片取出浸无水乙醇 30 秒,探针取出后迅速置于冰上。将探针置于基因芯片上,用盖玻片覆盖,置于杂交舱中,用 Parafilm 密封,放入 42℃杂交箱内杂交过夜 18 小时。

10. 洗片

用 0.5% 的洗涤液Ⅰ冲洗玻片,去除盖玻片;准备两个分别装有 0.5% 的洗片试剂Ⅰ+2% 的洗片试剂Ⅱ、5% 的洗片试剂Ⅲ染色缸,放入 60℃水浴锅内;将玻片一次浸入两个染色缸中洗涤 10min。用 0.5% 的洗涤液Ⅰ冲洗玻片,晾干。

11. 扫描与分析

ScanArry 3000 扫描仪扫描杂交荧光强度,ImaGENE 3.0 软件分析扫描结果。

二、结果

1. 筛选标准说明

用基因点 Cy5 信号的前景信号值减去它的背景信号值,为该基因点的 Cy5 信号的信号值;将小于 200 的 Cy5 信号值用 200 替代;用基因点 Cy3 信号的前景信号值减去它的背景信号值,得到该基因点的 Cy3 信号值。Cy3 信号值乘上均一化系数,得到 Cy3*,将小于 200 的 Cy3* 值以 200 取代。Ratio=Cy5/Cy3*。筛选出 Ratio 大于 2 或小于 0.5 的基因点,芯片 1 和 2、芯片 3 和 4 中差异表达一致的数据项。

2. 基因芯片表达谱的实验分组情况(见表1)

表1　实验分组情况

芯片编号	样本编号	荧光标记	芯片类型	均一化系数
1	模型组	Cy3(对照组)		1.105
	叶绿素铜钠盐组	Cy5(实验组)		
2	模型组	Cy3(对照组)		1.217
	叶绿素铜钠盐组	Cy5(实验组)	BiostarM-20s	
3	模型组	Cy3(对照组)		1.006
	正常组	Cy5(实验组)		
4	模型组	Cy3(对照组)		1.098
	正常组	Cy5(实验组)		

3. 叶绿素铜钠盐对 AA 小鼠脾脏基因表达的影响

正常组和模型组脾脏差异表达基因共 100 条(4.88%),与正常组小鼠相比,AA 模型小鼠脾脏基因表达谱上调基因 29 条,下调基因 71 条占多数,其中未报道基因 52 条;模型组和叶绿素铜钠盐组相差表达基因共 53 条(2.59%),与模型组比较,上调基因 25 条,下调基因 28 条,占差异表达基因的多数,其中未见相关报道基因占 43.4%。芯片 1 和 2、芯片 3 和 4 中差异表达一致的基因见表2。

表2　芯片 1 和 2、芯片 3 和 4 中差异表达一致的基因

编号	基因克隆号	基因录入号	R1	R2	平均值	R3	R4	平均值	基因名
1	m0137g04	NM_008198	3.384	0.411	0.397	0.422	0.414	0.418	H2-Bf,mRNA
2	m0020d03	Y14041	2.173	2.125	2.149	3.250	3.849	3.549	Musmusculus mRNA for CASH alphs protein (CASH)mRNA

注:R1 和 R2 表示 Cy5(叶绿素铜钠盐组)/Cy3*(AA 模型组);R3 和 R4 表示 Cy5(正常组)/Cy3*(AA 模型组)。

三、讨论

基因微矩阵是基因芯片的一种,是将大量靶基因用点样仪有序地、高密度地点在玻璃或硅等载体上制成的。1995 年 Schena M 等第一次发表基因微矩阵用于基因表达谱研究论文。基因表达谱芯片是目前用得最广泛的基因芯片。我们

研究发现 AA 模型小鼠脾 Tacc3、H2-Bf、Abcd10 mRNA 基因表达上调；Txnip、ABC-me、Madh5、Dgka、CASH 蛋白 mRNA 基因表达下调。细胞因子在 AA 的病例过程中起重要作用，AA 患者骨髓及外周血中 IFN-γ、TNF-α 水平明显提高是造成 AA 造血功能衰减的原因之一。AA 模型 H2-Bf 的 mRNA 基因表达上调，叶绿素铜钠盐可下调 AA 模型小鼠 H2-Bf 的 mRNA 基因表达及降低 AA 模型小鼠 IFN-γ、TNF-α 含量，有效降低对造血干/祖细胞的抑制作用。

CD34⁺ 细胞是一分子量为 11 万的糖蛋白，AA 患者骨髓中 CD34⁺ 细胞明显减少。主要与 CD34⁺ 细胞过度凋亡有关。Fas-Fasl 系统介质的凋亡以及机体对其调控的失常参与了 AA 患者骨髓造血衰竭的病理生理过程。Fas 是人体多种细胞表面的一种 Ⅰ 型膜蛋白，Fas 的可溶性形式（sFas）由蛋白酶水解膜结合 Fas 或由 Fas 变异体 mRNA 翻译而成。Fasl 是细胞表面的一种 Ⅱ 型膜蛋白，主要表达于激活的 T 淋巴细胞和 NK 细胞。由金属蛋白酶类裂解膜结合 Fasl 而形成一种可溶性形式，即 sFasl。细胞表面的 Fas 通过与 Fasl 结合可导致敏感细胞的凋亡。AA 时 CD34⁺ 细胞表面 Fas 过度是一个普遍现象。AA 模型小鼠脾脏 CASH 基因表达下调，叶绿素铜钠盐可上调 AA 模型小鼠脾脏 CASH 基因的表达。Y. V. Goltsev 等认为 CASH 能够抑制 CD95 和 CD120a 介质的细胞凋亡。CASH 抑制能力下降，CD95 和 CD120a 介质的细胞凋亡增加，从而出现 AA。叶绿素铜钠盐能够上调 AA 模型小鼠脾脏 CASH 基因表达，抑 CD95 和 CD120a 介质的细胞凋亡能力增强，CD34⁺ 细胞凋亡减少。

叶绿素铜钠盐主要通过调节基因表达，抑制模型小鼠造血细胞凋亡，减少 Fas-Fasl 系统介质的骨髓 CD34⁺ 细胞凋亡，提高造血干/祖细胞的数量，降低 IFN-γ、TNF-α 含量，从而有效治疗 AA。

叶绿素铜钠盐对 AA 模型小鼠的实验研究[①]

林庚庭[1]　魏克民[2]　梁卫青[2]　浦锦宝[2]　郑军献[2]　祝永强[2]

(1.解放军第 117 医院,杭州 310004;2.浙江省中医药研究院,杭州 310007)

摘　要　目的:探讨叶绿素铜钠盐对再生障碍性贫血治疗的作用机制。方法:建立免疫介导再生障碍性贫血小鼠模型。分别胃饲 3 种不同剂量叶绿素铜钠盐 25、50、100mg/(kg·d),以环孢素(25mg/(kg·d))为阳性对照组,正常对照组及模型对照组胃饲生理盐水,连续 15d。检测血清及骨髓 α 肿瘤坏死因子、γ 干扰素、白介素-6 含量。结果:免疫介导再生障碍性贫血模型小鼠血及骨髓 IFN-γ、IL-6、TNF-α 水平升高。叶绿素铜钠盐组模型小鼠血及骨髓 IFN-γ、IL-6、TNF-α 水平降低。结论:叶绿素铜钠盐通过调节造血调控因子 IFN-γ、IL-6、TNF-α 的代谢,促进造血干/祖细胞的造血功能,从而有效治疗 AA。

关键词　再生障碍性贫血/药物作用;叶绿素铜钠盐/药效学;细胞因子;疾病模型;动物

再生障碍性贫血是以由于造血干细胞异常、骨髓微环境损伤、免疫缺陷导致红骨髓总容量减少,造血功能衰竭,全血细胞减少为特征的一组综合病症。其是一种难治病,危害极大。国家级名老中医魏克民根据蚕沙治疗"血瘀""血少"的理论,从蚕沙中提取叶绿素,络合铜,制成叶绿素铜钠盐片用以治疗 AA,疗效令人满意。近几年,我们探讨了叶绿素铜钠盐片对模型小鼠脾脏基因表达谱的影响,本实验旨在研究叶绿素铜钠盐片对 AA 模型小鼠造血调控因子的影响。

一、材料与方法

1.动物

Balb/c 小鼠,8～12 周龄,体质量 16～20g,雌雄不限,作为受体;DBA/2 小鼠,8～10 周龄,雌雄不限,作为供体。动物均由中国科学院上海实验动物中心提

---

①　原载《中医研究》2007 年第 3 卷第 1 期。

供,批号 003 号。动物实验在浙江中医药大学动物实验中心进行,属 SPF 级和清洁级。

2.试剂与仪器

Mouse IFN-γ(BMS606)、Mouse TNF-α(BMS607)、Mouse IL-6 检测试剂盒(BMS603),由 Bender Medsystems 生产,购自深圳晶美生物公司;AA-670 型原子分光光度计、隔水式电热恒温培养箱,为浙江嘉兴市新胜电器厂产品;DELFIA WallAC 自动洗板机,由浙江大学医学院附属儿童医院中心实验室提供;酶标仪-WallAC VICTOR。

3.药物

叶绿素铜钠盐片由浙江省中医药研究院提供,用生理盐水配制成小剂量(3mg/mL)、中剂量(6mg/mL)、大剂量(12mg/mL)叶绿素铜钠盐溶液。新山地明胶囊(环孢素胶囊),10mg/粒,Novartis Pharma Gmbh 生产,进口药品注册证号为 H20020096,批号为 S02800。

4.免疫介导

AA 小鼠模型的建立根据姚氏方法。取 DBA/2 小鼠,断颈处死;75％酒精浸泡消毒 5min 后,无菌取出胸腺、腋下及腹股沟等处的淋巴结;加 R/MINI-1640 培养液。除去表面血污及粘附的结缔组织;再次清洗后,用手术刀、剪刀反复剪切组织,直到成糊状,再轻轻研磨,用 200 目铜网过滤,使之成为单细胞悬液。计数后配成 5×10^6/mL 浓度,其胸腺细胞:淋巴细胞为 1:2。取 1 滴苔盼蓝滴入玻片上鉴定细胞活性应在 95％以上。在浙江省农科院动物辐照中心,Balb/c 小鼠经 ^{60}Co-γ 射线 5.5Gy(1.1Gy/min×5min)做一次亚致死剂量全身照射后 2h 内,立即尾静脉输入上述细胞悬液,每只小鼠输入 0.2mL,制成 AA 动物模型。正常对照组 Balb/c 小鼠用铅屏蔽进行照射后 2h 内,尾静脉输入无菌生理盐水,每只小鼠输入 0.2mL。

5.分组与给药

将小鼠随机分为正常对照组、模型对照组、阳性对照组、叶绿素铜钠盐大、中、小剂量组(简称大、中、小剂量组)6 组,每组 10 只,雌雄各半。灌胃给药,正常对照组及模型对照组小鼠给予 0.25mL/10g 的生理盐水,阳性对照组小鼠给予环孢素溶液 0.25mL/10g,大、中、小剂量组小鼠分别给予大、中、小剂量溶液 0.25mL/10g(分别相当于成人剂量的 50 倍、25 倍及 12.5 倍),连续 15 天。

6.细胞因子的检测

IFN-γ、IL-6、TNF-α 检测采用 ELISA 方法,严格按试剂盒说明操作。摘取小鼠右侧眼球,取静脉血 0.8～1.0mL,分离血清,40℃保存。40℃下 3000r/min 离心 5min,取上清液;断头处死,取左侧股骨,用 PBS 缓冲液 1mL 冲击全部骨髓,1500r/min 离心 15min,取上清液,无菌分装,计数后配成 $1×10^7$/mL 浓度,40℃保存。

7.统计学方法

全部数据采用 SPSS 11.0 统计软件处理。

二、结果

1.叶绿素铜钠盐对 AA 小鼠血及骨髓 IFN-γ 的影响

与正常对照组比较,阳性对照组及模型对照组小鼠血 IFN-γ 含量升高非常明显($P<0.01$);与模型对照组比较,各组小鼠血 IFN-γ 含量下降非常明显($P<0.01$);与阳性对照组比较,大、中剂量组血 INF-γ 含量下降明显($P<0.05$),小剂量组变化不大($P>0.05$)。与正常对照组比较,阳性对照组及模型对照组小鼠骨髓 IFN-含量升高非常明显($P<0.01$);与模型对照组比较,各组小鼠骨髓IFN-γ含量下降非常明显($P<0.01$);与阳性对照组比较,大、中、小剂量组骨髓 IFN-γ 含量变化不大($P>0.05$)。见表 1。

表 1　叶绿素铜钠盐对 AA 模型小鼠血及骨髓 IFN-γ 的影响($x±s$)

组别	n	血 IFN-γ(pg/mL)	骨髓 IFN-γ(pg/mL)
正常对照组	10	39.03±26.22###	79.03±25.68###
模型对照组	10	262.14±98.67***	236.64±102.49***
阳性对照组	10	118.96±69.45***###	147.98±59.88***###
大剂量组	10	56.25±31.63###△△	112.65±45.76###△
中剂量组	10	59.99±53.25###△△	112.74±38.02###△
小剂量组	10	66.90±57.05###△	122.90±42.61###△

注:与正常对照组对比 *** $P<0.01$;与模型对照组对比 ### $P<0.01$;与阳性对照组对比,△ $P>0.05$,△△ $P<0.05$。

2.叶绿素铜钠盐对 AA 小鼠血及骨髓 TNF-α 的影响

与正常对照组比较,模型对照组小鼠血 TNF-α 含量升高非常明显($P<0.01$),其余各组的血 TNF-α 含量变化不大($P>0.05$);与模型对照组比较,各组小鼠血 TNF-α 含量下降非常明显($P<0.01$);与阳性对照组比较,大、中、小剂量

组血 TNF-α 含量变化不大($P>0.05$)。与正常对照组比较,阳性对照组及模型对照组小鼠骨髓 TNF-α 含量升高非常明显($P<0.01$),大、中、小剂量组的骨髓 TNF-α 含量变化不大($P>0.05$);与模型对照组比较,各组小鼠骨髓 TNF-α 含量下降非常明显($P<0.01$);与阳性对照组比较,大、中、小剂量组骨髓 TNF-α 含量下降非常明显($P<0.01$)。见表 2。

表 2　叶绿素铜钠盐对 AA 模型小鼠血及骨髓 TNF-α 的影响($x\pm s$)

组别	n	血 TNF-α(pg/mL)	骨髓 TNF-α(pg/mL)
正常对照组	10	48.56±52.14###	105.82±22.86###
模型对照组	10	186.37±111.01***	574.85±154.96***
阳性对照组	10	104.92±30.43*###	250.90±146.21***###
大剂量组	10	73.28±51.71*###△	111.50±39.60*###△△△
中剂量组	10	98.96±76.07*###△	127.36±40.95*###△△△
小剂量组	10	100.91±42.48*###△	138.19±36.62*###△△△

注:与正常对照组对比,* $P>0.05$,*** $P<0.01$;与模型对照组对比,### $P<0.01$;与阳性对照组对比,△ $P>0.05$,△△△ $P<0.01$。

3. 叶绿素铜钠盐对 AA 小鼠血及骨髓 IL-6 的影响

与正常对照组比较,阳性对照组和模型对照组小鼠血及骨髓 IL-6 含量升高非常明显($P<0.01$),大、中、小剂量组的血及骨髓 IL-6 含量变化不大($P>0.05$)。与模型对照组比较,大、中、小剂量组小鼠骨髓 IL-6 含量有非常显著下降($P<0.01$),大剂量组小鼠血 IL-6 含量亦有非常显著下降($P<0.01$),中、小剂景组小鼠血 IL-6 含量有明显下降($P<0.05$),阳性对照组的血及骨髓 IL-6 含量变化不大($P>0.05$)。与阳性对照组比较,大、中、小剂量组骨髓及血 IL-6 含量均下降非常明显($P<0.01$)。见表 3。

表 3　叶绿素铜钠盐对 AA 模型小鼠血及骨髓 IL-6 的影响($x\pm s$)

组别	n	血 IL-6(pg/mL)	骨髓 IL-6(pg/mL)
正常对照组	10	70.20±20.10###	86.31±27.14###
模型对照组	10	170.03±60.80***	190.63±69.87***
阳性对照组	10	234.43±63.97***#	256.46±73.93***#
大剂量组	10	68.23±29.62*###△△△	98.25±39.67*###△△△

续表

组别	n	血 IL-6(pg/mL)	骨髓 IL-6(pg/mL)
中剂量组	10	85.04±43.27*##△△△	95.09±48.23*###△△△
小剂量组	10	92.94±15.51*##△△△	101.26±45.56*###△△△

注：与正常对照组对比，* $P>0.05$，*** $P<0.01$；与模型对照组对比 # $P>0.05$，## $P<0.05$，### $P<0.01$；与阳性对照组对比，△△△ $P<0.01$。

三、讨论

据《中国药典》记载：蚕沙性温、味甘辛、入肝脾经，具有清热祛风、利湿化浊、活血通络、镇静安神等功效。清代赵其光的《本草求原》载蚕沙治"血虚不能养经络者"；清代吴仪洛的《本草从新》和清代汪昂的《本草各要》中均载蚕沙"炒黄浸酒治……冷血瘀血"。可见中国古代已用有机溶剂酒提取蚕沙有效成分来治疗血虚了。蚕沙甘温能养经络、补气血，辛温能祛风利湿、活血通络，故能补气健脾、化瘀养血。叶绿素的基本结构与血红蛋白相似，是由四个吡咯环组成的卟啉环。将从蚕沙中提取的糊状叶绿素，经溶解、皂化、抽提、酸析、洗涤、络合铜而成的叶绿素铜钠盐片，是一种有机卟啉铜，能直接被肠黏膜细胞所吸收。

研究表明，细胞因子在 AA 的病理过程中起重要作用。活化的淋巴细胞可产生多种淋巴细胞因子，在机体的造血调节中发挥重要作用，不同种类和浓度的细胞因子对处于不同阶段的细胞发挥不同作用。IFN-γ、TNF-α 是两种造血负调控因子，主要由 T 淋巴细胞分泌。AA 患者骨髓及外周血中 IFN-γ、TNF-α 水平明显提高是造成 AA 造血功能衰减的原因之一。IL-6 是具有多种功能的造血调控因子，主要作用于早、中期造血干/祖细胞的增殖和分化，IL-6 又是 T、B 淋巴细胞增殖、分化以及活化的重要调节因子，并与其他细胞因子一起参与激活免疫效应细胞对造血干/祖细胞的破坏。造血因子 IL-6 代谢紊乱是 AA 病理的一个重要环节。本研究结果与文献报道相符，AA 模型小鼠外周血和骨髓中 IFN-γ、TNF-α 及 IL-6 水平上升明显，较正常对照组有显著性差异。

我们发现，AA 模型小鼠脾 H2-Bf 的 mRNA 基因表达上调，叶绿素铜钠盐可下调 Mus usculus Fc receptor，IgG，low affinity Ⅲ（Fcgr3），mRNA 的基因表达以及 H-Bf 的 mRNA 基因表达。Y. Huang 等认为，H2-Bf 与二选一的补体通路激活有关，能被 TNF-α 和 IFN-γ 上调。Radeke 等报道，IFN-γ、TNF-α 可上调

Fcgr3、mRNA 的基因表达。叶绿素铜钠盐能降低 AA 模型小鼠血及骨髓 IFN-γ、TNF-α 含量,从而下调 Fcgr3,mRNA 的基因表达及 H2-Bf 的 mRNA 基因表达,从而有效降低对造血干/祖细胞的抑制作用,还能降低 AA 模型小鼠血及骨髓 IL-6 含量,从而纠正造血因子 IL-6 的代谢紊乱,减少 IL-6 与 IFN-γ、TNF-α 联合作用破坏造血干/祖细胞。总之,叶绿素铜钠盐能够有效降低造血负调控因子,调节造血因子 IL-6 的代谢,促进造血干/祖细胞的造血功能。

叶绿素铜钠盐联合环孢素 A 对免疫介导再生障碍性贫血模型小鼠的实验研究①

巨君芳¹   周　平¹   张如富¹   魏克民²

(1.杭州市中医院,杭州 310007;2.浙江省中医药研究院,杭州 310007)

摘　要　目的:探讨叶绿素铜钠盐(SCC)联合环孢素 A(CsA)治疗再生障碍性贫血(AA)的疗效。方法:建立免疫介导 AA 模型小鼠,分别胃饲 2 种不同剂量 SCC 12.5mg/(kg·d)＋CsA 12.5mg/(kg·d),SCC 25mg/(kg·d)＋CsA 12.5mg/(kg·d),以 CsA、SCC 各 25mg/(kg·d)为阳性对照组,正常对照组及模型对照组胃饲生理盐水,每组灌胃 0.5mL/d,分 2 次给药,连续 14d,分别检测血象,另取股骨作骨髓病理切片。结果:SCC＋CsA 小剂量组 WBC、Hb、PLT 均明显高于 AA 模型组,且 Hb、PLT 分别高于 SCC 组和 CsA 组($P < 0.05$)。骨髓病理切片显示,SCC＋CsA 小剂量组骨髓增生较模型组小鼠(造血组织容量<34%)改善明显(造血组织容量 80%)。结论:SCC＋CsA 能促进 AA 模型小鼠造血功能,提高小鼠外周血白细胞、血红蛋白、血小板三系,对 AA 模型小鼠具有一定的治疗作用,且疗效好于单用 SCC、CsA。

关键词　再生障碍性贫血;叶绿素铜钠盐;环孢素 A;实验研究

再生障碍性贫血(AA,简称再障),是由于获得性骨髓功能衰竭,造成全血细胞减少的一种疾病。作者自 2006 年 9 月至 2007 年 12 月用叶绿素铜钠盐联合环孢素 A(CsA)对 AA 模型小鼠进行实验研究,旨在探讨两者合用是否可起到协同增效作用,从而明显提高治疗再障的疗效。

一、材料与方法

1.实验动物

Balb/c 小鼠,8～12 周龄,体重 16～20g,雌雄不限,作为受体;DBA/2 小鼠,

---

①　原载《浙江临床医学》2008 年第 10 卷第 10 期。

8～10 周龄,体重 16～20g,雌雄不限,作为供体,由中国科学院上海实验动物中心提供。

2.实验药品及配制

新山地明胶囊(环孢素 A)(10mg/粒,Novartis Pharma Gmbh Germany 生产,进口药品注册证号为 H20050271,批号 S0001)灌胃前用生理盐水将其配成 1mg/mL 溶液。SCC 由浙江省中医药研究院提供,用生理盐水配制成 3mg/mL、6mg/mL。

3.造模方法

根据姚氏方法,取 DBA/2 小鼠,断头处死,75％酒精浸泡消毒 5min 后,无菌取出胸腺、腋下、腹股沟等处的淋巴结,加 R/MINI-1640 培养基,除去表面血污及粘附的结缔组织,再次清洗后,用手术刀、剪刀反复剪切组织,直到成糊状,再轻轻研磨,用 200 铜目网过滤,使之成为单细胞悬液,计数后配成 5×10^{6}/mL 浓度,其胸腺细胞:淋巴细胞为 1:2。取 1 滴苔盼蓝滴入玻片上鉴定细胞活性应大于 95％。在浙江大学农学院动物辐照中心,Balb/c 小鼠经 ^{60}Co-γ 射线 5.5Gy (1.1Gy/min×5min)做一次全身照射,亚致死剂量照射后 2h 内,立即尾静脉输入上述细胞悬液,每只小鼠输入 0.2mL,制成 AA 动物模型。

4.实验分组

将 Balb/c 小鼠随机分为 6 组,每组 10 只,即叶绿素铜钠盐组(SCC 组,A 组),环孢素 A 组(CsA 组,B 组),叶绿素铜钠盐与环孢素 A 组((SCC＋CsA 组 1),C 组),叶绿素铜钠盐与环孢素 A 组小剂量组((SCC＋CsA 组 2),D 组),模型对照组(E 组),正常对照组(F 组)。

5.给药方法

每组灌胃 0.5mL/d,分 2 次给药,连续 14d。A 组每只小鼠每天给予 SCC 0.25mL/10g 的 SCC 溶液(相当于成人剂量的 12.5 倍),B 组每只小鼠每天给予 0.25mL/10g 的 CsA 溶液(相当于成人剂量的 5 倍),C 组每只小鼠每天分别给予 6mg/mL 的 SCC 溶液 0.25mL/10g、1mg/mL 的 CsA 溶液 0.25mL/10g,D 组每只小鼠每天分别给予 3mg/mL 的 SCC 溶液 0.25mL/10g、1mg/mL 的 CsA 溶液 0.25mL/10g,E 组和 F 组每只小鼠每天给予 0.25mL/10g 的生理盐水。

6.指标检测

观察满 14d 的小鼠,摘取右侧眼球,取血,EDTA 抗凝,用法国 HYLEL 血细胞分析仪检测血常规。各组的 Balb/c 小鼠脱臼处死,取股骨,Bouin's 液固定,然后脱钙,常规石蜡切片,HE 染色。

7. 统计学处理

数据以均值±标准差($\bar{x}\pm s$)表示,组间比较采用 t 检验。

二、结果

1. SCC+CsA 对 AA 模型小鼠外周血血象的影响

各组间的比较见表1。

(1)对白细胞计数的影响:与 F 组比较,A 组白细胞计数下降明显($P<$0.05),E 组与 D 组白细胞计数下降非常明显($P<0.01$);与 E 组比较,C 组及 B 组白细胞计数升高明显($P<0.05$);C、D 治疗组白细胞计数与 A、B 组比较,无显著性差异($P>0.05$)。

(2)对血红蛋白的影响:与 F 组比较,A 组与 D 组血红蛋白下降明显($P<$0.05),其余各组血红蛋白下降非常明显($P<0.01$);与 E 组比较,C 组与 A 组血红蛋白升高明显($P<0.05$),D 组血红蛋白升高非常明显($P<0.01$);D 组血红蛋白与 A 组、B 组比较升高明显($P<0.05$)。

(3)对血小板计数的影响:与 F 组比较,A 组与 D 组血小板计数明显下降($P<0.05$),E 组、B 组与 C 组血小板计数下降非常明显($P<0.01$);与 E 组比较,各组血小板计数明显上升($P<0.05$);D 组与 B 组比较,血小板计数明显上升($P<0.05$)。由此可见,叶绿素铜钠盐联合环孢素 A 对 AA 模型小鼠血三系的恢复有效,其中 D 组效果最明显,且疗效好于 A、B 组。

表1   AA 模型小鼠各组外周血血象的比较($\bar{x}\pm s$)

组别	n	白细胞计数($\times 10^9$/L)	血红蛋白(g/L)	血小板计数($\times 10^9$/L)
A	10	1.96±1.82*	107.6±16.58*△	447.9±304.72*△
B	10	2.33±1.74△	104.1±9.37**	456.9±159.79**△
C	10	2.37±1.27△	111.0±7.25**△	479.1±319.44**△★
D	10	2.20±0.82**	119.2±10.15*△△☆★	596.8±265.35*△★
E	10	1.92±0.85**	95.9±21.25**	319.3±306.73**
F	10	3.66±0.83△△	129.6±4.75△△	829.7±48.09△△

说明:各组与 F 组比较:* $P<0.05$,** $P<0.01$;各组与 E 组比较:△ $P<0.05$,△△ $P<0.01$;各治疗组与 A 组比较:☆ $P<0.05$;各治疗组与 B 组比较:★ $P<0.05$。

2.叶绿素铜钠盐联合环孢素 A 对 AA 模型小鼠骨髓病理的影响

观察满 14d 的小鼠骨髓病理变化见图 1,发现 E 组小鼠增生极度低下(造血组织容量<34%),造血细胞减少,脂肪细胞增多,间质水肿,血窦扩张,无巨核细胞等改变。用药各组骨髓增生仍低下,但较 E 组有不同程度的改善,D 组骨髓增生改善明显(造血组织容量 80%)。F 组小鼠骨髓增生明显活跃(造血组织容量 95%)。

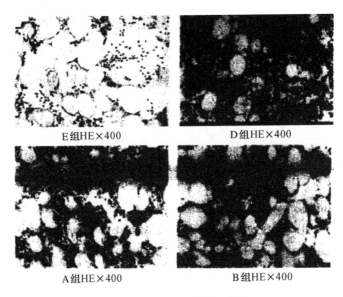

E组HE×400   D组HE×400

A组HE×400   B组HE×400

图 1　14d 小鼠骨髓病理变化

三、讨论

再障的病因很复杂,但目前认为免疫介导的造血抑制是 AA 的主要发病机制。CsA 作为一种免疫抑制剂,治疗再障是通过免疫调节改变 T 淋巴细胞比例,从而去除骨髓造血的免疫抑制作用,使其恢复造血。叶绿素铜钠盐是从蚕沙中提取的糊状叶绿素经络合铜而成。林庚庭实验研究表明,叶绿素铜钠盐能够有效降低造血负调控因子,调节造血因子的代谢,促进造血干/祖细胞的造血功能。叶绿素铜钠盐联合环孢素 A 是中西医结合治疗再障的一种新思路。杨云等用叶绿素铜钠盐联合司坦唑醇和 CsA 治疗慢性再障的临床研究表明,起效时间较前缩短,患者治疗 1 个月时,白细胞、血红蛋白、血小板、中性粒细胞及网织红细胞较前明显升高,并且造血功能恢复速度增快。本研究发现,叶绿素铜钠盐联合环孢素 A

能促进 AA 模型小鼠造血功能,提高小鼠外周血白细胞、血红蛋白、血小板三系,其中叶绿素铜钠盐联合环孢素 A 小剂量组效果最明显,疗效好于单用叶绿素铜钠盐、环孢素 A,证实叶绿素铜钠盐与环孢素 A 合用可产生协同增效作用,纠正异常的免疫功能,使增生的造血干/祖细胞免受抑制性 T 淋巴细胞阻碍骨髓造血的恢复,为临床治疗再障提供可靠的实验依据。

叶绿素铜钠盐联合中药拆方对免疫介导再生障碍性贫血小鼠 T 淋巴细胞亚群的影响[①]

王守军[1]　魏克民[2]

(1.浙江省富阳市中医医院,富阳 311400;2.浙江省中医药研究院,杭州 310007)

摘　要　目的:观察叶绿素铜钠盐联合中药拆方对再生障碍性贫血小鼠 T 淋巴细胞亚群的影响。方法:根据文献方法建立免疫介导的再生障碍性贫血小鼠模型,分组给药,于实验第14天,处死全部小鼠,检测 T 淋巴细胞亚群。结果:叶绿素铜钠盐联合拆方各治疗组均能增加外周血 $CD4^+$ 细胞的百分比,降低 $CD8^+$ 细胞的百分比,提高 $CD4^+/CD8^+$ 比值。联合拆方Ⅰ组和Ⅲ组的疗效相似,效果最好。结论:叶绿素铜钠盐联合中药拆方可纠正 T 淋巴细胞亚群失衡。

关键词　贫血;再生障碍性/中医药疗法;叶绿素铜钠盐/治疗应用;中药(复方)/治疗应用;小鼠

再生障碍性贫血作为血液系统的常见病,关于其发病机制及治疗问题一直是临床和科研上的重点同时也是难点。众多研究表明,细胞免疫异常是再障发病机制中的主要环节,再障患者骨髓及外周血中 T 淋巴细胞数量相对增多、T 淋巴细胞亚群失调,$CD4^+$ 细胞比例降低,$CD8^+$ 细胞比例增高,$CD4^+/CD8^+$ 比值降低或倒置。实验研究及临床应用证明,叶绿素铜钠盐对再生障碍性贫血有切实有效的治疗作用。国家级名中医魏克民教授自拟的经验方"三黄三仙汤"对慢性再障疗效确切且安全无毒。本文探讨叶绿素铜钠盐联合该经验方中药拆方对再障小鼠免疫功能的影响,为筛选有效拆方提供实验资料。

一、实验材料

1.实验动物

雌性 *Balb/c* 小鼠(*H-2a*、*Mlsb*),8～12 周龄,体重 18～22g,为受者;雄性

---

①　原载《中国中医药科技》2013 年第 20 卷第 6 期。

$DBA/2$ 小鼠(H-$2a$、$Mlsb$),6～12 周龄,体重 20～22g,为细胞供者;小鼠购自上海斯莱克实验动物有限责任公司,许可证号为 $SCXK$(沪)2007-0005。

2.实验药物

新山地明(环孢素)胶囊,$Novartis$ $Pharm$ $Gmbh$ 生产,临用前用生理盐水配制成 1mg/mL 的溶液;叶绿素铜钠盐,浙江省中医院生产,临用前用生理盐水将叶绿素铜钠配成 5mg/mL 的溶液。叶绿素铜钠联合拆方液的制备:临用前配制叶绿素铜钠盐浓度为 5mg/mL 备用。拆方药物组成:Ⅰ组为黄芪、黄精、熟地、当归;Ⅱ组为黄芪、黄精、熟地;Ⅲ组为黄芪、黄精、当归;Ⅳ组为黄芪、当归、熟地;Ⅴ组为黄精、当归、熟地。以上各组药物用水浸泡 1 小时,再水煎两次,每次各煎煮 1 小时,各得药液 600mL 左右,两药液相混进行过滤,离心,浓缩,至终浓度分别为 1.0、0.8、0.8、0.8、0.6g/mL,备用。

二、实验方法

1.模型制备

参照姚军等的实验方法及赵忻等的改进法。取 $DBA/2$ 小鼠(H-$2a$、$Mlsb$),断颈处死,用 75% 酒精浸泡 5min,无菌取出胸腺和颈部、腋窝、腹股沟、肠系膜等处淋巴结,加少量生理盐水,除去表面血污及粘附的结缔组织,再次清洗后,用手术刀、剪刀反复剪切组织,直至成糊状,然后轻轻磨碎后用 200 目铜网过滤,台盼蓝鉴定细胞活性,细胞活性应达 95% 以上,计数后配成 5×10^6 个细胞$/mL$(1×10^6 个细胞$/0.2mL$)浓度备用。$Balb/c$ 小鼠经 ^{60}Co-γ 射线 5.5Gy(1.1$Gy/min \times 5min$)亚致死量全身照射后,2h 内立即由尾静脉注入上述细胞悬液,每只小鼠注入 0.2mL,制成免疫介导再生障碍性贫血小鼠模型。正常对照组 $Balb/c$ 小鼠用铅屏蔽进行假照射后 2h 内由尾静脉注入无菌生理盐水,每只小鼠注入 0.2mL。

2.动物分组及给药

$Balb/c$ 小鼠随机分为 9 组,每组 10 只。正常对照组和模型对照组:灌胃 0.3$mL/10g$ 生理盐水。环孢素组:灌胃 0.3$mL/10g$ 的环孢素溶液。叶绿素铜钠组:0.3$mL/10g$ 的叶绿素铜钠溶液。叶绿素铜钠联合拆方各组分别给以叶绿素铜钠溶液 0.15$mL/10g$、拆方液 0.15$mL/10g$。连续给药 14 天。

3.T 淋巴细胞亚群测定

给药 14 天,小鼠摘取右侧眼球取血,流式细胞仪检测外周血 T 淋巴细胞亚群的变化。

4.统计方法

全部数据采用 $SPSS$ 15.0 统计软件处理,数据以均值±标准差($\bar{x}\pm s$)表示,各组间比较进行方差分析。

三、结果

见表 1。

表 1　各组小鼠外周血 CD4$^+$、CD8$^+$、CD4$^+$/CD8$^+$ 的比较($x\pm s$)

组别	n	CD4$^+$(%)	CD8$^+$(%)	CD4$^+$/CD8$^+$(%)
正常组	10	35.43±3.28	17.64±1.65	2.11±0.12
模型组	10	29.92±2.99**	24.06±4.12** .	1.14±0.28**
环孢素组	10	32.67±2.30*△	22.78±3.32**	1.42±0.50**△
叶绿素铜钠组	10	32.83±2.45*△	21.52±3.90**△	1.63±0.51**△#
联合拆方Ⅰ组	10	33.44±1.59△△	18.27±1.01**△△##○○	2.02±0.44△△##○
联合拆方Ⅱ组	10	32.86±2.39*△	21.59±4.01**△	1.61±0.49**△#
联合拆方Ⅲ组	10	33.37±1.60△△	19.05±1.34**△△#○	1.98±0.63△△##○
联合拆方Ⅳ组	10	33.21±1.90*△△	20.45±1.90**△#○	1.79±0.46*△#○
联合拆方Ⅴ组	10	32.93±1.86*△	21.41±2.12**△#	1.70±0.53*△

说明:与正常组比较* $P<0.05$,** $P<0.01$;与模型组比较△ $P<0.05$,△△ $P<0.01$;与环孢素组比较# $P<0.05$,## $P<0.01$;与叶绿素铜钠组比较○ $P<0.05$,○○ $P<0.01$。

四、讨论

魏克民教授的自拟方"三黄三仙汤"具有补肾生血、健脾益气的作用,经临床验证,对再障的疗效确切,优于司坦唑醇对照组,且毒副作用低。前期动物实验研究显示,其能较明显地提高免疫介导再生障碍性贫血模型小鼠的外周血红细胞、白细胞及血小板计数,增加血红蛋白含量;改善细胞因子水平,促进骨髓造血。叶绿素络合铜制成叶绿素铜钠,动物实验表明其能提高再障模型小鼠的外周血三系数量,且对小鼠骨髓中多能干细胞、粒-单祖细胞、红系祖细胞及骨髓有核细胞的恢复均有明显促进作用,对骨髓基质细胞也有一定的修复作用。临床报道用叶绿素铜钠治疗慢性再障疗效优于司坦唑醇对照组。两者联合应用临床疗效显著。

前期动物实验证实,本实验采用的联合拆方Ⅰ组疗效优于环孢素和叶绿素铜钠单用组,且其大剂量组优于中小剂量组。本实验继续筛选拆方,结果表明,叶绿素铜钠联合拆方各治疗组,显著降低外周血中 $CD8^+$ 百分比,提高 $CD4^+$ 细胞百分比及 $CD4^+/CD8^+$ 比值,联合治疗组疗效明显优于环孢素组,亦不同程度地优于单用叶绿素铜钠组,疗效差异与拆方药物组成有关。Ⅰ组与Ⅲ组效果最好,优于Ⅱ、Ⅳ、Ⅴ组。Ⅰ组拆方药物为黄芪、黄精、当归、熟地;Ⅲ组药物为黄芪、黄精、当归。黄芪补气健脾,增强机体免疫功能;黄精益气养阴,滋补脾肾,使阴平阳秘;当归养血活血;熟地补肾填精。Ⅲ组虽较Ⅰ组少熟地,但其联合疗效仍与Ⅰ组相似,可以推论,黄芪、黄精、当归在本方中起关键作用。同时也提示通过降低外周血中 $CD8^+$ 百分比,提高 $CD4^+$ 细胞百分比及 $CD4^+/CD8^+$ 比值,纠正细胞因子的失调,是叶绿素铜钠联合拆方治疗免疫介导再生障碍性贫血模型小鼠的可能机制之一。

叶绿素铜钠盐治疗造血障碍性贫血的实验研究①

赵堂富¹　王素钦¹　王秀英¹　魏克民²　曹宝珍²　柴可群²　应栩华²

（1.中国医学科学院血液学研究所，天津 300020；2.浙江省中医药研究院，杭州 310007）

摘　要　目的：观察叶绿素铜钠盐对照射引起的全血细胞减少和再生障碍性模型小鼠的治疗作用，以及对多能干细胞、粒-单组细胞和骨髓基质细胞的调节作用。方法：实验小鼠全身照射后引起全血细胞减少和再生障碍性贫血。全血细胞减少试验一组照射后至第 10 天口服给药，一组照射后至第 15 天腹腔注射给药，分别检测各小鼠照射前后周围血白细胞、血小板、网织红细胞和红细胞压积；再生障碍性试验两组分别灌胃给药和腹腔注射给药 2 个疗程，每个疗程 15 天，期间停药 15 天，于治疗前、第一个疗程给药后第 10 天、停药后 15 天、第二个疗程结束及第二个疗程停药后 15 天检测上述指标；并对作用机制进行了研究。结果：叶绿素铜钠盐治疗组的全血细胞减少小鼠存活率有所提高，周围血白细胞、血小板、网织红细胞和红细胞压积均有提高；叶绿素铜钠盐治疗组的再生障碍性贫血小鼠，周围血白细胞、血小板、网织红细胞和红细胞压积恢复至接近正常；经叶绿素铜钠盐处理后，小鼠的 BMC、CFU-S、CFU-GM 产率明显提高。结论：叶绿素铜钠盐能提升辐射引起的造血损伤动物周围血的各项指标，促进再障模型小鼠再生障碍性贫血的恢复，对辐射小鼠 CFU-S、CFU-GM 及骨髓有核细胞有明显的促进作用。

关键词　叶绿素铜钠盐；全血细胞减少；再生障碍性贫血；骨髓有核细胞

　　叶绿素铜钠盐系从中药——蚕沙中提取的叶绿素衍生物。浙江省中医药研究院研究证实，该药治疗白细胞减少症效果显著。至今，尚未见其应用于治疗造血障碍性贫血及其实验研究的报道。本文就叶绿素铜钠盐对小鼠照射引起的全血细胞减少和再障模型小鼠再生障碍性贫血的治疗作用，以及该药对多能干细胞、粒-单祖细胞和骨髓基质细胞等的调节作用的实验研究报告如下。

---

①　原载《浙江医学》1989 年第 11 卷第 4 期。

一、材料和方法

1. 实验动物

昆明种成年小鼠,雌雄不限。小鼠再障模型的建立及动物饲养方法同前文报道。

2. 照射条件

照射源为直线加速器 8Mev-X 线。将小鼠装入自制玻璃盒内,靶距 100cm,照射野 13cm×23cm,盒上置 2cm 厚的休膜,照射量率 4Gy/min。

3. 药物

叶绿素铜钠盐粉剂,呈墨绿色,分别配制成 6mg/mL 和 5mg/mL 浓度的水溶液,前者供灌胃给药,后者供腹腔注射用。

4. 实验分组

(1)将照射引起全血细胞减少的小鼠分为两组。口服给药组:动物全身照射 6.5Gy 后,当天至照射后第 10 天,每日每只动物灌胃给药 3mg/0.5mL。腹腔注射给药组:动物照射 6.5Gy 后,当天至照射后第 15 天,每日每只动物腹腔注射叶绿素铜钠盐 1mg/0.2mL。

(2)将再障模型小鼠也分为两组,分别以 3mg/0.5mL 灌胃给药和 1mg/0.2mL 腹腔注射每日一次,每组给药 2 个疗程,每个疗程 15 天,期间停药 15 天。以上各治疗组皆设同批对照组,对照动物只给相同容量的水。

5. 疗效观察指标

照射引起全血细胞减少,治疗组于照射前和照射后 10、15、20、30 天,查周围血白细胞、血小板、网织红细胞和红细胞压积。再障模型小鼠再生障碍性贫血治疗组,于治疗前,第一疗程给药后第 10 天,第一疗程停药后 15 天和第二疗程结束及第二疗程停药后 15 天,分别观察以上各项指标。

6. 叶绿素铜钠盐对骨髓有核细胞(BMC)及多能干细胞(CFU-S)、粒-单祖细胞(CFU-GM)、骨髓基质细胞的影响

20 只小鼠全身照射 6.5Gy 后分两组,一组(10 只)从照射的当日至第 15 天,每日腹腔注射叶绿素铜钠盐 1mg/0.2mL;另一组每日注射同容量水作为对照。末次给药后,断颈活杀,取股骨制备骨髓细胞悬液,计数,测定 BMC、CFU-S、CFU-GM 和贴壁细胞集落的细胞数。CFU-GM 采用微量培养法,骨髓贴壁细胞集落形成参照 Mcmanus 方法,CFU-S 按常规方法。

二、结果

1.叶绿素铜钠盐治疗小鼠照射引起全血细胞减少的效果

实验小鼠共 5 批,64 只,其中对照组 25 只,1mg/0.2mL 腹腔注射组 19 只,3mg/0.5mL 口服组 20 只。各治疗组存活率均比对照组有所提高(统计学处理无显著差异)。周围血除 1mg/0.2mL 腹腔注射组之红细胞压积外,各观察点都一直高于对照组,其中 1mg/0.2mL 组 20 天血小板、15 天白细胞与 3mg/0.5mL 组 10 天网织红细胞压积、白细胞和 10、15 天的血小板经统计学处理差异显著($P<0.05$)。

2.叶绿素铜钠盐治疗再障模型小鼠再生障碍性贫血的效果

该组经过两个疗程的治疗,其中 1mg/0.2mL 腹腔注射组,周围血白细胞、血小板、网织红细胞和红细胞压积都恢复至接近正常值;3mg/0.5mL 口服组,周围血白细胞比治疗前提升 2.8×10^9/L,其他各项观察值也接近正常。与对照组相比,差异显著($P<0.05$)。

3.叶绿素铜钠盐对照射小鼠 BMC、CFU-S、CFU-GM 和基质细胞的影响

该组经叶绿素铜钠盐处理后,BMC、CFU-S、CFU-GM 产率都明显高于对照组;其贴壁细胞集落也高于对照组,但统计学处理差异不显著(见表 1)。

表 1　叶绿素铜钠盐对小鼠股骨 BMC、CFU-S、CFU-GM 和贴壁细胞的影响

组别	BMC (1×10^6)	CFU-S (5×10^4)▲		CFU-GM (1×10^5)▲		贴壁细胞集落 (2×10^6)+▲	
对照组 10 只	6.74	1.6	209	0.3	21	47.5	237
给药组 10 只	11.98**	5.99*	1455**	3.1**	378**	124.1	73.6

说明:+指一根股骨中该部分骨髓细胞内的 BMC、CFU-S、CFU-GM 和贴壁细胞集落数;▲指一根股骨中的 BMC、CFU-S、CFU-GM 和贴壁细胞集落数;* $P<0.05$;** $P<0.01$。

三、讨论

叶绿素铜钠盐是从中药蚕沙中提取的叶绿素衍生物。我国蚕沙资源丰富,取之不尽。按临床常用施治方,蚕沙属镇惊药,性温,味甘辛,有祛风除湿之效。现证实,从中提取的叶绿素之衍生物——叶绿素铜钠盐具有促进造血作用,这对资源的开发利用和中药的研究提高都具有重要意义。

　　早在 20 世纪 50 和 60 年代人们已观察到叶绿素的金属盐（如叶绿素钠盐、叶绿素铁盐）与造血的关系。但叶绿素铜钠盐对造血的作用尚未见报道，并且其促进造血的机理也不同于叶绿素铁盐。叶绿素铜钠盐不仅能提升辐射引起的造血损伤动物周围血的各项指标、促进再障模型小鼠再生障碍性贫血的恢复，而且对全身照射 6.5Gy 小鼠 CFU-S、CFU-GM 及骨髓有核细胞的恢复有明显的促进作用，对骨髓基质细胞的修复也有一定的调节作用。由此可见叶绿素铜钠盐对造血的作用，并非如同叶绿素铁盐那样是简单地促进白细胞释放，而是通过对造血干细胞、骨髓基质细胞的增殖发育的调节，促进骨髓造血功能的恢复，因此，骨髓有核细胞明显高于对照动物，各时相点周围血细胞均不同程度地高于对照动物。

　　本研究观察到叶绿素铜钠盐对造血障碍性贫血有较好的治疗作用，为临床研究和应用提供了实验依据。

再生障碍性贫血动物模型研究进展[①]

林庚庭[1]　　魏克民[2]　　张俊杰[3]

(1.中国人民解放军第 117 医院,杭州 310004;2.浙江省中医药研究院,杭州 310007;

3.浙江中医药大学,杭州 310053)

摘　要　目的:综合近年来再生障碍性贫血(AA)动物模型的研究概况并进行评价。方法:收集近 10 年的文献,结合实验室研究的体会,对主要动物模型进行介绍,并分析各模型的特点与应用价值。结果:通过 4 种模型比较,发现它们均有不同的特点。结论:认为物理方法及化学方法制造的 AA 模型,缺陷多,采用者极少,而免疫介导 AA 模型,稳定性好,易复制,但也存在不少缺点。

关键词　再生障碍性贫血;模型研究;应用评价

近年来对再生障碍性贫血(AA)的动物实验研究较多,但对 AA 的动物模型存在争议,现综述近年来 AA 的动物模型研究进展,寻求理想的 AA 动物模型。

一、AA 主要的动物模型

1.物理方法

段氏选用健康小鼠,雌雄各半,采用^{60}Co-γ 射线 7.0Gy 做 1 次全身照射,距离 2m,辐射剂量率 2.275Gy/min,制成 AA 动物模型。

山氏选用健康小鼠,雌雄不限,受亚致死量或致死量的 X 或 C 射线照射后,发现小鼠造血功能严重障碍,外周血全血细胞减少,其表现与人的急性 AA 相似,可以作为 AA 动物模型。

刘氏选用瑞氏种雄性小鼠,体重 22～24g,采用^{60}Co-γ 射线 7.0Gy 做 1 次全身照射,剂量为 750rad/只,制成 AA 动物模型。

2.化学方法

周氏将白消安用蒸馏水配成 0.05％混悬液,连续对小鼠按 4mL/(kg·d)灌

---

①　原载《浙江中西医结合杂志》2004 年第 14 卷第 3 期。

胃给药 45 天,结果发现 75％的小鼠外周血白细胞、血小板、血红蛋白较正常小鼠降低 1/3 以上,小鼠股骨内多能造血干细胞数为正常对照组的 42.4％(白消安组为 3237±435 个/mL,正常对照组为 7631±482 个/mL,$P<0.05$)。停白消安后第 6 天,白消安组为 2178±329 个/mL,正常对照组为 7019±513 个/mL,$P<0.05$),表明白消安可使造血干细胞受到损伤,数量明显减少,且恢复较慢。

赵氏等用白消安制成 AA 小鼠动物模型,但容易造成骨髓永久性损伤。

李氏选用大鼠,应用苯诱发大鼠的骨髓抑制,造成 AA 的动物模型,造模型时间长达 2 个月。

3.免疫介导 AA 模型

姚氏选用 Balb/c 小鼠,8～12 周龄,体重 16～20g,雌雄不限,作为受体,DBA/2 小鼠,8～10 周龄,雌雄不限,作为供体。取 DBA/2 小鼠,断颈处死,75％酒精浸泡消毒 5min 后,无菌取出胸腺、腋下、腹股沟等处的淋巴结,加 R/MINI-1640 培养液,除去表面血污及黏附的结缔组织,再次清洗后用手术刀、剪刀反复剪切组织,直到成糊状,再轻轻研磨,用 200 目尼龙网过滤,使之成为单细胞悬液。计数后配成 $5×10^6$/mL 浓度,其胸腺细胞∶淋巴细胞为 1∶2。取 1 滴苔盼蓝滴入玻片上鉴定细胞活性应在 95％以上。Balb/c 小鼠经 γ 射线 6.0Gy 全身照射 3min,亚致死剂量照射后 1～4h 内,立即尾静脉输入上述细胞悬液,每只小鼠输入 0.2mL,制成 AA 动物模型。

潘氏也采用 DBA/2 小鼠(供体)的胸腺淋巴细胞输注给亚致死量照射的 Balb/c 小鼠(受体),建立 AA 小鼠免疫介导模型。该模型被许多学者复制,作为研究方法,但实验操作复杂,条件要求高。

4.混合方法(物理化学方法)

孙氏选用健康昆明种小鼠,雄性,6～7 周龄,体重 20±0.3g,采用 ^{60}Co-γ 射线 3.0Gy 照射后于第 4 天开始给予环磷酰胺(CTX)50.0mg/kg 及氯霉素(CH)62.5mg/kg,共 3 天,分别于第 8、12 及 16 天摘取右侧眼球取血,抗凝检测血常规,发现小鼠外周血白细胞、血小板、血红蛋白较正常小鼠组均有明显降低,两组比较差异有非常显著的意义($P<0.01$)。第 8 天两组随机处死 3 只小鼠,取左侧股骨,Bouin 液固定,塑料包埋,切片。内骨髓活检,发现模型组骨髓增生极度低下,造血细胞减少(造血细胞容量$<20％$),脂肪细胞增多,间质水肿,血窦扩张,无巨核细胞等改变,获得小鼠再障模型。

二、各种模型的特点

以上各种模型选用的动物都是小鼠,各有其优缺点。物理方法模型是用小鼠受亚致死量或致死量的 X 或 γ 射线照射后,发现小鼠造血功能严重障碍,外周血全血细胞减少,其表现与人的急性 AA 相似。但 X 或 C 射线除引起造血功能严重障碍外,还会损伤全身各器官,毒副作用大。若一过性损害太厉害,小鼠死亡率很高,而一过性损害太轻,小鼠造血功能又会自行恢复。化学方法的缺点是造模时间周期长,容易造成骨髓永久性损伤。单纯的物理化学因素造成的模型也不符合 AA 的病因病理特点。免疫介导 AA 模型被许多学者复制,稳定性好。但实验操作复杂,条件要求高,模型动物死亡率高,一般 12～14 天全部死亡。若用于药效研究,时间太短,特别是在进行中药研究时,药效还没有反映出来,动物已经死亡。混合方法中 CTX 是烷化剂,具有细胞毒作用,可抑制 DNA 合成,对造血系统敏感,可以较缓慢但持久地抑制骨髓。CH 抑制骨髓造血,可引起 AA,临床上也有报道。γ 射线照射会影响 DNA 复制,抑制细胞的有丝分裂,使造血干细胞减少,并影响免疫功能。该模型操作简单,复制周期短,成功率高,死亡率低。其缺点是第 25 天左右模型动物造血功能会恢复正常。若作为 AA 模型用于研究,应该在 20 天左右处死动物,检测各项指标。

三、AA 模型的思路

物理方法及化学方法造成的 AA 模型,由于存在的缺陷,很少有学者以此为模型用于实验研究。目前用得较多的模型是免疫介导 AA 模型。由于稳定性好,该模型被许多学者复制,作为 AA 的研究动物模型。但其实验操作复杂,条件要求高,模型动物死亡快,死亡率达 100%。这可能是因为亚致死剂量照射,剂量太大,损伤全身各种器官,毒副作用太大所致。笔者认为照射剂量可以采用 5.5Gy(剂量率 1.1Gy/min,时间 5min),模型成功率高,动物死亡时间延长。混合方法模型有自愈倾向。CTX 具有较缓慢但持久的抑制骨髓的作用,可以考虑加大 CTX 的剂量,持久抑制骨髓的造血功能。AA 的发病机制研究表明,免疫功能的紊乱是重要的病理变化,该模型结合免疫介导 AA 模型尾静脉注射同种异体的淋巴细胞,可能是比较理想的方法。

基因芯片探讨再生障碍性贫血小鼠脾脏基因表达[①]

林庚庭[1]　梁卫青[2]　魏克民[2]　郑军献[2]　浦锦宝[2]

(1.解放军第 117 医院内科,杭州 310004;2.浙江省中医药研究院,杭州 310007)

摘　要　目的:研究正常与再生障碍性贫血(AA)小鼠脾脏的基因表达谱,大规模分析再生障碍性贫血的基因表达水平的变化,探讨发病机制。方法:造成免疫介导再生障碍性贫血模型,正常与再生障碍性贫血小鼠脾脏分别提取 mRNA,经反转录分别用 Cy3、Cy5 荧光标记,获得两组的 cDNA 探针,与博星基因芯片表达谱杂交,用扫描仪扫描结果,用分析软件分析统计。结果:AA 模型小鼠外周血白细胞、血小板、血色素较正常小鼠组均有明显降低,两组比较有非常显著的差异,骨髓活检发现,模型组骨髓增生极度低下,造血细胞容量减少、脂肪细胞增多、间质水肿等改变。模型组和正常组差异表达基因共 100 条(4.88%),其中 AA 模型的上调基因 29 条(1.41%),下调基因 71 条(3.47%)。下调基因占差异表达基因的多数(71%)。结论:利用基因芯片技术结合动物模型能大规模、高通量地研究基因表达谱,初步筛选出疾病相关基因,对进一步阐明在基因水平上的发病机制有十分重要的作用。

关键词　基因芯片;基因微矩阵;基因表达谱;再生障碍性贫血小鼠

再生障碍性贫血(AA)的发病率为 0.74/10 万,其中急性再生障碍性贫血发病率为 0.14/10 万,慢性再生障碍性贫血(CAA)发病率为 0.60/10 万,属临床较常见的血液系统疾病。近年来对该病的动物实验研究较多,但 AA 的动物模型基因表达的改变未见相关报道。本文利用基因芯片技术分析 AA 的动物模型基因表达,探讨 AA 的发病机理。

一、材料和方法

1.材料

动物:Balb/c 小鼠,8～12 周龄,体重 16～20g,雌雄不限;DBA/2 小鼠,8～10

---

①　原载《医学研究通讯》2004 年第 33 卷第 7 期。

周龄,雌雄不限,体重17～21g。小鼠均由中国科学院上海实验动物中心提供,批号003。基因芯片:小鼠2048点基因芯片,购自上海博星基因公司。

2.方法

根据姚氏方法,选用Balb/c小鼠,8～12周龄,体重16～20g,雌雄不限,作为受体;DBA/2小鼠,8～10周龄,雌雄不限,作为供体。取DBA/2小鼠,断颈处死,75%酒精浸泡消毒5min后,无菌取出胸腺、腋下、腹股沟等处的淋巴结,加R/MINI-1640培养液,除去表面血污及粘附的结缔组织,再次清洗后,用手术刀、剪刀反复剪切组织,直到成糊状,再轻轻研磨,用200目尼龙网过滤,使之成为单细胞悬液。计数后配成$5×10^6$/mL浓度,其胸腺细胞:淋巴细胞为1:2。取1滴苔盼蓝滴入玻片上鉴定细胞活性应在95%以上。Balb/c小鼠经X射线6.0Gy做一次全身照射3min,亚致死剂量照射后1～4h内,立即尾静脉输入上述细胞悬液,每只小鼠输入0.2mL,制成AA动物模型。

血常规及网织红细胞:两组分别于第2天、第4天、第8天随机取10只摘取右侧眼球取血检测血常规及网织红细胞(Ret)。骨髓有核细胞数计数取右侧股骨,用1mL PBS缓冲液冲洗出全部骨髓,计数骨髓有核细胞数。处死小鼠,取左侧股骨,Bouin液固定,塑料包埋,切片,骨髓活检。

基因芯片:将代表2048点的基因PCR产物用PROSYS 5510A点样仪(CARTESRAN)按微矩阵排列点样于DAKO玻璃片,每组10只,提取脾组织mRNA后等量混合,两组分别用Cy3、Cy5逆转录荧光标记制作cDNA探针,混合后与表达谱芯片进行杂交。用ScanArry 3000扫描仪扫描芯片杂交荧光强度,以两组标准化信号的比值大于2.5作为判断基因差异表达的标准。

用ImaGENE 3.0软件分析扫描结果,统计采用SPSS统计软件进行分析。

二、结果

1.外周血象变化

第2天小鼠外周血白细胞、血小板及网织红细胞较正常小鼠组均有降低,两组比较有显著性差异($P<0.05$),第4天及第8天这几个指标明显降低,两组比较有非常显著性差异($P<0.01$)。第2天、第4天及第8天血色素及红细胞较正常小鼠组均有降低,两组比较有显著性差异($P<0.05$),见表1。

2.骨髓有核细胞数(BMNC)变化

第2天发现小鼠骨髓有核细胞数较正常小鼠组均有明显降低,两组比较有显著性差异($P<0.05$)。第 4 天及第 8 天发现小鼠骨髓有核细胞数较正常小鼠组均有明显降低,两组比较有非常显著的差异($P<0.01$),见表 1。

表 1　外周血象及骨髓有核细胞数的变化

组别	小鼠数 n	白细胞计数 ($\times10^{9}$/L)	红细胞计数 ($\times10^{12}$/L)	血红蛋白 (g/L)	血小板计数 ($\times10^{9}$/L)	Ret (%)	BMNC ($\times10^{6}$/根股骨)
对照组	10	7.92± 1.78	8.36± 1.20	159± 42.0*	696± 42.60	1.5± 0.35	14.86± 1.63
模型组(2d)	10	4.55± 0.76*	7.09± 1.56*	126± 27.5*	368± 37.5*	0.82± 0.42*	8.97± 1.73*
模型组(4d)	10	0.78± 0.34**	5.26± 1.30*	106± 20.8*	199± 32.80**	0.38± 0.15**	5.26± 0.94**
模型组(8d)	10	0.55± 0.28**	4.38± 1.03*	112± 23.2*	187± 24.60**	0.30± 0.12**	4.82± 1.03**

注:与对照组比较 ** $P<0.01$; * $P<0.05$。

3.骨髓病理变化

第 8 天两组随机处死 10 只小鼠,取左侧股骨,Bouin 液固定,塑料包埋,切片,骨髓活检,发现模型组骨髓增生极度低下,造血细胞减少(造血细胞容量<20%),脂肪细胞增多,间质水肿,血窦扩张,无巨核细胞等改变。

4.模型基因表达的变化

在 2048 条小鼠基因中,模型组和正常组差异表达基因(2 倍以上)共 100 条(4.88%),其中上调基因 29 条(1.41%),下调基因 71 条(3.47%)。下调基因占差异表达基因的多数(71%),其中主要包括如下几类:免疫炎症反应相关基因 14条,细胞外基质和细胞骨架相关基因 35 条,信号传导相关基因 8 条,核蛋白及核酸结合蛋白相关基因 20 条,细胞周期调节蛋白相关基因 8 条,代谢相关基因 13条,功能不清楚 2 条。其中与本实验密切相关基因 6 条,包括细胞凋亡相关基因 3条,免疫调节相关基因 2 条,代谢相关基因 1 条。在差异表达基因中,与 AA 密切相关的基因 7 条,下调 4 条,上调 3 条,包括细胞凋亡相关基因 3 条,免疫调节相关基因 2 条,代谢相关基因 1 条,信号传导相关基因 1 条。

三、讨论

AA 小鼠模型是免疫介导模型,目前研究 AA 普遍采用此模型。实验结果证实模型小鼠外周血三系明显减少,骨髓有核细胞数减少,病理切片提示 AA 模型成功。基因芯片技术是近年来发展起来的一项新技术,具有高通量、集成化和操作并行性的特点。我们应用基因芯片技术发现 AA 模型小鼠脾基因表达与正常小鼠有许多差异。

　　T. R. Lappin 等研究发现,在 Friend 病毒贫血(FVA)的小鼠模型中,通过 PCR 微阵列技术证实小鼠的 TACC3、小鼠促红细胞生成素介导的 cDNA(mERIC-1)被促红细胞生成素上调。R. P. Piekorz 等报道 TACC3 是一种与细胞的中心体/有丝分裂的纺锤体相关的蛋白质,在造血细胞系依赖细胞周期方式高表达,TACC3 的缺乏与细胞凋亡率增加及 p53 基因 p21(Wafl/Cip1)表达有关,造血干细胞功能和其他细胞系缺乏一样可以通过联合 TACC3 及 p53 下调来纠正,TACC3 下调可以激发 p53 介导的细胞凋亡。Still IH 等报道 TACC3 与多种肿瘤有关,TACC3 上调,p53 介导的细胞凋亡降低,容易发生肿瘤,如多发性骨髓瘤(MM)。

　　本实验发现,AA 模型小鼠脾 TAC3 基因表达上调,可能是 AA 模型小鼠促红细胞生成素应激性分泌增加,促红细胞生成素双上调小鼠脾 TACC3 基因表达。目前许多血液病专家认为这可能是一种克隆性疾病,因 p53 介导的细胞凋亡降低,病态造血干细胞克隆性增生,从而引起的。模型小鼠脾 H2-Bf 的 mRNA 基因表达上调。Y. Huang 等认为 H2-Bf 与二选一的补体通路激活有关,能被肿瘤坏死因子 αTNF-α 和干扰素 γ IFN-γ 上调。IFN-γ、TNF-α 是两种造血负调控因子,主要由 T 淋巴细胞分泌。研究发现,患者骨髓及外周血中 IFN-γ、TNF-α 水平明显提高;实验发现模型小鼠脾 H2-Bf 的 mRNA 基因表达上调,血细胞及骨髓有核细胞 IFN-γ、TNF-α 水平增加,证实 H2-Bf 的 mRNA 基因与 IFN-γ、TNF-α 水平密切相关,与文献报道一致。模型小鼠脾 Abcb10 基因表达上调。O. S. Shirihai 等认为 GATA-1 是正常红细胞生成所必需的,通过分析确定新的 GATA-1 调节基因 ATP-binding cassette(ABC)运输机,这种蛋白质,命名为 ABC-me,定位在线粒体的内膜,在胚胎和成人的红系组织表达特别高。

　　对于红白血病细胞,在细胞系和造血干细胞红系成熟阶段促使 ABC-me 产生,并且 ABC-me 基因的过表达提高血色素合成。ABC-me 蛋白质通过结合 ATP 水解和各种酶的跨膜运输参与多种生理作用。推测 ABC-me,一种新鉴别的红系表达 ABC 超家族成员,可以调节危急的线粒体的运输功能,与亚铁红素生物合成有关。我们的实验发现,模型小鼠脾 ABC-me 蛋白质基因表达上调,可能是 AA 模型小鼠促红细胞生成素应激性分泌增加,应激性红系成熟增加,上调小鼠脾 ABC-me 基因表达。也可能是由于模型小鼠病态造血干细胞克隆性增生,支持 AA 可能是一种克隆性疾病的观点,也可能是 AA 会转化成白血病的基因基础。

AA 模型小鼠脾 Txnip 的 mRNA 基因表达下调。E. Junn 等认为 Txnip 基因与其他蛋白相互作用,如增殖相关基因和凋亡信号调节 Kinase 1,能使细胞增殖增加,凋亡减少,IL-6(白介素 6)表达水平提高,但可被 mVDUP1 抑制。实验发现,AA 模型小鼠脾 Txnip 的 mRNA 基因表达下调,表明 Txinp 的 mRNA 基因表达与血及骨髓中的 IL-6 水平有关联。细胞因子 IL-6 代谢紊乱是 AA 病理的一个重要环节。AA 模型小鼠脾 Madh5 的 mRNA 基因表达下调。B. Liu 等报道,Madh5 蛋白质是转化生长因子 beta(TGF-β)超家族的下游的信号传感器,对成人和胚胎的造血作用起着多向性的调节功能。

SMAD5 首先被考虑为调节骨的形态形成的蛋白质(BMPS)信号,也能对来自人骨髓的造血祖细胞的增殖传导 TGF-β 的抑制信号。研究说明,SMAD5 在胚胎造血作用阶段对高增殖潜能先驱的重要的负性调节功能。实验发现在 AA 模型小鼠脾 Madh5 的 mRNA 基因表达下调,表明 AA 模型小鼠对造血作用的多向性的调节功能下降。AA 模型小鼠脾 Dgka 的 mRNA 基因表达下调。M. A. Sanjuan 等认为 Dgka 与免疫相关,在静止 T 细胞高表达。AA 的发病与免疫密切相关,研究证实 AA 患者存在大量被激活的 CD8 T 细胞,静止 T 细胞减少,Dgka 的 mRNA 基因表达下调。Y. V. Goltsev 等认为,CASP-8 和 CASP-10 是半胱氨酸蛋白酶家族的成员,通过与 MORT1/FADD,一种在 CD120a 的适配器蛋白质和 CD95 介导的死亡信号通路相互作用参与细胞的凋亡。CASH 包含两个 N-端死亡受动器片段,通过它们与 MORT1/FADD、CASP-8、CASP-10 相互结合,抑制 CD95 和 CD120a 介导的细胞凋亡。Fas-fasl 系统介导的凋亡以及机体对其调控的失常参与了 AA 患者骨髓造血衰竭的病理生理过程。AA 模型小鼠 CASH 表达下降,CD95 和 CD120a 介导的细胞凋亡增加,从而出现 AA。

从以上分析可知,AA 的机制可能有两个方面,第一是造血干细胞凋亡增加,流式细胞仪研究证实从骨髓中 CD34 细胞数量明显减少。凋亡可能是 CD8 T 细胞直接诱发凋亡,也可能是细胞因子通过 CD95 和 CD120a 介导的细胞凋亡增加。第二是 AA 可能是一种克隆性疾病,尚需要进一步研究。

叶绿素铜钠促进再生障碍性贫血小鼠 MSC 对 T 淋巴细胞的调节作用[①]

王灵聪[1]　蒋慧芳[2]　尹利明[1]　魏克民[2]

(1.浙江中医药大学附属第一医院,杭州 310006;2.浙江省立同德医院,杭州 310012)

摘　要　目的:探讨叶绿素铜钠促进免疫介导再生障碍性贫血(aplastic anemia, AA)小鼠骨髓间充质干细胞(mensenchymal stem cells,MSC)对 T 淋巴细胞的调节作用。方法:建立免疫介导 AA 小鼠模型,随机分为正常对照组(N)、AA 模型组(M)、环孢素组(Cs)、叶绿素铜钠小剂量组(X)、叶绿素铜钠中剂量组(Z)、叶绿素铜钠高剂量组(G)6 组,每组 6 只,15 日后处死,观察各组的骨髓病理,骨髓进行 MSC 培养,第 3 代 MSC 诱导成骨细胞,观察光镜下第 2 代 MSC(F2MSC)、成骨细胞的形态学变化,MSC 调节植物血凝素(PHA)对 T 淋巴细胞转化实验,ELISA 检测 MSC 的转化生长因子(TGF-β_1)。结果:N、Cs、X、Z、G 组的骨髓增生均比 M 组活跃。各组 F2MSC 细胞呈长梭形,第 3 代 MSC 可被诱导为成骨细胞。N、X、Z、G 组的 CD25$^+$ FOXP3$^+$ 明显大于 M 组($P<0.05$)。N、Cs、Z 的 TGF-β_1 显著大于 M 组($P<0.05$)。结论:叶绿素铜钠能促进 AA 小鼠 MSC 对 T 淋巴细胞的调节作用。

关键词　叶绿素;贫血;骨髓间充质干细胞;T 淋巴细胞;TGF-β_1

AA 是指原因不明的原发性骨髓造血功能衰竭综合征。MSC 是一群存在于骨髓中的非造血干细胞,具有多向分化的潜能,在适宜的条件下能分化为成骨、软骨、脂肪、肌腱、肌肉、神经元和骨髓基质细胞等,同时具有支持造血和免疫调节功能。本研究拟通过免疫介导 AA 小鼠模型的建立,探索叶绿素铜钠能否促进 AA 小鼠 MSC 对 T 淋巴细胞的调节。

一、材料与方法

1.实验动物与药品试剂

雌性 Balb/c 小鼠(H-2a、MLsb),8～12 周龄,18～22g,为受者;雄性 DBA/2

---

①　浙江省自然科学基金资助项目,编号 Y2080036。原载《中华中医药学刊》2012 年第 30 卷第 2 期。

小鼠(H-2a、MLsb),6～12周龄,20～22g,为细胞供者,均为 SPF 级。叶绿素铜钠盐由浙江省中医药研究院提供,临用前分别配成小剂量(5mg/mL)、中剂量(10mg/mL)、大剂量(20mg/mL)的溶液。环孢素胶囊(新山地明胶囊,Cs),10mg/粒,Novartis Pharma Gmbh 生产,进口药品注册证号为 H20020096,批号为 S02800,灌胃前用生理盐水(NS)将 Cs 配成 1mg/mL 的溶液。小鼠调节性 T 细胞检测试剂盒、小鼠抗人单克隆抗体 CD29-PE、CD33-FiTc、CD44-PE、TGF-β_1 ELISA 试剂盒均购自 eBioscience 公司。

2.实验方法

(1)免疫介导 AA 小鼠模型的建立、分组、给药

根据周氏方法,取 DBA/2 小鼠,无菌取出胸腺和颈部、腋窝、腹股沟、肠系膜等处淋巴结,加少量 NS,剪刀剪切组织至糊状,以 200 目铜网过滤,苔盼蓝鉴定活性细胞 95％以上,配成 5×10^6 个细胞/mL 备用。Balb/c 小鼠经 ^{60}Co-γ 射线 5.5Gy(1.1Gy/min$\times$5min)亚致死量全身照射后,2h 内立即由尾静脉注入上述细胞悬液 0.2mL,制成 AA 小鼠模型,随机分为 M 组、Cs 组、X 组、Z 组、G 组,每组6 只。N 组 Balb/c 小鼠用铅屏蔽进行假照射后 2 小时内,由尾静脉注入 NS0.2mL。6 组均灌胃 0.25mL 给药,N 组和 M 组各灌 NS,Cs 组灌 Cs 25mg/(kg·d),X 组灌叶绿素铜钠 25mg/(kg·d),Z 组灌叶绿素铜钠 50mg/(kg·d),G 组灌叶绿素铜钠 100mg/(kg·d),连续 15 天后,处死,检查骨髓病理切片。

(2)MSC 及成骨细胞培养鉴定

取 6 组小鼠的原代骨髓 MSC,细胞培养 7 天后,待细胞长至约 50％～60％融合时,用 0.05％胰酶/EDTA(Gibco)消化传代,接种密度为 4×10^3/cm^2,培养瓶预涂 5μg/mL FN,贴壁 24h 后换液。待细胞长满后再传代。成骨细胞的诱导:第3 代骨髓 MSC 种入 24 孔板,8×10^4 细胞/孔,成骨细胞诱导液诱导 14d,0.1％茜素红染色。成骨细胞诱导液:Vc 50μg/mL,β-磷酸甘油 10^{-2} mol/L,地塞米松 10^{-8} mol/L,FBS 10％,DMEM。观察并记录 F2MSC 形态、成骨细胞形态。

(3)MSC 调节 PHA 对 T 淋巴细胞转化实验

取 Balb/c 小鼠的脾研磨,制备单细胞悬液,应用尼龙毛柱分离出 T 淋巴细胞,加入 24 孔板,每孔加入含 5mg/L PHA、5％胎牛血清的 1mL MEM 培养基,含 T 细胞 1×10^6。6 组均加入 PHA 刺激的 T 细胞和其对应组小鼠的骨髓 MSC(MSC:T 细胞=1:20)。每组设 4 个平行孔,在 37℃、5％CO$_2$、饱和湿度条件下培养 2d 后,根据试剂盒要求行小鼠调节性 T 细胞检测,以 CD4 射门,观察 T 细胞中 CD25$^+$ FOXP3$^+$ 与 T 细胞的比值。

（4）ELISA 检测 TGF-β_1

取上述 6 组 PHA 刺激的 T 细胞和 MSC 一起培养的上清液，根据试剂盒要求 ELISA 检测 TGF-β_1。

3.统计学方法

计量资料数据以均数±标准差（$\bar{x}\pm s$）表示，采用 SPSS 11.5 统计软件，组间比较采用 LSD，$P<0.05$ 表示有显著性差异。

二、结果

1.骨髓病理

光镜见 N 组小鼠骨髓增生活跃，造血细胞满视野可见，巨核细胞多见。M 组小鼠骨髓增生极度低下，造血细胞明显减少，脂肪细胞增多，有间质水肿、出血，血窦扩张，无巨核细胞等改变。Cs、X、Z、G 组的骨髓增生均比 M 组活跃。见图 1～图 6。

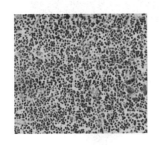
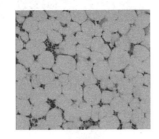
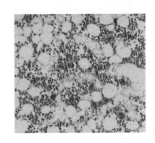

图 1　N 组小鼠骨髓切片×200　　图 2　M 组小鼠骨髓切片×200　　图 3　Cs 组小鼠骨髓切片×200

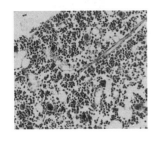
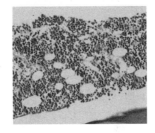
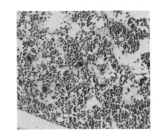

图 4　X 组小鼠骨髓切片×200　　图 5　Z 组小鼠骨髓切片×200　　图 6　G 组小鼠骨髓切片×200

2.F2MSC 及成骨细胞培养

倒置显微镜观察 F2MSC，类圆形细胞系内皮细胞和造血干细胞，长梭形细胞为 MSC 细胞，各组 MSC 细胞比原代及一代的更加的铺开而饱满，N、Cs、G 组的 MSC 数量比 M 组明显增多，见图 7～图 12。成骨细胞诱导后，部分 MSC 细胞由长梭形变为立方形,进而转变为多角形,体积增大,带有数个突起,红染色细胞即为成骨细胞,Z 组的成骨细胞数量明显多于 M 组。见图 13～图 17。

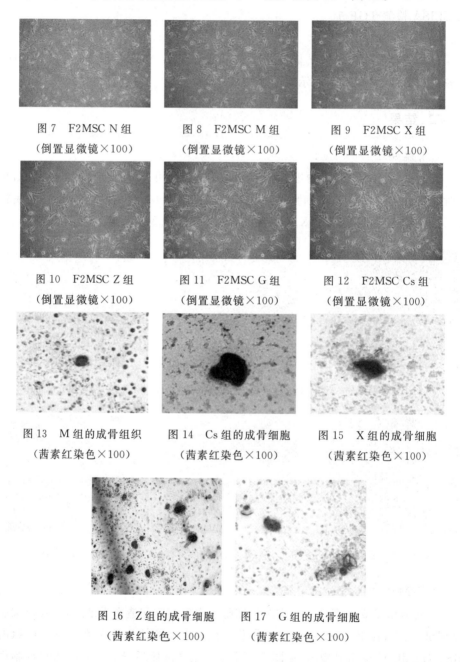

图 7 F2MSC N 组　　　　图 8 F2MSC M 组　　　　图 9 F2MSC X 组
（倒置显微镜×100）　　（倒置显微镜×100）　　（倒置显微镜×100）

图 10 F2MSC Z 组　　　图 11 F2MSC G 组　　　图 12 F2MSC Cs 组
（倒置显微镜×100）　　（倒置显微镜×100）　　（倒置显微镜×100）

图 13 M 组的成骨组织　图 14 Cs 组的成骨细胞　图 15 X 组的成骨细胞
（茜素红染色×100）　　（茜素红染色×100）　　（茜素红染色×100）

图 16 Z 组的成骨细胞　图 17 G 组的成骨细胞
（茜素红染色×100）　　（茜素红染色×100）

3. MSC 调节 PHA 对 T 淋巴细胞转化实验及 TGF-β_1 比较

N、X、Z、G 组的 CD25$^+$FOXP3$^+$ 明显大于 M 组（$P<0.05$）。N、Cs、Z 组的 TGF-β_1 显著大于 M 组（$P<0.05$）。见表 1。

表 1　各实验组小鼠 MSC 的 CD25$^+$FOXP3$^+$ 及 TGF-β_1 比较（$\bar{x}\pm s$）

组别	n	CD25$^+$FOXP3$^+$（%）	TGF-β_1（pg/mL）
N	6	10.80±1.00**	1165.51±100.80*
M	6	5.73±0.80	683.83±50.60
Cs	6	7.25±0.48	863.64±59.40*
X	6	9.10±0.91**	755.36±95.00
Z	6	7.35±0.74*	911.67±110.20*
G	6	8.85±0.95**	750.37±62.40

说明：与 M 组比较：* $P<0.05$，** $P<0.01$。

三、讨论

目前重型再生障碍性贫血（SAA）的首选治疗措施为造血干细胞移植（HSCT），但由于移植源有限，使用免疫抑制剂仍是治疗的主要方法。我国是闻名世界的丝绸大国，蚕桑资源居世界之冠，从蚕沙中提取的叶绿素是由四个吡咯环组成的卟啉环，与血红蛋白的结构极其相似，能参与血红蛋白的合成，促进生血，是一种良好的造血细胞赋活剂，铜能参与铜蓝蛋白的合成，促进骨髓造血。研究发现，叶绿素铜钠能明显使免疫介导 AA 小鼠的血及骨髓 IFN-γ、IL-6、TNF-α 水平降低，抑制 CD34$^+$ 细胞凋亡，说明能改善造血干细胞的造血功能，同时该药能从基因水平调节 T 细胞亚群，提高外周血 CD4$^+$ 细胞比例，降低 CD8$^+$、CD3$^+$ 细胞比例，提高 CD4$^+$/CD8$^+$ 比值。我们的前期研究发现，叶绿素铜钠能明显改善 AA 小鼠和患者的血三系，且临床上叶绿素铜钠治疗慢性 AA 有效率达 80%。本研究发现，M 组小鼠的骨髓病理切片显示小鼠骨髓增生明显低下，脂肪细胞增多，造血组织减少，有间质水肿、出血、血窦扩张，未见到巨核细胞等改变，提示 AA 小鼠造模是成功的，而叶绿素铜钠各治疗组均明显改善骨髓病理变化，说明叶绿素铜钠可以治疗 AA。

MSC 具有多向分化潜能，在不同的诱导条件下，可以诱导形成成骨细胞、脂肪细胞、神经细胞等其他类型的细胞。成骨细胞不仅是骨骼系统的重要组成细胞,而且是"造血壁龛"的重要组成细胞,因此,成骨细胞的质和量直接影响骨骼系统和造血系统。如何鉴别我们培养的确实为 MSC 呢? 我们采用贴壁培养 MSC,操作快速,对细胞的活性影响较小,并每次传代严格掌握消化酶的量和消化时间,保证 MSC 在短暂的作用时间内与培养瓶底分开,淋巴细胞、单核细胞则因贴壁性强仍贴附与瓶底,从而使骨髓间充质干细胞得到纯化,对 2 代在细胞镜下鉴定为 MSC。进一步收获第 3 代细胞,实验发现成骨细胞诱导分化后,通过茜素红染色得到钙结节,表明该代细胞可向成骨细胞分化。光镜下发现 Z 组刺激产生的钙结节明显增多,说明叶绿素铜钠可显著促进成骨细胞分化。通过以上两种方法,我们证明所培养的第 3 代细胞确实为骨髓间充质干细胞。

CD4$^+$ CD25$^+$ 调节性 T 细胞是一类最近才被人们认识的免疫调节细胞,起源于胸腺,发挥抑制性免疫调节作用,它们在维持机体免疫耐受状态、防止自身免疫病发生、抗移植物排斥以及肿瘤免疫中发挥重要作用。Foxp3 是 CD4$^+$ CD25$^+$ 调节性 T 细胞发育和功能维持的关键性调节基因,其特异性地表达于 CD4$^+$ CD25$^+$ 调节性 T 细胞。Foxp3 表达的减少可能会减弱 CD4$^+$ CD25$^+$ 调节性 T 细胞的数量及免疫抑制功能,进而使效应性 T 细胞维持持久的活化状态,最终导致自身免疫调节的失衡。已有研究结果提示,CD4$^+$ CD25$^+$ 调节性 T 细胞的功能异常与 AA 的发生发展有着密切相关性。在 MSC 调节 PHA 对 T 淋巴细胞转化实验中,我们发现,M 组的 CD25$^+$ FOXP3$^+$ 明显小于 N 组和 X、Z、G 组,而 Cs 组效果不明显,与 M 组无差异。这说明叶绿素铜钠可改善 AA 小鼠的 CD25$^+$ FOXP3$^+$。

研究认为,TGF-β_1 是一个分泌型的多肽信号分子,生物活性极其广泛,能调控多种间充质来源细胞增殖和定向分化,是调控 MSC 的首选生长因子之一,合适浓度的 TGF-β_1 能有效促进 MSC 成骨分化。有研究认为,MSC 对 T 细胞的抑制作用与某些可溶性细胞因子 TGF-β 等有关。我们的实验发现,N、Cs、Z 组的 TGF-β_1 显著大于 M 组,与 MSC 及成骨细胞形态、CD25$^+$ FOXP3$^+$ 的变化相对应。推测 AA 小鼠 MSC 及成骨细胞的变化与叶绿素铜钠能调节 MSC 的 CD25$^+$ FOXP3$^+$ 与 TGF-β_1 有关。

结论:叶绿素铜钠能促进 AA 小鼠 MSC 对 T 淋巴细胞的调节作用。

蚕沙提取物铁叶绿酸钠治疗缺铁性贫血的临床观察①

魏克民　浦锦宝　祝永强　郑军献　梁卫青
李　践　裘维焰　刘彧宏　胡轶娟

(浙江省中医药研究院,杭州 310007)

摘　要　目的:观察蚕沙提取物铁叶绿酸钠治疗缺铁性贫血的疗效。**方法**:将 2116 例缺铁性贫血患者分为治疗组 1886 例,对照组 230 例,治疗组予铁叶绿酸钠片口服,对照组予琥珀酸亚铁薄膜衣片口服,观察两组疗效及治疗前后血常规和铁代谢指标的变化。**结果**:观察组总有效率为 79.84%,对照组为 73.04%。贫血指标明显改善,改善铁代谢。**结论**:蚕沙提取物铁叶绿酸钠为治疗贫血的有效药物。

关键词　贫血;缺铁性/中医药疗法;铁叶绿酸钠/治疗作用;人类

蚕沙系传统中药,性温,味甘辛,入肝脾经,具有清热祛风、利湿化浊、活血通络、镇静安神等功效,并能养血化瘀、补气健脾,是一味治疗贫血的良药。但蚕沙存在用量大、服用不便、质量难以控制、疗效指标不明确等缺点。经过多年研究,人们以现代科技手段,将蚕沙经浸提—溶解皂化—抽提—酸析—洗涤—铁代络合—精制成铁叶绿酸钠,以此为原料研制治疗缺铁性贫血的特效新药。本文系统观察了铁叶绿酸钠治疗缺铁性贫血的疗效和安全性,报告如下。

一、临床资料

1.一般资料

缺铁性贫血患者 2116 例,其中,男性 659 例,女性 1457 例,年龄 18～65 岁。将患者分为治疗组 1886 例,对照组 230 例。性别、年龄、病程、贫血分级、贫血原因、症状、理化指标等各基线指标基本一致,无统计学差异。

---

①　原载《中国中医药科技》2009 年第 16 卷第 6 期。

2.诊断标准

诊断标准参照张之南《血液病诊断及疗效标准》。

3.排除标准

(1)缺铁性贫血极重度者。(2)妊娠早期(≤妊娠 13 周)妇女。(3)哺乳期妇女,过敏体质者。(4)合并脑血管及造血系统等其他严重原发性疾病,精神病患者。(5)原发疾病尚未控制,持续出血所致贫血。

二、治疗方法

治疗组:口服铁叶绿酸钠片 50mg(杭州前进制药厂生产),每日 3 次,每次 2 片。对照组:口服琥珀酸亚铁薄膜衣片 0.1g(江苏永大药业集团生产),每日 3 次,每次 2 片。两组疗程均为 30 天。服药期间两组均不服用其他补血、补铁药物。

观察指标:(1)安全性观测:一般体检项目和尿常规、大便常规、心电图、肝肾功能(谷丙转氨酶、尿素氮、肌酐)检查。(2)疗效性观测:1)相关症状和体征。2)血常规、网织红细胞。3)血清铁(SI)及总铁结合力(TIBC)、血清铁蛋白(SF)、血清转铁蛋白(TF)、转铁蛋白饱和度(TS)、血清可溶性转铁蛋白受体(sTfR)。以上均在治疗前及治疗结束后各检测或记录 1 次。

三、结果

1.疗效标准

临床痊愈:血红蛋白(Hb)男>120g/L,女>105g/L,临床症状消失,血清铁、总铁结合力、血清铁蛋白等恢复正常。显效:症状明显好转,贫血严重度分级由重度转为轻度(改善 2 级以上)。有效:症状有好转,贫血严重度改善 1 级。无效:临床症状及贫血严重度分级无改善。

2.疗效比较

两组疗效比较见表 1。

表 1　两组疗效比较

组别	n	临床痊愈	显效	有效	无效	显效率(%)	有效率(%)
治疗组	1886	456(24.18%)	576(30.54%)	434(23.01%)	420(22.27%)	54.72	77.70[*]
对照组	230	57(24.78%)	65(28.26%)	46(20.00%)	62(26.96%)	53.04	73.04

注:χ^2 检验,两组比较,[*] $P<0.05$。

166

3. 血常规变化比较

两组治疗前后血常规变化比较见表 2。

表 2　两组治疗前后血常规比较($x \pm s$)

组别	n	血红蛋白(g/L)		红细胞计数($\times 10^{12}$/L)		平均红细胞体积(fL)	
		疗前	疗后	疗前	疗后	疗前	疗后
治疗组	1886	87.82±5.98	117.62±9.28**	3.65±0.17	4.26±0.24**	76.50±1.81	83.28±2.53**
对照组	230	88.88±5.06	101.30±5.69**	3.72±0.17	4.05±0.17**	76.22±1.13	79.06±1.71**

组别	n	平均红细胞血红蛋白含量(pg)		每升血液中血红蛋白浓度(g/L)		网织红细胞比值(%)	
		疗前	疗后	疗前	疗后	疗前	疗后
治疗组	1886	24.05±0.87	27.65±1.46**	314.20±6.69	331.76±14.31**	1.22±0.76	1.49±1.19**
对照组	230	23.90±0.42	25.01±0.57**	313.56±3.86	316.28±3.63**	1.01±0.53	1.33±0.57**

注:t 检验,与治疗前比较* $P<0.05$,** $P<0.01$。

4. 铁代谢指标变化比较

两组治疗前后铁代谢指标变化比较见表 3。

表 3　两组治疗前后铁代谢指标比较($x \pm s$)

组别	n	Fe(μmol/L)		TIBC(μmol/L)		SF(μg/L)	
		疗前	疗后	疗前	疗后	疗前	疗后
治疗组	1886	7.01±0.69	15.25±4.94	77.01±4.76	63.49±3.42	9.17±2.71	27.14±14.44
对照组	230	7.07±0.47	18.32±5.78	77.22±4.05	66.90±3.11	9.49±2.34	25.75±12.61

组别	n	Tf(g/L)		TS(%)		sTfR(μmol/L)	
		疗前	疗后	疗前	疗后	疗前	疗后
治疗组	1886	4.29±0.46	2.29±0.36	9.20±1.30	24.40±8.90	44.01±6.16	19.18±4.75
对照组	230	4.22±0.41	3.21±0.46	9.20±1.10	12.50±1.40	46.44±6.41	33.88±4.92

5. 安全性分析

服药前后全部病人肝肾功能、尿常规、心电图检查,均未发现异常变化,且有肝肾功能异常者使用,也未出现加重损害的情况。

四、讨论

铁叶绿酸钠是一种有机卟啉铁,能直接被肠黏膜细胞所吸收。从蚕沙中提取糊状叶绿素,经溶解、皂化、抽提、酸析、洗涤、铁代,精制成铁叶绿酸钠,临床疗效确切,无明显毒副反应,各项安全性检测指标无异常变化。

铁叶绿酸钠促进造血及治疗缺铁性贫血(IDA)效果明显。不但对 IDA 患者的红细胞系全部指标都有作用,能提高红细胞计数、血红蛋白、红细胞比积、红细胞平均体积、红细胞平均血红蛋白量、红细胞平均血红蛋白浓度,缩小红细胞体积分布宽度,而且对白细胞系及血小板系也有一定作用,这与动物实验结果相符。它能提高 Fe、TS、SF,降低 TIBC、Tf、sTfR,改善铁代谢而为人体提供了造血的原料。

我们观察铁叶绿酸钠治疗 1886 例缺铁性贫血,试验组总有效率为 77.70%,显效率为 54.72%,并表现出良好的安全性。

本次报告的研究结果显示,铁叶绿酸钠片是一种治疗缺铁性贫血的有效安全的药物。

治疗缺铁性贫血新药生血宁片①

刘朝胜[1]　陈云亮[1]　金建忠[1]　余作平[1]　王根才[1]　熊义涛[1]

周从辉[1]　魏克民[2]

(1.武汉联合药业有限责任公司,武汉 430070;2.浙江省中医药研究院,杭州 310007)

摘　要　生血宁为蚕沙提取物,主要成分为叶绿素及其衍生物。临床研究表明,它对缺铁性贫血有显著疗效且无明显不良反应,具有较好的应用前景。

关键词　生血宁;缺铁性贫血;药理作用;临床疗效

贫血是世界范围内的常见病、多发病,缺铁性贫血是最常见的贫血,以育龄期的妇女和婴幼儿发病较多,据资料报告全球约30%的人患有贫血,其中至少半数为缺铁性贫血。

在治疗缺铁性贫血的众多药物中,绝大多数为无机铁制剂,这类药物虽有一定的疗效,但由于无机铁制剂在人体胃肠道内的吸收率低下,未被机体吸收的铁离子充斥于胃肠道,易造成胃肠道反应,因而限制了该类药物在孕妇、婴幼儿和老年病人中的应用。为此,我们以蚕沙为原料,与浙江省中医药研究院共同研制了有机铁制剂、中药Ⅱ类新药生血宁片,现将生血宁片的研究情况综述如下。

一、组方

以单味药材蚕沙为原料,经过抽提、皂化、酸析、铁代、成盐等工艺步骤提取有效部位蚕沙提取物。应用现代工艺手段改进传统的中药制备工艺,大大提高了药效学效应和临床疗效。

二、药理作用

给正常小鼠灌服生血宁片10天能明显促进红系祖细胞和粒系祖细胞的增

---

① 原载《中国新药杂志》2001年第10卷第1期。

169

殖,且能明显提高网织红细胞百分率,与阳性对照药红细胞生成素的药效学作用无显著差异。

应用苯肼对小鼠造成溶血性贫血,使用生血宁片于苯肼造型前 3 天开始,连续灌服 14 天,可明显降低小鼠溶血性贫血的程度,提示生血宁片对小鼠溶血性贫血有明显保护作用,而同期应用的硫酸亚铁剂无此种保护作用。对大鼠失血造成的失血性贫血模型后,连续给大鼠灌服生血宁片 20d,实验组大鼠 RBC 和 Hb 显著高于对照组。

急性毒性试验结果表明,生血宁片 $LD_{50}=9.83g/kg(8.65\sim11.17g/kg)$,按 Bliss 法计算为临床用药剂量的 1640 倍。参照世界卫生组织(WHO)对外来化合物急性毒性分析所拟标准,$LD_{50}>75g/kg$ 体重时,属于微毒;对人体可能致死的估计量为 1000g/kg 体重。Frank 按 LD_{50} 毒性分级,当 $LD_{50}>15g/kg$ 列为实际无毒。

长期毒性试验显示,给大鼠连续灌服生血宁片 13 周(3 个月),未见死亡或有明显毒性反应,说明生血宁片的安全性较好。

三、临床疗效

生血宁片临床研究取得了满意的结果,临床研究采用随机、单盲、阳性药物对照方法,对 435 例缺铁性贫血患者的研究表明:生血宁片治疗缺铁性贫血的显效率及有效率分别为 66.98% 和 91.43%,阳性对照药显效率及有效率分别为 64.17% 和 88.34%。经统计学分析,两组间无显著差异。

临床研究按成人组及儿童组分别进行。成人组治疗组 165 例,对照组 60 例,两组患者的性别及年龄构成无显著差异。

儿童组治疗组 150 例,对照组 60 例,两组具有可比性。经过 1 个月服用生血宁片后,治疗组与对照组红细胞计数较治疗前有显著升高($t=10.96,P<0.01$);两组 Hb($t=23.10,P<0.01$)亦较治疗前有显著升高,其余血常规项亦有类似结果。

治疗组患者血清铁的升高值自身对照比较,$t=21.46,P<0.01$;总铁结合力的降低值自身对照比较,$t=17.34,P<0.01$;治疗组与阳性药物对照组间无显著差异。

经过生血宁片与阳性对照药服用 1 疗程后,治疗组患者红细胞计数较治疗前升高值自身对照比较,$t=11.59,P<0.01$;血红蛋白升高值自身对照比较,$t=$

19.64，$P<0.01$，差异非常显著；治疗组与阳性药物对照组则无显著差异。

治疗组血清铁升高值自身对照比较，$t=24.39$，$P<0.01$；总铁结合力的降低值自身对照比较，$t=17.34$，$P<0.01$；治疗组与阳性药物对照组无显著差异。

生血宁片临床研究的 315 例，除有 9 例出现上腹部不适，4 例有便次增多外，未发现其他不良反应。

四、讨论

缺铁性贫血为世界范围的常见病、多发病，在发展中国家和地区此病发病率更高。目前临床上治疗缺铁性贫血的常用药物为无机铁离子制剂，这类药物问世已有百余年历史，由于该类药物受许多因素限制，致使其临床应用价值不尽理想。所以，研制疗效确切、无明显不良反应的新制剂具有重要的临床意义。

生血宁片所用原料为蚕沙提取物，其主要成分为叶绿素及其衍生物。早在1955 年就有学者 Kephart 对叶绿素衍生物的化学性质及其应用进行过探讨，证实与镁络合的叶绿素化合物不稳定，而生血宁片的原料是叶绿素皂化后加入铁盐取代中心镁原子而制得的络合物。

蚕沙提取物所含铁叶绿酸钠为有机铁制剂，其吸收率远比无机铁剂高，且无胃肠道反应。

蚕沙提取物研制中药Ⅱ类新药生血宁片①

魏克民　　浦锦宝　　祝永强　　郑军献　　梁卫青　　李　践　　刘彧宏

（浙江省中医药研究院,杭州 310007）

摘　要　从研究内容及创新点、推动行业科技进步的作用、经济效益和社会效益、发展前景展望等方面阐述蚕沙提取研制中药Ⅱ类新药生血宁片科研过程。为中药的开发利用提供参考。

关键词　蚕沙提取物;生血宁片

一、绪论

缺铁性贫血是全球性的常见病、多发病,发病率高达 15%～30%,严重威胁广大人民健康。目前治疗缺铁性贫血的含铁剂西药多达 150 多种,虽有一定疗效,但均有毒副反应,特别均有胃肠道不良反应,不易为患者特别是儿童、孕妇患者所接受,更不宜用作大面积群体防治。中医治疗本病在组方上仍以在古方、验方上加减为主,也尚无重大突破。因此研制出疗效确切、无毒副反应、服用安全、资源丰富、成本低廉的新药实为当务之急,而用蚕沙提取物研制成的生血宁片基本符合上述要求。

20 世纪 20—30 年代德国科学家威尔施泰特首先发现叶绿素的结构是四个吡咯环中间接一个镁离子(M^{2+}),费舍尔发现人体血红蛋白中的血红素的结构是四个吡咯环中间接一个亚铁离子(Fe^{2+}),他们因此都获得了诺贝尔化学奖。

从蚕沙中提取的叶绿素的基本结构是由四个吡咯环连接二价镁离子组成,与血红蛋白的结构极其相似。以亚铁离子置换叶绿素的镁离子制成铁叶绿酸钠,其结构与血红素极其相似,可参与人体血红蛋白合成,促进生血。蚕沙系传统中药,很多中医古籍,如《本草拾遗》《内经拾遗方论》等,均载蚕沙可治疗"冷血""瘀血""血虚不能养经络者"。《中国药典》《中药大辞典》均记载:蚕沙性温、味甘辛、入肝

---

①　原载《医学研究通讯》2005 年第 34 卷第 9 期。

脾经,具有清热祛风、利湿化浊、活血通络、镇静安神等功效,故能养血化瘀,补气健脾,是一味治疗贫血的良药。但蚕沙存在用量大、服用不便、质量难以控制、疗效指标不明确等缺点。经讨多年研究,人们以现代科技手段,将蚕沙经浸提—溶解皂化—抽提—酸析—洗涤—铁代络合—精制成铁叶绿酸钠,以此为原料研制出了可治疗缺铁性贫血的特效新药生血宁片,填补了国内空白。

我国是闻名世界的蚕桑大国,蚕桑资源占全世界的五分之四,浙江省更是著名的蚕桑之乡、丝绸之府,蚕桑资源占全国的四分之一。但过去人们只重视缫丝织绸,而把蚕沙、蚕蛹等大量蚕副产品作为废物丢弃,造成资源极大浪费。如果利用现代先进工艺,将蚕沙提取叶绿素、蚕蛹提取氨基酸等高科技健康产品,将可形成一个产值达百亿的新型生物工程产业。

本项研究人员在中医药理论指导下,在分析大量中医药经典著作中关于蚕沙治血瘀、血虚、血证论述的基础上,结合现代医学观点,利用浙江省得天独厚的蚕沙资源,通过现代化制药工艺和规范化实验研究,按新药申报要求,研制成功了可治疗缺铁性贫血这一全球性多发病的具有我国自主知识产权特效新药,为保障人类健康和中药现代化做出了贡献。

生血宁片的研制成功为蚕副产品在中医药领域的综合利用拓展了广阔的前景,起到了因地制宜、就地取材、变废为宝的积极作用,对振兴蚕桑产业也有积极的意义。

二、研究内容及创新点

1. 主要研究内容

从蚕沙中提取和制备铁叶绿酸钠的工艺过程是本项目的主要研究内容。从本项目立项到工艺稳定整整花了7年时间,经过探索、比较、筛选才确立了相关工艺路线,确定了蚕沙提取物的质量标准,保证了蚕沙提取物铁叶绿酸钠和生血宁片质量的可控性。通过动物实验,证实生血宁片具有治疗缺铁性贫血的作用,并从分子生物学和基因水平探讨了其治疗缺铁性贫血的机制。通过急长毒试验、光敏性试验、三致试验等安全性研究,证实生血宁片具有较高的安全性。通过临床试验,验证了生血宁片具有补气生血的功能,对缺铁性贫血(气血两虚证)具有较好疗效,且无毒副反应。初步临床试验240例,总有效率在95%以上(治愈率90%)。Ⅰ期临床试验21例,证实所采用剂量安全可行;Ⅱ、Ⅲ期临床试验435例,总有效率为91.43%。双盲随机试验100例,总有效率为92%,治愈率62%,

显效率 82%。气血两虚证中医证候疗效 96%,显效率 76%。Ⅳ期临床试验 2001 例,总有效率为 85.9%。

2.创新点

(1)本项目利用我国丰富的蚕沙资源,创造性地提取与人体血卟啉结构相似的铁叶绿酸钠,通过现代制药工艺和实验研究,研制成防治缺铁性贫血的中药Ⅱ类新药生血宁片。

(2)生血宁系我国具有自主知识产权的治疗缺铁性贫血的新药,成分明确、质量可控,总有效率达 91.43%,无毒副反应,在同类产品中领先。

(3)蚕沙提取铁叶绿酸钠在工艺上用亚铁离子与叶绿素卟啉环络合,解决了络合半径及四配位键与六配位键接合点有差距等难题,在工艺上有突破,属国内外首创。

(4)实验研究证实,生血宁片不仅能改善铁代谢,提高缺铁性贫血患者的血清铁(Fe)、转铁蛋白饱和度(TS)、铁蛋白(SF),降低总铁结合力(TIBC)、转铁蛋白(Tf)、血清可溶性转铁蛋白受体(sTfR),而且在基因水平能改善铁代谢,降低失血性贫血大鼠铁代谢相关基因 DMT-1、IREG1、hephaestin 的表达。由此从分子和基因水平阐明了生血宁片治疗缺铁性贫血的作用机制。

(5)生血宁片自投产以来,已在全国推广,2003 年 1—10 月销售额已达 1.18 亿元,在同类产品中名列前茅。

(6)最近完成Ⅳ期临床 2001 例,总有效率达 85.9%,疗效在同类产品中居于领先地位。

三、推动行业科技进步的作用

以蚕沙提取物研制生血宁片,明确了有效部位,成分明确,质量稳定可控,药效学研究表明能明显促进小鼠骨髓红系祖细胞增殖,对大鼠失血性贫血和小鼠溶血性贫血有很好的恢复作用,从分子和基因水平阐明治疗缺铁性贫血的作用机制,安全试验表明无明显毒副反应,临床研究疗效显著,总有效率达 91.43%,在同类产品中领先,为中药现代化做出了很好的示范作用。

生血宁片和铁叶绿酸钠的研制成功为我国蚕副产品的综合利用拓展了广阔前景,每 400 吨蚕沙可提取 1 吨铁叶绿酸钠,每吨价值 120 万元。全国年产蚕沙 40 万吨,即可获得价值 12 亿元的铁叶绿酸钠,若再加工成高附加值的药品和保健食品,可形成数十亿乃至上百亿元年产值的高新技术产业,而且对改善我国农业结构、提高农业效益、增加农民收入、发展国民经济起到积极的推动作用。对落实国家的三农政策也能起到一定的作用。

四、经济效益和社会效益

本项目于 2000 年 11 月 21 日获得国家药品监督管理局颁发的中药Ⅱ类新药证书,并已于 2001 年 5 月试生产,2003 年经国家食品药品监督管理局批准转正式生产,产品已在全国销售,2003 年 1—10 月产值为 1.18 亿元。

蚕沙提取物铁叶绿酸钠原料已被用作功能性保健食品的原料,市场销售很好。日本日矿株式会社社长市川贤治专程从日本来杭州购买铁叶绿酸钠用作研制开发保健食品原料,并签订了供销合同。

本成果获 2004 年度国家科学技术进步二等奖,浙江省中医药创新奖一等奖,浙江省人民政府科技进步二等奖,浙江省优秀科技产品奖,还在美国洛杉矶召开的国际健康产品博览会上荣获最佳产品奖,本成果正式发表相关论文 18 篇。

五、发展前景展望

蚕副产品在中医药领域综合利用是一项因地制宜、变废为宝、利国利民的跨行业、跨学科的系列工程。我们从事这项工作已 25 年,先后立项 26 项,鉴定科研成果 18 项,开发出新药、保健食品、化妆品三大系列 38 个新产品,均已先后推向市场,发表有关论文 60 余篇,对蚕沙、蚕蛹、废丝均做了研究开发,蚕沙提取叶绿素研制叶绿素铜钠盐、铁叶绿酸钠,蚕蛹提取含有 18 种氨基酸的天然复合氨基酸均已取得了良好的社会效益和经济效益。今后我们将继续深入研究蚕沙、蚕蛹的综合利用,做好蚕副产品在中医药领域综合利用这篇文章,为振兴我国、我省的蚕桑事业做出我们的贡献。

蚕沙加工物——铁叶绿酸钠
治疗缺铁性贫血的临床疗效观察[①]

魏克民　曹宝珍　柴可群　应栩华　裘维焰

(浙江省中医药研究院,杭州 310007)

摘　要　目的:观察铁叶绿酸钠治疗缺铁性贫血的疗效。方法:患者随机分为治疗组和对照组,分别用铁叶绿酸钠胶囊和硫酸亚铁进行治疗 2 周,治疗前后分别检查血红蛋白、红细胞计数、红细胞压积、红细胞平均体积、骨髓细胞外铁及肝功能、尿常规。结果:治疗组治疗好转率 100%,对照组治疗好转率 80%。结论:铁叶绿酸钠治疗贫血的疗效好,副作用小,易为贫血病人接收,适用于大面积群体防治。

关键词　铁叶绿酸钠;贫血;临床疗效

从蚕沙中提取得到的叶绿素,经皂化铁代,精制成铁叶绿酸钠,用来治疗缺铁性贫血 30 例,治愈 19 例,好转 11 例,治愈好转率达 100%,疗效明显优于硫酸亚铁,且无任何毒副反应。现报告如下。

一、材料与方法

1.观察对象

自 1986 年 10 月至 1988 年 10 月,协作组各单位门诊和住院的贫血病人中,经血液化验检查血红蛋白<90g/L,红细胞数<3.5×10^{12}/L,红细胞压积 0.35 L/L,红细胞平均体积<80fL 及骨髓检查细胞外铁(-)-(±)者,诊断为缺铁性贫血,共 40 例。将这些患者随机分为治疗组和对照组两组,分别用铁叶绿酸钠胶囊和硫酸亚铁治疗。

(1)治疗组:30 例,其中男 7 例,女 23 例,年龄 16~42 岁,平均年龄 32 岁,其中钩虫病史 11 例,指化性溃疡或萎缩性胃炎 7 例,妇科病月经过多 12 例。

(2)对照组:10 例,其中男 4 例,女 6 例,年龄 18~38 岁,平均年龄 26 岁,其中钩虫病史 4 例,消化性溃疡或萎缩性胃炎 4 例,妇科病月经过多 2 例。

---

①　原载《医学研究通讯》1989 年第 18 卷第 7 期。

2.观察及治疗方法

(1)治疗组:治疗开始前及疗程结束后分别检查血红蛋白、红细胞总数、红细胞压积、红细胞平均体积、骨髓细胞外铁及肝功能、尿常规。治疗期间每周查血红蛋白、红细胞数、红细胞压积、红细胞平均体积。

用药剂量:铁叶绿酸钠胶囊(每丸含 20mg),每次 2 丸,每日 3 次,连服 2 周为一疗程,服药过程中忌茶。

(2)对照组:治疗前后及治疗期间检查项目同上。

用药剂量:硫酸亚铁片(每片含 0.3g),每次 2 片,每日 3 次,连服 2 周为一疗程,服药过程中忌茶。

3.疗效标准

(1)治愈:头晕目眩、乏力、食欲缺乏、面色苍白等症状及体征消失或基本消失。血象显示:血红蛋白＞105g/L;红细胞数＞4×10^{12}/L;红细胞压积＞0.40 L/L;红细胞平均体积＞80fL。骨髓象示:细胞外铁(＋)以上。

(3)无效:症状体征改善不显著,血象、骨髓象进步未达到以上标准。

二、结果

两组病人经过一疗程共 15 天治疗,结果如下。

(1)治疗组:30 例中治愈 19 例(占 63.33％),好转 11 例(36.67％),治愈好转率达 100％。

(2)对照组:10 例中治愈 5 例,好转 3 例,无效 2 例,治愈好转率达 80％。

在疗程中,铁叶绿酸钠组病人除大便呈绿色外,未发现任何毒副作用。硫酸亚铁对照组病人疗程中普遍出现上腹部不适、食欲减退、恶心等消化道症状。个别病人因恶心、呕吐等副反应严重而被迫中途停药。

两组病人在治疗结束后检查肝功能和尿常规均在正常范围,证实对肝、肾功能无毒副反应。

三、讨论

缺铁性贫血是全球性的常见病、多发病。据世界卫生组织调查统计,全世界约有 10％～30％的人群患有不同程度的缺铁,孕妇高达 40％,儿童高达 50％,而治疗方法迄今仍以含铁剂的西药为主。目前世界上铁剂种类已有 150 余种,但是,如硫酸亚铁、葡萄糖酸亚铁等,不易为广大群众特别是儿童患者接受,更不适宜于大面积群体治疗。

祖国医学在唐代以前就已有用铁剂治疗出血引起贫血的记载。如《日华子本草》就有绿矾治疗"肠风便血，血虚萎黄"的记载，其治疗贫血虽有一定疗效，但均有恶心、呕吐、食欲缺乏、胃脘疼痛不适等消化道副作用。故研制疗效确切、药源丰富、价格低廉，无毒副反应，易为广大贫血患者所接受，而适宜于作为缺铁性贫血患者群体防治的新型铁剂，实为当务之急。

铁叶绿酸钠胶囊治疗缺铁性贫血病人 30 例，治愈 19 例，好转 11 例，治愈好转率达 100%，疗效超过目前临床上最常用的铁剂硫酸亚铁，且无任何毒副反应，克服了目前所有铁剂均存在的消化道毒副反应的缺陷，易为广大贫血病人尤其是儿童和孕妇所接受，适用于大面积群体防治。

本药系从传统中药蚕沙中提取的叶绿素，经皂化、铁代精制成盐而得到的叶绿素衍生物。

经植化分析证实，叶绿素的基本结构系由四个吡咯环组成的卟啉环连接镁离子，将镁离子置换成二价铁离子合成铁叶绿酸钠，其结构则与血卟啉一样，故能参与血红蛋白的合成，刺激骨髓促进造血功能，对血液中三种有形成分均有升高作用。尤为重要的是它能补充人体所需要的铁离子，治疗缺铁性贫血。

我国蚕沙事业居世界之冠，浙江省更是闻名全球的丝绸之府、蚕桑之乡，蚕沙资源丰富。据统计，全国蚕沙年产量为 40 万吨，浙江省达 10 万吨，占四分之一，而 600 吨蚕沙可提取 1 吨铁叶绿酸钠。深入开展蚕沙资源并应用于医药事业，确实能起到变废为宝、造福人类的作用，具有很好的社会效益和经济效益。

铁叶绿酸钠已经过药效实验、药代动力学研究、急性毒性试验、长期毒性试验及临床验证，证实本药安全无毒，可供人长期服用，治疗缺铁性贫血疗效确切、显著，是一种很有前途的新型铁剂。

今后尚待进一步扩大临床验证，以便做出全面、系统的评价。

生血宁对缺铁性贫血患者气血两虚证的影响[①]

柯有甫　魏克民　郑军献　浦锦宝　祝永强　梁卫青

（浙江省中医药研究院，杭州 310007）

摘　要　目的：观察生血宁治疗缺铁性贫血气血两虚证的疗效。方法：缺铁性贫血患者随机双盲分为生血宁治疗组和葡萄酸亚铁对照组各 50 例。分别每次 100mg，1 日 3 次，儿童减半，连续服用 30 天。治疗前后进行中医气血两虚证候评分。结果：治疗前两组证候评分值无差异；治疗前后气血两虚证积分自身对比，治疗组与对照组都有差异，治疗组气血两虚中医证候疗效有效率 96%，显效率 76%，痊愈率 30%；对照组有效率 50%，显效率 2%，痊愈率 0%。两组差异有非常显著的意义（$P<0.001$）。结论：生血宁片治疗缺铁性贫血的气血两虚证效果明显。

关键词　缺铁性贫血；气血两虚证；生血宁；铁叶绿酸钠

生血宁片是由浙江省中医药研究院研制，经国家药品监督局批准上市的新药，其主要成分是蚕沙提取物——铁叶绿酸钠。为进一步观察生血宁治疗缺铁性贫血的气血两虚证的疗效，我院于 2002 年 3—10 月做了随机双盲临床研究。

一、临床资料

本组病例符合缺铁性贫血诊断标准，血 $Hgb<100g/L$，年龄 >6 岁。临床症状符合中医气血两虚证辨证标准，采用症状积分法评分，总积分 >3 分者。

排除标准：（1）非缺铁性贫血，或属缺铁性贫血轻度（$Hgb>100g/L$）或极重度贫血者；（2）过敏体质及对本药过敏者；（3）合并心脑血管、肝、肾及造血系统其他严重原发性疾病，精神病患者；（4）原发疾病尚未控制，持续出血所致贫血者。

纳入病例 100 例随机分为治疗组与对照组，各 50 例。两组一般情况具可比性，见表 1。

[①]　原载《浙江中西医结合杂志》2003 年第 13 卷第 7 期。

表 1　两组治疗前一般情况(x)

组别	n	男	女	年龄 (岁)	身高 (cm)	体重 (kg)	T (℃)	P (次/分)	R (次/分)	SP (mmHg*)	DP (mmHg)	病程 (年)
治疗组	50	11	39	34	158	51.4	36.8	80.9	19.7	106.3	68.9	3.3
对照组	50	12	38	33	160	51.8	36.8	81.4	20.2	108.4	68.5	3.6

注:*1mmHg＝0.133kPa。

二、治疗方法

治疗组口服生血片(本院制剂室配制,每片含铁叶绿酸钠 50mg,批号 02050801),每次 100mg,1 日 3 次,儿童减半;对照组口服葡萄糖酸血铁片(每片 50mg),每次 100mg,1 日 3 次,儿童减半。两组疗程均 30 天。观察期间停服其他治疗缺铁性贫血药物或保健品。

观察治疗前后气血两虚证积分变化,以及血、大小便常规,肝、肾功能、心电图的改变。

三、治疗结果

1.中医证候疗效标准

(1)痊愈:治疗后症状完全消失。(2)显效:治疗后中医证候积分和较治疗前下降 2/3 以上。(3)有效:治疗后中医证候积分和较治疗前下降 1/3～2/3。(4)无效:治疗后中医证候积分和较治疗前下降不足 1/3。

全部数据采用 SPSS 11.0 统计软件处理。

2.结果

治疗组气血两虚中医证候疗效有效率 96%,显效率 76%,痊愈率 30%;对照组有效率 50%,显效率 2%,痊愈率 0%。两组差异有显著性意义,$P<0.01$。两组各症状积分比较,见表2。

服药期间发现偶感上腹部不适者,治疗组 4 例,对照组 6 例。疗程结束后两组肝功能(血清 ALT、AST、AKP、γ-GT、TB、A/G)、肾功能(SCr、BUN、UA)、大小便常规及心电图检查,除大便呈绿色外,均未发现任何毒副反应。

表 2　两组治疗前后气血两虚证候积分变化（$\bar{x}\pm s$）

组别	时间	n/例	面色肌肤	神疲	脘闷	眩晕	耳鸣	浮肿	心悸	气短	总积分
治疗组	治疗前	50	1.84±0.37	1.60±0.50	1.70±0.58	1.54±0.65	1.14±0.73	0.38±0.49	1.10±0.54	1.08±0.49	10.38±2.89
	治疗后	50	0.32±0.47△△	0.34±0.48△△	0.42±0.50△△	0.42±0.50△△	0.30±0.46△△	0.00±0.00△△	0.20±0.40△△	0.20±0.40△△	2.20±2.04△△
对照组	治疗前	50	1.72±0.45	1.50±0.54	1.50±0.54	1.38±0.49	1.14±0.61	0.26±0.44	1.02±0.25	1.00±0.20	2.43±0.52
	治疗后	50	1.02±0.32**	1.00±0.35**	1.04±0.45**	0.98±0.52**	0.68±0.62**	0.00±0.00	0.80±0.40**	0.80±0.40**	6.32±1.98**

说明：与治疗前比较，** $P\leqslant0.01$；与对照组治疗后比较，△△ $P\leqslant0.01$。

四、讨论

天然卟啉类化合物及其合成的类似物，为新一代治疗缺铁性贫血的药物。叶绿素的基本结构是由 4 个吡咯环组成的卟啉环，与血红蛋白的结构相似，将叶绿素结构中的镁离子皂化、铁代、络合成铁叶绿酸钠，其结构则与血卟啉极其相似，能直接被肠黏膜细胞所吸收，在细胞内血红素氧化酶的作用下分离出铁离子而被机体利用，其吸收率约为一般铁盐的 2～10 倍，且极少有毒副作用，故有人称之为生物铁。铁叶绿酸钠是良好的血细胞赋活剂，有刺激骨髓、促进生血、参与血红蛋白合成作用，对血液三系均有升高作用。

从蚕沙中提取糊状叶绿素，经溶解、皂化、抽提、酸析、洗涤、铁代精制成铁叶绿酸钠，并按国家中药Ⅱ类新药要求进行了制备工艺、药学、药理学和毒理学等全部临床前实验工作，及Ⅱ期临床研究验证，显示生血宁片治疗 435 例成人或儿童缺铁性贫血（气血两虚证）病例，总有效率 91.43%，疗效明显优于硫酸亚铁、琥珀酸亚铁，无明显毒副反应，各项安全性检测指标无异常变化。本研究通过随机对照临床试验，进一步证明生血宁片治疗缺铁性贫血中医气血两虚证效果明显。经多家医院试用，对胃溃疡、十二指肠溃疡、胃癌患者术后缺铁性贫血也有效。生血宁促进造血及治疗缺铁性贫血效果明显，它能提高红细胞计数、血红蛋白、白细胞比容、红细胞平均体积、平均白细胞体积，缩小红细胞体积分布密度，对白细胞计数及血小板计数也有一定作用，与动物实验结果相符。

生血宁对缺铁性与失血性贫血造血功能的影响[①]

郑军献　魏克民　柯有甫　浦锦宝　祝永强　梁卫青

（浙江省中医药研究院,杭州 310007）

摘　要　目的:观察生血宁对缺铁性与失血性贫血造血功能的影响。方法:缺铁性贫血患者随机双盲分为生血宁治疗组和葡萄糖酸亚铁对照组各 50 例,剂量 0.1tid,连续服用 30 天。治疗前后各测一次血清铁(Fe)、总铁结合力(TIBC)、转铁蛋白饱和度(TS)、铁蛋白(SF)、转铁蛋白(Ts)、血清可溶性转铁蛋白受体(sTfR)、血常规等。将大鼠随机分成正常对照组、失血模型对照组、琥珀酸亚铁对照组(100 mg/kg·d)、生血宁治疗组(100mg/kg·d),每组 10 只。除正常对照组外,其他三组每天尾端放血 2mL,连续 6 天,使造成失血性贫血模型。第 6 天开始灌药或水。第 24 天取血测血常规。结果:生血宁能促进红细胞、白细胞及血小板生成;能改善铁代谢,提高 Fe、TS、SF,降低 TIBC、Tf、sTfR;治缺铁性贫血总有效率为 92%、显效率为 82%、痊愈率 62%。失血性贫血大鼠的血常规变化与临床研究相似。结论:生血宁治疗缺铁性与失血性贫血效果明显,能促进红细胞、白细胞及血小板生成,在分子水平能改善铁代谢,提高 Fe、TS、SF,降低 TIBC、Tf、sTfR。

关键词　贫血;低色素性;叶绿素盐;铁蛋白;转铁蛋白;受体转铁蛋白;生血宁;失血性贫血

　　天然卟啉类化合物及其合成的类似物,为第三代治疗缺铁性贫血的药物,因其能直接被肠黏膜细胞吸收,有人称之为生物铁。叶绿素的基本结构与血红蛋白的结构相似,是由 4 个吡咯环组成的卟啉环。生血宁是将传统中药蚕沙经丙酮浸提糊状叶绿素,再将叶绿素结构中的镁离子皂化、铁代、络合成铁叶绿酸钠,其结构与血卟啉极其相似,是一种有机卟啉铁,2000 年被批准成为中药Ⅱ类新药。为了系统观察生血宁对缺铁性与失血性贫血造血功能的影响,浙江省中医药研究院于 2002 年 3 月—2003 年 6 月做了更进一步的临床与实验研究。

---

①　原载《医学研究通讯》2003 年第 32 卷第 12 期。

一、资料和方法

1. 临床资料

（1）纳入标准

符合西医成人缺铁性贫血诊断标准。要求血红蛋白＜100g/L。

（2）排除标准

非缺铁性贫血，或属缺铁性贫血轻度血红蛋白＞100g/L 者或极重度贫血者。过敏体质及对本药过敏者。合并心脑血管、肝、肾及造血系统其他严重原发性疾病，精神病患者。原发疾病尚未控制，持续出血所致贫血。

（3）贫血严重度分级标准（血红蛋白标准）

轻度 Hb 男 91～120g/L，女 81～105g/L；中度 Hb 男 61～90g/L，女 61～80g/L；重度 Hb 男 31～60g/L，女 41～60g/L；极重度 Hb 男＜31g/L，女＜41g/L。

（4）总疗效标准

临床痊愈：男 Hb＞120g/L，女＞105g/L，且 Fe、TIBC、TS、SF 都恢复正常。显效：临床症状明显好转，贫血严重度分级由重度转为轻度（改善 2 级以上），或男 Hb＞120g/L，女＞105g/L，但 Fe、TIBC、TS、SF 有一项以上未恢复正常（Fe＜8.95μmol/L，TIBC＞64.44μmol/L，TS＜15％，SF＜14μg/L）。有效：临床症状好转，贫血严重度改善 1 级。无效：临床症状明显及贫血严重度分级无改善。

（5）观测指标

治疗前后各测一次血清铁（Fe）、总铁结合力（TIBC）、转铁蛋白饱和度（TS）、转铁蛋白（Tf）、铁蛋白（SF）、血清可溶性转铁蛋白受体（sTfR）。同时测定生命体征、三大常规、心、肝、肾功能、心电图。并记录身高、体重、贫血病程、贫血原因、药物副反应等。Fe、TIBC、TS、Tf 采用宁波市慈城生化试剂厂产品，Fe、TIBC 用亚铁嗪法测定，Tf 用免疫浊度法测定，SF 用北京北方免疫生物技术研究所的放免试剂盒，sTfR 用美国 R&D systems 公司 ELISA 试剂盒。

（6）治疗方法

治疗组与对照组按随机数字表实行双盲分组。治疗组口服生血宁片，对照组口服葡萄酸亚铁片，每片同样规格（含铁叶绿酸钠或葡萄酸亚铁 50mg）。每次 2 片，每日 3 次，连续服药 30 天。所有病例均为门诊病例。观察期间停用其他治疗缺铁性贫血药物或保健食品。

（7）一般资料

治疗组 50 例中，男 11 例，女 39 例，年龄 34.0±12.0 岁，贫血病程 3.3±2.4 年，中度贫血 28 例，轻度贫血 22 例。对照组 50 例中，男 12 例，女 38 例，年龄 33.1±12.8 岁，贫血病程 3.6±1.9 年，中度贫血 25 例，轻度贫血 25 例。两组性别分布、年龄、贫血病程、贫血程度以及身高、体重、血压、生命体征、血常规无差异。

2.实验资料

（1）动物和材料

Sprague-DawIey 大鼠 40 只，雌雄各半，体重 160～200g。实验动物室是 SPF 级和清洁级。琥珀酸亚铁采用速力菲。

（2）分组、造模与给药

10 只大鼠每组，雌雄各半，随机分为 4 组：正常对照组（灌等体积水）；失血模型对照组（灌等体积水）；琥珀酸亚铁对照组（100mg/kg・d）；生血宁治疗组（100mg/kg・d）。除正常对照组外，其他三组于第 1～6 天每天尾端放血 2mL，使造成失血性贫血模型。第 6 天开始灌药或水。

（3）指标检测

第 2、4 天摘眼球取血，测定血常规及外周血网织红细胞计数。

（4）统计方法

全部数据采用 SPSS 11.0 统计软件处理。

二、结果

1.生血宁对缺铁性贫血患者血常规的影响

治疗前治疗组血常规与对照组无差异；治疗后治疗组与对照组相比，治疗组治疗缺铁性贫血效果更好。生血宁不但对缺铁性贫血患者有促红细胞生成作用，能提高红细胞计数、血红蛋白，而且对白细胞系及血小板系也有一定作用，见表 1。

2.生血宁对缺铁性贫血患者铁代谢分子指标的影响

治疗前两组铁代谢分子指标（Fe、TIBC、TS、Tf、SF、sTfR）无差异；治疗前后铁代谢分子指标自身对比，治疗组与对照组都有效果；治疗后治疗组与对照组相比，治疗组改善铁代谢分子指标效果更好，见表 2。

表1　生血宁对缺铁性贫血患者血常规的影响($x\pm s$)

组别		n	红细胞计数 （×10¹²/L）	血红蛋白 （g/L）	白细胞计数 （×10⁹/L）	淋巴细胞计数 （×10⁹/L）	粒细胞计数 （×10⁹/L）	血小板计数 （×10⁹/L）
治疗组	前	50	3.65± 0.17	87.82± 5.98	6.29± 0.81	1.98± 0.29	4.29± 0.29	135.76± 27.39
	后	50	4.26± 0.24**△△	117.62± 9.28**△△	7.06± 0.68**	2.16± 0.33**	2.16± 0.33**	159.98± 37.85**△
对照组	前	50	3.72± 0.17	88.88± 5.06	6.40± 0.86	6.40± 0.38	2.05± 0.38	138.10± 20.11
	后	50	4.05± 0.17**	101.30± 5.69**	6.80± 0.62**	2.07± 0.28	2.07± 0.28**	147.54± 22.05*

注：两组各自治疗前后比较* $P<0.05$，** $P<0.01$；治后治疗组与对照组比较△ $P<0.05$，△△ $P<0.01$。表2同。

表2　生血宁对缺铁性贫血患者铁代谢指标的影响($x\pm s$)

组别		Fe(μmol/L)	TIBC(μmol/L)	TS(%)	SF(μg/L)	Tf(g/L)	sTfR(μmol/L)
治疗组	前	7.01± 0.69	77.01± 4.76	9.2± 1.3	9.17± 2.71	4.29± 0.46	44.01± 6.16
	后	15.25± 4.94**△△	63.49± 3.42**△△	24.4± 8.9**△△	27.14± 14.44**△△	2.29± 0.36**△△	19.18± 4.75**△△
对照组	前	7.07± 0.47	77.22± 4.06	9.2± 1.1	9.49± 2.34	4.22± 0.41	46.44± 6.41
	后	8.32± 0.78**	60.90± 3.11**	12.5± 1.4**	12.75± 2.61**	3.21± 0.46**	33.88± 4.92**

注：sTfR治疗组23例，对照组20例，其余均为50例。

3. 生血宁的总疗效

治疗组有效率为92%、显效率为82%、痊愈率62%；对照组有效率为32%、显效率为20%、痊愈率0%。两组差异非常显著，$P<0.001$。

4. 生血宁副作用观察

治疗组有4例、对照组有6例偶感上腹部不适。服药前后全部病人均进行肝、肾功能、尿常规、大便常规及心电图检查，除大便呈绿色外，均未发现任何毒副反应。

5.生血宁对失血性贫血大鼠血液系统影响

大鼠失血性贫血模型造模结束时红细胞平均减少 49.8％,血红蛋白平均减少 40.1％,且血小板减少,贫血明显。经过 18 天的治疗,在实验结束时,红细胞系基本接近正常,外周血网织红细胞已较模型对照组明显下降,与正常对照组无异,尚显示出升高白细胞(主要升高嗜中性粒细胞)及血小板的作用。

三、讨论

治疗缺铁性疾病的药物分为无机铁和有机铁。20 世纪 70 年代无机铁一统市场;70 年代后期至今有机铁逐渐取代无机铁;90 年代始生物铁(天然卟啉类化合物及其合成的类似物)从有机铁中脱颖而出,成为第三代治疗缺铁性贫血的药物,又称血红素铁或卟啉铁。生物铁具有很高的生物利用率,富含营养,口感良好,很少或没有毒副反应。卟啉铁的提取原料可以是动物血液、蚕沙或绿色植物叶绿素等,其中蚕沙在我国中医研究中已有相当久远的历史。据《中国药典》(2000 年版)及《中药大辞典》记载:蚕沙性温、味甘辛、入肝脾经,具有清热祛风、利湿化浊、活血通络、镇静安神等功效。

运用现代科技手段在蚕沙提取物中络合入亚铁离子,使其具有启脾运、资化源、敛肝养血之功效。经植化分析证实,蚕沙的提取物叶绿素为环戊酮环的二氢卟吩镁络合物,结构与人血红细胞中的卟啉环相似,能参与血红蛋白的合成,促进生血。Borisenko 等在不同动物模型上证明了铁叶绿酸钠确有促进造血功能的作用。叶绿素铁复合物是良好的血细胞赋活剂,有刺激骨髓、参与血红蛋白合成的功效,而且对血液三系均有升高作用。张豁中报道铁叶绿酸中有机铁的作用比硫酸亚铁大 12.5 倍。

生血宁是由浙江省中医药研究院研制的科技成果,其主要成分是蚕沙提取物——铁叶绿酸钠(批准文号 Z20030088),主治缺铁性贫血,有别于从血液中提取氯化血红素而制成的卟啉铁制剂,方法、机制独特,Ⅱ期临床研究显示,生血宁片治疗 435 例成人、儿童缺铁性贫血病例,总有效率达 91.43％,疗效明显优于硫酸亚铁、琥珀酸亚铁,且无明显毒副反应,各项安全性检测指标无异常变化。短期大量失血或长期慢性失血或喂食低铁饲料终将发展成缺铁性贫血。本研究中大鼠失血性贫血模型造模结束时红细胞平均减少 49.8％,血红蛋白平均减少 40.1％,贫血明显,说明通过 6 天的短期大量放血造模是成功的。

生血宁有促进红细胞系造血的功能,对白细胞系及血小板系也有一定作用。

本研究临床与实验都显示,生血宁对缺铁性贫血患者与失血性贫血大鼠模型有促红细胞生成作用,而且有促白细胞与血小板生成作用,与动物实验结果相符。生血宁改善失血性贫血大鼠贫血指标明显,能提高红细胞计数、血红蛋白,促进红细胞生成,升高白细胞(主要升高嗜中性粒细胞)及血小板。生血宁治疗失血性贫血大鼠的效果与临床治疗缺铁性贫血的效果相似。生血宁能改善铁代谢,提高 Fe、TS、SF,降低 TIBC、Tf、sTfR。其因改善铁代谢而为人体提供了造血的原料。本研究提示总疗效有效率为 92%、显效率为 82%、痊愈率 62%。本研究采用 sTfR、Tf、SF 等分子指标研究生血宁片,显示生血宁片在分子水平上能调节铁代谢,降低 sTfR、Tf,升高 SF。提示生血宁促进造血是有分子依据的。

生血宁片对缺铁性贫血铁代谢分子指标的影响[①]

柯有甫　　魏克民　　郑军献　　浦锦宝　　祝永强　　梁卫青

（浙江省中医药研究院,杭州 310007）

摘　要　目的:观察中药新药生血宁片对缺铁性贫血铁代谢分子指标的影响。方法:将缺铁性贫血病人分为治疗组和对照组各 50 例,治疗前后分别测定血清铁(Fe)、总铁结合力(TIBC)、转铁蛋白饱和度(TS)、转铁蛋白(Ff)、铁蛋白(SF)、血清可溶性转铁蛋白受体(sTfR)等指标,所得数据经统计学处理。结果:两组治疗后铁代谢分子指标比治疗前均有所好转,与对照组比较治疗组更优($P<0.001$)。结论:生血宁片在分子水平上能调节铁代谢,降低 Tf、sTfR,升高 SF。

关键词　生血宁片;铁叶绿酸钠;缺铁性贫血;铁代谢

生血宁片的主要成分是蚕沙提取物——铁叶绿酸钠,主治缺铁性贫血,Ⅱ期临床试验有效率为 91.43%,无明显不良反应。为观察生血宁片治疗缺铁性贫血的疗效及改善铁代谢指标的分子机制,我们于 2002 年 3—10 月做了进一步的临床研究。

一、一般资料

1.纳入标准

一是符合西医缺铁性贫血诊断标准者:(1)小细胞低色素性贫血,男性血红蛋白$<120g/L$,女性血红蛋白$<105g/L$;平均红细胞体积$<80fL$,平均血红蛋白含量$<26pg$,平均血红蛋白浓度<0.31,红细胞形态有明显低色素表现。(2)有明确的缺铁病因和临床表现。(3)血清铁$<8.95\mu mol/L(50\mu g/dL)$,总铁结合力$>64.44\mu mol/L(360\mu g/dL)$。(4)运铁蛋白饱和度$<0.15$。(5)骨髓铁染色显示骨髓小粒可染铁消失,铁粒幼红细胞$<15\%$。(6)红细胞游离原卟啉(FEP)$>0.9\mu mol/L(50\mu g/dL)$(全血),或血液锌原卟啉(ZPP)$>0.96\mu mol/L(60\mu g/dL)$

---

①　原载《浙江中医杂志》2003 年第 6 期。

（全血），或 FEP/Hb＞4.5μg/gHb。（7）血清铁蛋白（SF）＜14g/L。（8）铁剂治疗有效。符合第（1）条和（2）～（8）条中任何两条以上者，可诊断为缺铁性贫血。二是符合中医气血两虚证辨证标准者，即面色、肌肤萎黄甚或苍白，面、足甚至全身浮肿，脘闷不舒，神疲乏力，眩晕，耳鸣，心悸，气短，舌淡胖，脉弱。三是要求血红蛋白＜100g/L 者。

2.排除标准

（1）非缺铁性贫血，或属缺铁性贫血轻度 Hb＞100g/L 者或极重度贫血者。（2）过敏体质及对本药过敏者。（3）合并心脑血管、肝、肾及造血系统其他严重原发性疾病，精神病患者。（4）原发疾病尚未控制，持续出血所致贫血。

3.剔除病例标准

不符合纳入标准，未按规定服用受试物的受试者，资料不全影响功效或安全性评价者。

4.一般资料

治疗组 50 例中男 11 例，女 39 例；年龄 34.0±12.0 岁；贫血病程 3.3±2.4 年；中度贫血 28 例，轻度贫血 22 例。对照组 50 例中男 12 例，女 38 例；年龄 33.1±12.8 岁；贫血病程 3.6±1.9 年；中度贫血 25 例，轻度贫血 25 例。两组性别分布、年龄、贫血病程、贫血程度以及身高、体重、血压、生命体征、血常规无差异，说明治疗组与对照组完全可比。

二、治疗方法

治疗组与对照组按随机数字表实行双盲分组。治疗组口服生血宁片，对照组口服葡萄酸亚铁片，每片同样规格（含铁叶绿酸钠或葡萄酸亚铁 50mg）。每次 2 片，每日 3 次，儿童减半。连续服药 30 天。观察期间停用其他治疗缺铁性贫血药物或保健食品。

三、疗效观察

1.观测指标

治疗前后各测一次血清铁（Fe）、总铁结合力（TIBC）、转铁蛋白饱和度（TS）、转铁蛋白（Tf）、铁蛋白（SF）、血清可溶性转铁蛋白受体（sTfR）。同时测定生命体征、三大常规、心、肝、肾功能、心电图及气血两虚评分，并记录身高、体重、贫血病程、贫血原因、药物副反应等。Fe、TIBC、TS、Tf 采用宁波市慈城生化试剂厂产品,Fe、TIBC 用亚铁嗪法测定,Tf 用免疫浊度法测定,SF 用北京北方免疫生物技术研究所的放免试剂盒,sTfR 用美国 R&D systems 公司的 ELISA 试剂盒。

2.统计方法

全部数据采用 SPSS 11.0 统计软件包处理。

四、治疗结果

治疗前两组铁代谢分子指标(Fe、TIBC、TS、Tf、SF、sTfR)完全可比。治疗后治疗组与对照组相比,治疗组改善铁代谢分子指标效果更好;治疗前后铁代谢分子指标自身对比,治疗组与对照组都有效果,治疗组更胜一筹。见表1。

表1 两组铁代谢指标治疗前后的变化($x \pm s$)

组别		Fe(μmol/L)	TIBC(μmol/L)	TS(%)	SF(μg/L)	Tf(g/L)	sTfR(μmol/L)
治疗组	前	7.01± 0.69	77.01± 4.76	9.2± 1.3	9.17± 2.71	4.29± 0.46	44.01± 6.16
	后	15.25± 4.94*#	63.49± 3.42*#	24.4± 8.9*#	27.14± 14.44*#	2.29± 0.36*#	19.18± 4.75*#
对照组	前	7.07± 0.47	77.22± 4.05	9.2± 1.1	9.49± 2.34	4.22± 0.41	46.44± 6.41
	后	8.32± 0.78*	66.90± 3.11*	12.5± 1.4*	12.75± 2.61*	3.21± 0.46*	33.88± 4.92*

注:(1)sTfR 治疗组 23 例,对照组 20 例,其余均为 50 例;(2)治疗前后比较 * $P<0.001$,治疗组与对照组比较 # $P<0.001$。

五、讨论

生血宁片是中西医结合研究的产物。它是一种有机血红素铁剂,从蚕沙中提取糊状叶绿素,经溶解、皂化、抽提、酸析、洗涤、铁代精制成铁叶绿酸钠,并按国家中药Ⅱ类新药要求进行了制备工艺、药学、药理学和毒理学等全部临床前实验工作,及Ⅱ期临床研究验证,显示生血宁片治疗 435 例成人、儿童缺铁性贫血(气血两虚证)病例,总有效率达 91.43%,疗效明显优于硫酸亚铁、琥珀酸亚铁,无明显毒副反应,各项安全性检测指标无异常变化。

生血宁片治疗缺铁性贫血及中医气血两虚证效果明显。多家报道显示显效率在68%左右,有效率在89%~94%,痊愈率28%上下;治疗气血两虚证之总显效率、总有效率为81%、98%上下;而且对胃、十二指肠溃疡,胃癌患者手术后缺铁性贫血也有效。

国际上对铁代谢调节的研究主要围绕二价金属转运蛋白1(Divalent Metal Transporter-1,DMT-1)、Iron-Regulated Gene 1(IREG1)及hephaestin(一种组织型的铜蓝蛋白)、Tf、sTfR、SF。DMT-1吸收肠道铁进入细胞,IREG1将细胞内铁转运至血液,而hephaestin将Fe^{2+}氧化成Fe^{3+},协助IREG1转运铁。Tf为运铁蛋白,在血液中运输铁。sTfR反映铁贮存状态和红细胞生成速率,主要表达在有核红细胞上,与Tf结合使铁进入红细胞以合成血红蛋白。sTfR是TfR被丝氨酸蛋白酶水解,切除顶端第1~100氨基酸的胞外部分,存在于血清中,与TfR成正比。此指标不受感染、炎症、肿瘤、妊娠状态影响,是继SF以后诊断贫血疾病的又一重大进展。SF是体内铁的贮存形式,用以诊断单纯性缺铁性贫血时其准确度可达95%。其最大缺点是测定值受炎症、肝病及恶性疾病的影响而升高,是一种急性炎症反应蛋白。因SF在铁代谢调节中与sTfR负相关,与sTfR联合测定可提高缺铁诊断的敏感度。

从分子、基因水平阐明生血宁片治疗缺铁性贫血的作用机制很有必要。因为缺铁性贫血是全球性的常见病,严重危害人类健康。以往生血宁片研究主要在组织、细胞水平上,偏重药学方面,而关于生血宁片对Tf、TfR、SF、DMT-1、IREG1、hephaestin的影响未见报道。本研究采用sTfR、Tf、SF等分子指标研究生血宁片,显示生血宁片在分子水平上能调节铁代谢,降低sTfR、Tf,升高SF。

生血宁片治疗儿童缺铁性贫血 150 例[①]

金建忠[1]　陈云亮[1]　丁　春[1]　丁　红[2]　熊先敏[3]　丁甫月[4]　魏克民[5]

(1.武汉联合药业有限责任公司,武汉 430070;2.成都中医药大学附属医院,成都 610072;

3.湖北中医学院附属医院,武汉 430061;4.武汉市儿童医院,武汉 430021;

5.浙江省中医药研究院,杭州 310007)

摘　要　目的:观察生血宁片对儿童缺铁性贫血患者的临床疗效和不良反应。方法:共 210 例患者随机分为治疗组 150 例,予生血宁片 0.25g,tid,po;对照组 60 例,予琥珀酸亚铁片 0.1g,tid,po。均连服 4 周。结果:生血宁片治疗 150 例儿童缺铁性贫血患者中显效 103 例,有效 38 例,显效率与总有效率分别为 68.67% 与 94.00%,与对照组相比无显著差异。结论:生血宁片疗效显著,无明显不良反应。

关键词　生血宁;缺铁性贫血;临床疗效

我们用生血宁治疗儿童缺铁性贫血 150 例,现将临床结果报告如下。

一、资料与方法

1.一般资料

本研究共有 210 个病例,治疗组 150 例,其中男 62 例,女 88 例,年龄 3～14 岁,平均 8.3±3.3 岁,平均病程为 1.5±1.4 年。对照组 60 例,其中男 22 例,女 38 例,年龄为 3～14 岁,平均 8.9±3.1 岁,平均病程 1.8±1.0 年,两组之间具有可比性。

2.方法

治疗组服用生血宁片 0.25g,tid,po;对照组服用琥珀酸亚铁薄膜衣片 0.1g,tid,po。连续服药 4 周。全部病例在治疗前、治疗期间及疗程结束后分别记录症状及体征,并检测血红蛋白、血清铁等项目。

---

① 原载《中国新药杂志》2001 年第 10 卷第 1 期。

192

3. 疗效判断标准

临床痊愈:血红蛋白恢复正常,临床症状消失,血清铁、总铁结合力等恢复正常。显效:临床症状明显好转,贫血严重程度分级由重度转为轻度(改善2级以上)。有效:临床症状有好转,贫血严重度改善1级。无效:临床症状及贫血严重度分级无改善。据显效+有效计算有效率。

4. 统计学方法

组间比较用 χ^2 检验,计量资料以 $(\bar{x} \pm s)$ 表示,并进行 t 检验,结果进行显著性分析。

二、结果

1. 临床疗效

服用生血宁片 4 周后,150 例患儿中临床痊愈 54 例(36.00%),显效 49 例(32.67%),有效 38 例(25.33%),无效 9 例(6.00%),显效率与有效率分别为 68.67% 和 94.00%。对照组 60 例中痊愈 24 例(40.00%),显效 17 例(28.33%),有效 11 例(18.33%),无效 8 例(13.33%),显效率与有效率分别为 68.33% 和 86.67%。两组无显著差异($P > 0.05$)。

2. 血常规的变化

血常规的变化见表 1。

表 1 治疗前后两组血常规比较($\bar{x} \pm s$)

指标	\multicolumn{4}{治疗组($n=150$)}				\multicolumn{4}{对照组($n=60$)}			
	n	治疗前	治疗后	升高值	n	治疗前	治疗后	升高值
红细胞计数 ($\times 10^{12}$/L)	71	3.22± 0.61	3.99± 0.45	0.77± 0.56	28	3.44± 0.45	4.35± 0.41	0.91± 0.41
血红蛋白 (g/L)	150	81.06± 16.68	111.39± 15.39	30.33± 18.91	60	83.47± 14.19	110.49± 16.81	27.02± 20.33
平均红细胞 体积(fL)	150	72.39± 7.77	88.56± 11.52	16.17± 11.95	60	71.44± 8.66	87.83± 8.86	16.39± 11.25
平均白细胞血红 蛋白含量(pg)	150	21.95± 3.38	27.80± 3.77	5.85± 4.44	60	21.77± 3.47	27.95± 3.56	6.18± 4.58
平均血红蛋白 浓度(g/L)	150	0.29± 0.03	0.31± 0.55	0.02± 0.03	60	0.30± 0.05	0.32± 0.05	0.02± 0.04

表 1 显示,治疗组 RBC 较治疗前有显著升高($t=10.96$,$P<0.01$);Hb 较治疗前亦有显著升高($t=23.10$,$P<0.01$)。

3.血清铁及总铁结合力的变化

血清铁及总铁结合力的变化见表 2。

表 2 治疗前后两组患者血清铁、总铁结合力比较($\mu mol/L$,$\bar{x}\pm s$)

指标	治疗组($n=150$)			对照组($n=150$)		
	治疗前	治疗后	升高值	治疗前	治疗后	升高值
血清铁	7.03± 1.39	17.03± 5.44	9.98± 5.01	7.59± 1.69	16.44± 5.45	8.85± 3.87
总铁结合力	86.95± 18.47	64.49± 15.21	−22.46± 15.85	84.98± 12.61	63.89± 14.83	−21.09± 15.73

表 2 显示,治疗组血清铁较治疗前有显著升高($t=21.46$,$P<0.01$),而总铁结合力较治疗前则显著下降($t=14.47$,$P<0.01$)。

三、讨论

儿童因生长发育快,对铁的需求量大,加上儿童易患消化道疾病,且易于养成偏食厌食习惯,进而导致铁的摄取不足,所以,青少年及儿童为缺铁性贫血的易患人群。临床常用的无机铁制剂大多有胃肠道不良反应,这就限制了该类药物的应用。生血宁片既有确切疗效,又无明显不良反应,因而是治疗缺铁性贫血较为理想的新药。

生血宁片治疗儿童缺铁性贫血 60 例[①]

史晓霞　　魏克民

（浙江省立同德医院,杭州 310012）

摘　要　目的:观察生血宁片治疗儿童缺铁性贫血的临床疗效及安全性。方法:90 例缺铁性贫血患儿随机分成治疗组 60 例和对照组 30 例,治疗组用生血宁片治疗、对照组用葡萄糖酸亚铁口服液治疗,均连续服用 30 天为一疗程。结果:治疗组有效率为 93.33%,对照组有效率为 53.33%,两组疗效比较差异有统计学意义($P <$ 0.01)。结论:生血宁片治疗儿童缺铁性贫血(气血两虚证)具有较好的临床疗效及安全性。

关键词　生血宁片;儿童缺铁性贫血;临床观察

缺铁性贫血是由于人体内缺乏铁质而影响血红蛋白合成所引起的一种常见贫血,是全球性的常见病、多发病,在我国人群中发病率达 15%～30%,婴幼儿和中小学生中更是高达 60%;严重威胁着儿童的健康成长。目前国内外治疗缺铁性贫血多采用铁剂,虽疗效肯定但多有食欲减退、恶心、呕吐、腹泻等胃肠道不良反应,不易为患儿及家长所接受。

我院于 2000 年 10 月—2003 年 10 月用国家二类新药生血宁片治疗儿童缺铁性贫血,取得较为满意的疗效,现报告如下。

一、材料与方法

1.一般资料

病例选择符合 1988 年洛阳全国小儿血液病学术会议修订的小儿缺铁性贫血诊断标准的 90 例患儿为观察对象,年龄 5～14 岁,平均年龄 9 岁,其中轻度贫血 71 例、中度贫血 19 例,男 48 例、女 42 例。将患儿随机分为治疗组和对照组两组,治疗组 60 例、对照组 30 例,两组在年龄、性别、身高、体重及贫血程度等方面比

---

①　原载《医学研究通讯》2004 年第 33 卷第 7 期。

较,其差异无统计学意义。

2. 方法

治疗组口服生血宁片(本院制剂室配制,每片含铁叶绿酸钠 50mg,批号 02050801),30kg 以下每次 1 片,30kg 以上每次 2 片,每日 3 次,连服 30 天为一疗程,共服用 2 个疗程;对照组口服葡萄糖酸亚铁口服液,0.5mL/(kg·d)(折合元素铁为 1~2mg/(kg·d)),分三次口服,连服 30 天为一疗程,共服用 2 个疗程。观察期间停用其他治疗缺铁性贫血的药物及保健食品。治疗前后各测一次血常规、网织红细胞(Ret)、血清铁、总铁结合力及进行中医气血两虚的症候评分。

二、结果

1. 疗效评定标准

参照国家卫生部 1981 年 12 月推荐的疗效评定标准。治疗组 60 例中,痊愈 37 例(61.67%)、好转 19 例(31.67%),有效率为 93.33%;对照组 30 例中,痊愈 6 例(20.00%)、好转 10 例(33.33%),有效率为 53.33%。两组疗效比较差异有统计学意义,$P<0.01$。治疗组服生血宁片后外周血象红细胞计数(RBC)、血红蛋白(Hb)、红细胞压积(HCT)、红细胞平均体积(MCV)、红细胞平均血红蛋白含量(MCH)、红细胞平均血红蛋白浓度(MCHC)均有明显上升,其治疗前后差异有显著的统计学意义。治疗组气血两虚中医证候疗效痊愈率 30%、显效率 76%、总有效率 96%;对照组分别为 0%、2%、50%,其疗效差异有显著的统计学意义。

2. 不良反应

治疗组 4 例、对照组 7 例偶感上腹部不适。治疗前后治疗组有 10 例、对照组有 4 例测定肝肾功能、大小便常规及心电图,除大便颜色略改变(治疗组墨绿色、对照组黑褐色)外,余均未见任何毒副反应。

三、讨论

营养性缺铁性贫血系缺铁而导致的血红蛋白的合成障碍所致,属中医学"血虚""虚劳"等范畴,辨证多为脾气虚弱、气血两虚。脾为后天之本,气血生化之源,小儿脾常不足,加之后天喂养不当,饮食不节,导致营养物质的吸收减少,出现贫血。诚如《灵枢·决气》所云:"中焦受气取汁,变化而赤,是为血。"

目前国内外用于治疗缺铁性贫血的药物,主要是无机铁和有机铁。20 世纪 90 年代始生物铁(天然卟啉类化合物及其合成的类似物)从有机铁中脱颖而出,成为第三代治疗缺铁性贫血的药物,又称血红素铁或卟啉铁,具有很高的生物利用率,富含营养,口感良好,很少或没有毒副作应。卟啉铁的提取原料可以是动物血液、蚕沙或绿色植物叶绿素,其中蚕沙在我国中医研究中已有相当久远的历史。据《中国药典》(2000 年版)及《中药大辞典》记载:蚕沙性温、味甘辛、入肝脾经,具有清热祛风、利湿化浊、活血通络、镇静安神等功效。蚕沙甘温能养经络、补气血,辛温能祛风利湿、活血通络,故能补气健脾、化瘀养血。

运用现代化科技手段在蚕沙中提取叶绿素、皂化、铁代精制成铁叶绿酸钠,以此为原料制成生血宁片,具有启脾运、资化源、敛肝养血之功效。经 Ⅱ 期临床研究,结果显示,生血宁片治疗 435 例成人、儿童缺铁性贫血(气血两虚证)病例,总有效率达 91.43%,疗效明显优于硫酸亚铁、琥珀酸亚铁,无明显毒副反应,各项安全性检测指标无异常变化。本报告结果与此相符。另据报道,生血宁改善失血性贫血大鼠血常规与临床研究相似。生血宁片在基因水平上能改善铁代谢,降低失血性贫血大鼠铁代谢相关基因 DMEG1、hephaestin 的表述,疗效与琥珀酸亚铁相似。综上所述,生血宁片具有疗效确切、服用安全方便的特点,是临床上治疗儿童缺铁性贫血(气血两虚证)的一种理想中药制剂,值得进一步推广。

生血宁片治疗缺铁性贫血 165 例[①]

陈云亮[1]　金建忠[1]　丁　春[1]　杨明均[2]　任开明[3]　曾宪昌[4]
艾　凌[5]　魏克民[6]

(1.武汉联合药业有限责任公司,武汉 430070;2.成都中医药大学临床药理基地,成都 610072;
3.湖北省人民医院,武汉 430062;4.湖北省医科大学第二附属医院,武汉 430071;
5.湖北省中医学院附属医院,武汉 430061;6.浙江省中医药研究院,杭州 310007)

摘　要　目的:研究生血宁片治疗缺铁性贫血的临床疗效及观察其不良反应。方法:对确诊为缺铁性贫血的 225 例患者,其中治疗组 165 例,给予生血宁片 0.5g, tid;对照组 60 例,给予琥珀酸亚铁片 0.6g/d,共 4 周。结果:生血宁片治疗缺铁性贫血显效率为 68.48%,有效率为 89.70%,与对照组比较无显著性差异。临床试验中除少数患者偶有上腹部不适外,未发现有其他明显不良反应。结论:生血宁片是治疗缺铁性贫血有效且安全的新药。

关键词　生血宁片;缺铁性贫血;临床疗效

我们以生血宁治疗缺铁性贫血患者 165 例,现将临床结果报告如下。

一、材料与方法

1.病例选择

选择门诊和住院的以"血液病诊断及疗效标准"确诊的缺铁性贫血患者 225 例,随机分为治疗组 165 例,其中男 55 例,女 110 例,年龄 18～65 岁,平均 41.3±14.8 岁,平均病程为 3.2±4.1 年;对照组 60 例,其中男 24 例,女 36 例,年龄18～65 岁,平均 40.5±13.7 岁,平均病程 3.8±3.7 年。上述几方面两组均无显著性差异($P>0.05$),具有可比性。

---

①　原载《中国新药杂志》2001 年第 10 卷第 1 期。

2.方法

治疗组服用生血宁片(0.25g,武汉联合药业有限公司,批号 98ZL-040)0.5g,tid。对照组服用琥珀酸亚铁薄膜衣片(南京第三制药厂,批号 980423)0.2g,tid。两药均为口服,疗程 4 周。

全部病例均在治疗前、治疗期间及疗程结束后分别记录症状及体征,并检测血红蛋白、血清铁等项目。

3.疗效判断标准

临床痊愈:血红蛋白恢复正常,临床症状消失,血清铁、总铁结合力等恢复正常。显效:临床症状明显好转,贫血严重度分级由重度转为轻度(改善 2 级以上)。有效:临床症状有好转,贫血严重度改善 1 级。无效:临床症状及贫血严重度分级无改善。

4.统计学方法

组间比较用 χ^2 检验,计量资料以($\bar{x} \pm s$)表示,并进行 t 检验,结果进行相关分析。

二、结果

1.临床疗效

从表 1 可以看出,应用生血宁片治疗 4 周后,血常规各项指标均有显著增高。

表1　治疗前后两组患者血常规比较($\bar{x} \pm s$)

指标	治疗组(n=165)				对照组(n=60)			
	n	治疗前	治疗后	升高值	n	治疗前	治疗后	升高值
红细胞计数(×10¹²/L)	95	3.25±0.50	3.88±0.62	0.63±0.56	21	3.25±0.34	3.91±0.27	0.66±0.47
血红蛋白(g/L)	165	85.66±15.31	115.28±21.39	29.62±15.47	60	84.69±14.49	113.21±11.34	28.52±15.02
平均红细胞容积(fL)	165	70.62±8.69	85.86±12.51	15.24±11.60	60	71.85±6.16	88.56±14.58	16.71±15.01
平均红细胞血红蛋白量(pg)	165	21.08±2.74	28.66±4.04	7.58±3.41	60	20.87±2.80	29.07±2.23	8.20±3.06
平均红细胞血红蛋白浓度(g/L)	165	0.29±0.03	0.32±0.04	0.03±0.03	60	0.29±0.04	0.29±0.04	0.04±0.05

表 2 显示,应用生血宁片四周后血清铁较自身治疗前均有显著升高,总铁结合力则有显著降低。

表2　治疗前后两组患者血清铁、总铁结合力比较(μmol/L, $\bar{x}\pm s$)

指标	治疗组($n=165$)			对照组($n=60$)		
	治疗前	治疗后	升高值	治疗前	治疗后	升高值
血清铁	7.52±1.39	14.32±6.29	6.80±4.07	7.71±0.72	13.72±4.11	6.01±3.87
总铁结合力	74.85±8.09	64.72±9.76	−10.13±8.99	73.44±6.61	62.97±7.27	−10.47±9.38

2.不良反应

治疗组 165 例患者中有 7 例患者出现轻度的上腹部不适,4 例患者有便次增多;对照组 60 例中有 24 例患者出现恶心或上腹部不适症状,均未作特殊处理,亦未停药,未影响继续治疗。

三、讨论

(1)通过对 165 例缺铁性贫血患者临床观察,结果表明:生血宁片治疗缺铁性贫血的显效率及有效率分别为 68.48％ 和 89.70％,对照组的显效率及有效率分别为 75.00％ 和 91.67％,两组总疗效相似,无显著性差异($P>0.05$);治疗组对中医证候的显效率及有效率分别为 75.87％ 和 96.51％,对照组分别为 70.83％ 和 89.17％,$P>0.05$,无显著性差异。

(2)临床观察还表明,生血宁片能改善缺铁性贫血患者的临床症状,如面色和肌肤萎黄或苍白、神疲乏力、浮肿、脘闷不适、眩晕、耳鸣、舌淡或胖及脉弱等异常,均有较好疗效,其中尤对心悸、眩晕症状疗效明显优于对照组($P<0.01$ 或 $P<0.05$),有显著性差异或非常显著性差异。

(3)生血宁片对缺铁性贫血患者的红细胞计数、血红蛋白、红细胞平均体积、红细胞平均血红蛋白量、红细胞平均血红蛋白浓度、血清铁、血清铁蛋白、总铁结合力的改善均有一定的作用。

(4)缺铁性贫血为临床常见疾病,儿童和育龄妇女为易患人群,这部分人群因生长发育所需或代谢量增大,一旦从食物中摄入不足时易发生铁缺乏。生血宁片是从蚕沙中提取叶绿素,再经脱镁、皂化铁代精制而成,其有效成分为叶绿素及其衍生物,从化学结构分析,该类化合物的卟啉环结构与人血红蛋白的卟啉环相类似,药效学试验亦证实蚕沙提取物具有明显的刺激骨髓造血功能的作用,同时补充造血原料亚铁离子,因而用于临床疗效确切。

(5)本制剂在临床试验中,未发现明显不良反应,服用安全。

生血宁治疗缺铁性贫血的临床研究[①]

柯有甫　魏克民　郑军献　浦锦宝　祝永强　梁卫青

（浙江省中医药研究院,杭州 310007）

摘　要　目的:观察生血宁治疗缺铁性贫血的药效及对铁代谢平衡调节的分子机制。方法:100 例缺铁性贫血患者随机分为生血宁治疗组和葡萄糖酸亚铁对照组各 50 例,治疗组用生血宁 0.1g,每天 3 次口服;对照组用葡萄糖酸亚铁 0.1g,每天 3 次口服;均连续服用 30 天。治疗前后各检测 1 次血清铁(Fe)、总铁结合力(TIBC)、转铁蛋白饱和度(TS)、铁蛋白(SF)、转铁蛋白(Tf)、血清可溶性转铁蛋白受体(soluble transferrin receptor,sTfR)、血常规,并进行中医气血两虚证候评分。结果:治疗组总有效率为 92%;表明生血宁能改善铁代谢,提高 Fe、TS、SF、降低 TIBC、Tf、sTfR;促进红细胞生成作用明显;尚能促进白细胞及血小板生成。对照组总有效率为 32%。两组比较差异有显著性($P<0.01$)。结论:生血宁治疗缺铁性贫血及气血两虚证效果明显,能改善铁代谢,提高 Fe、TS、SF,降低 TIBC、Tf、sTfR。

关键词　生血宁;铁叶绿酸钠;气血两虚证;贫血;铁蛋白;转铁蛋白;转铁蛋白受体

天然卟啉类化合物及其合成的类似物,为第三代治疗缺铁性贫血的药物。因能直接被肠黏膜细胞吸收,有人称之为生物铁。叶绿素的基本结构与血红蛋白的结构相似,是由四个吡咯环组成的卟啉环。生血宁是将传统中药蚕沙经丙酮浸提糊状叶绿素,再将叶绿素结构中的镁离子皂化、铁代、络合成铁叶绿酸钠,其结构与血卟啉极其相似,是一种有机卟啉铁。但铁叶绿酸钠对铁蛋白、转铁蛋白、转铁蛋白受体的影响未见报道。为进一步观察生血宁治疗缺铁性贫血的疗效及改善铁代谢指标的分子机制,我们于 2002 年 3—10 月做了进一步的临床研究。

---

①　原载《中国中西医结合杂志》2004 年 24 卷第 10 期。

一、临床资料

1. 诊断标准

（1）纳入标准

1）符合西医缺铁性贫血诊断标准者，属轻度及中度贫血者。2）符合缺铁性贫血气血两虚证辨证标准，总积分大于 3 分者。

（2）排除标准

1）非缺铁性贫血，或属缺铁性贫血重度贫血者。2）过敏体质及对本药过敏者。3）合并心脑血管、肝、肾及造血系统其他严重原发性疾病，精神病患者。4）原发疾病尚未控制，持续出血所致贫血。

（3）贫血严重度分级标准

轻度：血红蛋白男 91～120g/L，女 81～105g/L；中度：血红蛋白男 61～90g/L，女 61～80g/L；重度：血红蛋白男 31～60g/L，女 41～60g/L；极重度：血红蛋白男＜31g/L，女＜41g/L。

2. 资料

100 例患者按随机数字表法分为治疗组与对照组。治疗组 50 例中男 11 例，女 39 例，年龄 11～64 岁，平均 34.0±12.0 岁；病程 3 个月～9 年，平均 3.3±2.4 年；贫血属轻度 22 例，中度 28 例。对照组 50 例中男 12 例，女 38 例，年龄 10～63 岁，平均 33.1±12.8 岁；病程 3 个月～10 年，平均 3.6±1.9 年；贫血属轻度 25 例，中度 25 例。两组性别分布、年龄、病程、贫血程度等比较差异无显著性。

二、方法

1. 治疗方法

治疗组口服生血宁（每片含铁叶绿酸钠 50mg，批号：02050801），对照组口服葡萄糖酸亚铁片（每片含葡萄糖酸亚铁 50mg，批号：02050802）；两药每片同样规格，由宁波立华制药有限公司生产。患者服药每次 2 片，每天 3 次，连续 30 天。所有病例均为门诊病例。观察期间停用其他治疗缺铁性贫血药物或保健食品。

2. 观测指标

治疗前后各测 1 次血清铁（Fe）、总铁结合力（totaliron binding capacity，TIBC）、转铁蛋白饱和度（transferrin saturation，TS）、转铁蛋白（transferrin，Tf）、铁蛋白（serum ferritin，SF）、血清可溶性转铁蛋白受体（soluble transferrin receptor,sTfR)。同时测定血、尿、粪常规,心、肝、肾功能,心电图及气血两虚证评分;并记录身高、体重、贫血病程、贫血原因、药物不良反应等。测定 Fe、TIBC、TS、Tf 的试剂采用宁波市慈城生化试剂厂产品,Fe、TIBC 用亚铁嗪法测定,Tf 用免疫浊度法测定;SF 用北京北方免疫生物技术研究所的放免试剂盒,sTfR 用美国 R&D systems 公司的 ELISA 试剂盒。

3. 统计学方法

全部数据采用 SPSS 11.0 统计软件处理,采用 Independen t-Samplest 及 Paired-Samples t 检验。

三、结果

1. 疗效评定标准

(1)中医证候疗效标准

痊愈:治疗后症状完全消失。显效:治疗后中医证候积分之和较治疗前下降 2/3 以上。有效:治疗后中医证候积分之和较治疗前下降 1/3~2/3。无效:治疗后中医证候积分之和较治疗前下降不足 1/3。

(2)贫血疗效标准

临床痊愈:男血红蛋白>120g/L,女血红蛋白>105g/L,且 Fe、TIBC、TS、SF 都恢复正常。显效:临床症状明显好转,贫血严重度分级由重度转为轻度(改善 2 级以上);或男血红蛋白>120g/L,女血红蛋白>105g/L,但 Fe、TIBC、TS、SF 有一项以上未恢复正常。有效:临床症状好转,贫血严重度改善 1 级。无效:临床症状明显及贫血严重度分级无改善。

2. 结果

(1)生血宁对血象的影响

生血宁对血象的影响见表 1 至表 3。治疗前治疗组与对照组比较差异无显著性。治疗后治疗组与对照组比较,治疗贫血效果更好。生血宁不但能提高红细胞计数(RBC)、血红蛋白(Hb)、红细胞压积(HCT)、红细胞平均体积(MCV)、红细胞平均血红蛋白量(MCH)、红细胞平均血红蛋白浓度(MCHC),缩小红细胞体积分布宽度(RDW),而且对白细胞系及血小板系也有一定作用。

表 1　两组治疗前后红细胞指标比较($x\pm s$)

组别		例数	红细胞计数 （×10¹²/L）	血红蛋白 （g/L）	红细胞比容 （%）	平均红细胞 体积(fL)	平均红细胞 血红蛋白 含量(pg)	每升血液中 血红蛋白 浓度(g/L)	红细胞 分布密度 （%）
治疗组	前	50	3.65± 0.17	87.82 ±5.98	27.94± 1.66	76.50± 1.81	24.05± 0.87	314.20± 6.69	15.29± 0.44
	后	50	4.26± 0.24**△△	117.62± 9.28**△△	35.44± 1.20**△△	83.28± 2.53**△△	27.65± 1.46**△△	331.76± 14.31**△△	13.07± 1.06**△△
对照组	前	50	3.72± 0.17	88.88± 5.06	28.30± 1.55	76.22± 1.13	23.90± 0.42	313.56± 3.86	15.41± 0.42
	后	50	4.05± 0.17**	101.30± 5.69**	32.03± 1.79**	79.06± 1.71**	25.01± 0.57**	316.28± 3.63**	14.68± 0.58**

注：与本组治疗前比较，* $P<0.05$，** $P<0.01$；与对照组治疗后比较，△ $P<0.05$，△△ $P<0.01$；下表同。

表 2　两组治疗前后白细胞指标比较($x\pm s$)

组别		例数	白细胞计数 （×10⁹/L）	淋巴细胞比值 （%）	粒细胞比值 （%）	淋巴细胞计数 （×10⁹/L）	粒细胞计数 （×10⁹/L）
治疗组	前	50	6.29±0.81	31.47±3.15	68.53±3.15	1.98±0.29	4.29±0.60
	后	50	7.06±0.68**	30.46±3.37	69.54±3.37	2.16±0.33**	4.90±0.50**
对照组	前	50	6.40±0.86	31.69±3.67	68.31±3.67	2.05±0.38	4.35±0.62
	后	50	6.80±0.62**	30.68±3.32	69.32±3.32	2.07±0.28	4.71±0.53**

表 3　两组治疗前后血小板指标比较($x\pm s$)

组别		例数	血小板计数 （×10⁹/L）	血小板比容 （%）	平均血小板 体积(fL)	血小板体积 分布宽度（%）
治疗组	前	50	135.76±27.39	0.11±0.02	8.13±0.91	15.55±0.67
	后	50	159.98±37.85*△	0.13±0.03*△	8.20±0.76	15.28±0.82*
对照组	前	50	138.10±20.11	0.11±0.02	8.13±0.93	15.46±0.46
	后	50	147.54±22.05*	0.12±0.02*	8.13±0.59	15.38±0.20

（2）生血宁对铁代谢指标的影响

生血宁对铁代谢指标的影响见表 4。治疗前两组铁代谢指标（Fe、TIBC、TS、

Tf、SF、sTfR)差异无显著性;两组治疗后铁代谢指标与治疗前自身对比均有改善;治疗后治疗组与对照组比较,治疗组改善铁代谢指标效果更好。

表 4　两组治疗前后铁代谢指标比较($\bar{x}\pm s$)

组别		Fe(μmol/L)	TIBC(μmol/L)	TS(%)	SF(μg/L)	Tf(g/L)	sTfR(μmol/L)
治疗组	前	7.01±0.69	77.01±4.76	9.2±1.3	9.17±2.71	4.29±0.46	44.01±6.16
	后	15.25±4.94**△△	63.49±3.42**△△	24.4±8.9**△	27.14±14.44**△△	2.29±0.36**△△	19.18±4.75**△△
对照组	前	7.07±0.47	77.22±4.05	9.2±1.1	9.49±2.34	4.22±0.41	46.44±6.41
	后	8.32±0.78**	66.90±3.11**	12.5±1.4**	12.75±2.61**	3.21±0.46**	33.88±4.92**

注:sTfR 治疗组为 23 例,对照组为 20 例;其余均为 50 例。

(3)生血宁的中医证候疗效

治疗组 50 例,痊愈 15 例(30%),显效 23 例(46%),有效 10 例(20%),无效 2 例(4%),总有效率 96%;对照组 50 例,痊愈 0 例,显效 1 例(2%),有效 24 例(48%),无效 25 例(50%),总有效率 50%。两组比较差异有显著性($P<0.01$)。

(4)生血宁的总疗效治疗组 50 例,临床痊愈 31 例(62%),显效 10 例(20%),有效 5 例(10%),无效 4 例(8%),总有效率 92%;对照组 50 例,临床痊愈 0 例(0%),显效 10 例(20%),有效 6 例(12%),无效 34 例(68%),总有效率 32%。两组比较差异有显著性($P<0.01$)。

(5)不良反应

治疗组有 4 例、对照组有 6 例偶感上腹部不适。服药前后全部患者均测定肝、肾功能,粪常规及心电图,除大便呈绿色外,均未发现不良反应。

四、讨论

卟啉铁的提取原料可以是动物血液、蚕沙或绿色植物叶绿素等,其中蚕沙在我国中医的应用已有相当久远的历史。据《中国药典》(2000 年版)及《中药大辞典》记载:蚕沙性温、味甘辛、入肝脾经,具有清热祛风、利湿化浊、活血通络、镇静安神等功效。唐代陈藏器《本草拾遗》、清代黄宫绣《本草求真》均载蚕沙"治冷血瘀血";宋代骆龙吉《内经拾遗方论》载"蚕沙治血瘀血少";明代李时珍《本草纲目》

载蚕沙治"妇人血崩";清代叶桂《本草再新》、清代赵其光《本草求原》均载蚕沙治"血虚不能养经络者";清代吴仪洛《本草从新》、清代汪昂《本草备要》均载蚕沙"炒黄浸酒治……冷血瘀血",可见中国古代已经知道用有机溶剂酒提取蚕沙中的有效成分来治疗血虚。蚕沙甘温能养经络、补气血,辛温能祛风利湿、活血通络,故能补气健脾,化瘀养血。运用现代化科技手段在蚕沙提取物中络合入亚铁离子,使其具有启脾运、资化源、敛肝养血之功效。叶绿素的基本结构是由 4 个吡咯环组成的卟啉环,与血红蛋白的结构相似,将叶绿素结构中的镁离子皂化、铁代、络合成铁叶绿酸钠,其结构则与血卟啉极其相似,能直接被肠黏膜细胞所吸收,在细胞内血红蛋白氧化酶的作用下分离出铁离子而被机体利用,其吸收率约为一般铁盐的 2～10 倍,且极少有不良反应,故有人称之为生物铁。Borisenko 等在不同动物模型上证明铁叶绿酸钠确有促进造血功能的作用。生血宁促进造血及治疗缺铁性贫血效果明显。Ⅱ期临床研究显示生血宁片治疗 435 例成人、儿童缺铁性贫血,总有效率达 91.43%,疗效明显优于硫酸亚铁、琥珀酸亚铁,无明显不良反应,各项安全性检测指标无异常变化。它不但对缺铁性贫血患者的红细胞系全部指标都有作用,而且对白细胞系及血小板系也有一定作用。这与动物实验结果相符。生血宁能改善铁代谢,提高 Fe、TS、SF,降低 TIBC、Tf、sTfR。本研究结果提示,生血宁治疗缺铁性贫血有效率为 92%;对气血两虚证的有效率为 96%。本研究采用 sTfR、Tf、SF 等指标研究生血宁,显示生血宁能调节铁代谢,降低 sTfR、Tf,升高 SF,提示生血宁促进造血是有分子依据的。

铁叶绿酸钠片治疗缺铁性贫血临床研究①

魏克民　　裘维焰　　梁卫青　　胡轶娟　　李　践　　浦锦宝

郑军献　　祝永强　　刘朝胜

（浙江省中医药研究院,杭州 310007）

摘　要　目的:观察铁叶绿酸钠治疗成人和儿童缺铁性贫血的有效性和安全性。方法:采用随机、对照、多中心的临床研究方法,以琥珀酸亚铁薄膜衣片为对照,对 2776 例受试者进行试验。结果:试验组总有效率 79.84%,显效率 58.52%;能提高红细胞计数、血红蛋白、血细胞比容、红细胞平均体积、红细胞平均血红蛋白量、红细胞平均血红蛋白浓度、缩小红细胞体积分布宽度,而且对白细胞系及血小板系也有一定作用;它能改善铁代谢,提高血清铁(Fe)、转铁蛋白饱和度(TS)、铁蛋白(SF),降低总铁结合力(TIBC)、转铁蛋白(Tf)、血清可溶性转铁蛋白受体(sTfR)。结论:铁叶绿酸钠片治疗缺铁性贫血是安全有效的药物。

关键词　铁叶绿酸钠片;缺铁性贫血;临床研究

缺铁性贫血是全球性的常见病、多发病。据联合国世界卫生组织调查统计,全世界约有 21.5 亿人口患有不同程度的缺铁。西方发达国家育龄期妇女缺铁性贫血发病率也高达 10%～15%,婴幼儿高达 30%～50%。在我国人群中缺铁性贫血发病率更为突出,达 15%～30%,育龄期妇女达 40%～50%,婴幼儿和中小学生高达 64.4%。这严重威胁了广大人民的健康,直接影响生产力的发展,已引起世界卫生组织和血液学家的高度重视。缺铁性贫血的治疗方法以含铁剂的西药为主,目前国内外铁剂种类繁多,口服的含铁制剂已达 150 多种,如硫酸亚铁、葡萄糖酸亚铁、琥珀酸亚铁等,这些药,虽有一定疗效,但均有胃肠道不良反应,不易为广大群众,特别是儿童、孕妇患者所接受,更不宜于用作大面积群众防治。注射型的铁剂如右旋醣酐铁、山梨醇铁等也有损害肝、肾功能等全身和局部不良反应。因此研制出疗效好、不良反应小的防治缺铁性贫血的新药成了当务之急。

---

①　原载《医学研究杂志》2007 年第 36 卷第 3 期。

中医中药治疗贫血具有丰富的经验,为医学界普遍认可,历代文献均有记载。早在 2000 多年前《黄帝内经》中就有萎黄、血虚等贫血症状的描述;《日华子本草》载"绿矾治疗肠风便血、血虚萎黄";明代秘方《黄病效药》记载治疗"血虚萎黄"的主要药物为绿矾和醋煅针砂二味,而绿矾的主要成分为天然的硫酸亚铁,针砂即细小的铁屑,由此可见古代医学家早在 1000 多年前就已用铁剂治疗贫血。

天然卟啉类化合物及其合成的类似物是新一代治疗缺铁性贫血的理想药物。卟啉铁的提取原料可以是动物血液或蚕沙等,其中蚕沙在我国中医研究中已有相当久远的历史。唐代陈藏器《本草拾遗》、清代黄宫绣《本草求真》均载蚕沙治"冷血瘀血",清代吴仪洛《本草从新》、清代汪昂《本草备要》均载蚕沙"炒黄浸酒治……冷血瘀血",可见中国古代已经知道用有机溶剂酒提取蚕沙中的有效成分来治疗血虚。宋代骆龙吉《内经拾遗方论》载蚕沙治"血瘀血少",明代李时珍《本草纲目》载蚕沙治"妇人血崩",清代叶桂《本草再新》、清代赵其光《本草求原》均载蚕沙治"血虚不能养经络者"。蚕沙甘温能养经络、补气血,辛温能祛风利湿、活血通络,故能补气健脾,化瘀养血。以现代科技手段在蚕沙提取物中络合入亚铁离子,可达到对血虚证标本兼治的目的。故蚕沙提取物具有启脾运、资化源、敛肝养血之功效。从蚕沙中提取的叶绿素基本结构是由 4 个吡咯环组成的卟啉环,它与血红蛋白的结构相似,将叶绿素结构中的镁离子置换为亚铁离子制成铁叶绿酸钠,其结构则与血卟啉极其相似。据《日本医药品集》(1979 版)及日本京都医科大学报道:铁叶绿酸钠是良好的血细胞赋活剂,有刺激骨髓、促进生血、参与血红蛋白合成作用,对血液三系均有升高作用。国内张豁中等报道,铁叶绿酸钠中有机铁的作用相当于硫酸亚铁的 12.5 倍。铁叶绿酸钠片是一种由蚕沙提取物研制的新药,具有益气养血、活血化瘀、健脾和胃、利湿化浊的功效,主治缺铁性贫血(IDA)中医属气血两虚证者。我们采用多中心验证、随机对照、部分双盲的临床研究方法,观察铁叶绿酸钠治疗成人和儿童缺铁性贫血的有效性和安全性,观察病例 2776 例,现报告如下。

一、资料与方法

1. 一般资料

IDA 患者 2776 例,其中成人 2116 例,儿童 660 例;男性 989 例,女性 1787 例;儿童 6~14 岁,成人 18~65 岁;试验组 2546 例,对照组 230 例。性别、年龄、病程、贫血分级、贫血原因、症状、理化指标等各基线指标基本一致,差异无统计学意义。

2.诊断标准

诊断标准参照张之南《血液病诊断及疗效标准》制订。(1)成人缺铁性贫血诊断标准：①小细胞低色素性贫血，男性血红蛋白（Hb）<120g/L，女性 Hb<105 g/L，红细胞平均容积（MCV）<80fL，红细胞平均血红蛋白量（MCH）<26pg，红细胞平均血红蛋白浓度（MCHC）<0.31，红细胞形态有明显低色素表现；②有明显的缺铁病因和临床表现；③血清铁（Fe）<8.95μmol/L，总铁结合力（TIBC）>64.44μmol/L；④转铁蛋白饱和度（TS）<0.15；⑤骨髓铁染色显示骨髓小粒可染铁消失，铁粒幼红细胞<15%；⑥红细胞游离原卟啉（FEP）>1.78μmol/L（100μg/dL）（全血）或血液锌原卟啉（ZPP）>600μg/L（全血），或 FEP/Hb>4.50μg/gHb；⑦血清铁蛋白（SF）<12～20μg/L；⑧铁剂治疗有效。凡符合第①条和第②至⑧条中任何两条以上者，可诊断为缺铁性贫血。(2)小儿缺铁性贫血诊断标准：①小细胞低色素性贫血，出生后 10 天以内的新生儿 Hb<145g/L，10天～6 岁 Hb<110g/L，6～14 岁 Hb<120g/L，红细胞形态有明显低色素表现，MCV<80fL，MCH<27pg，MCHC<0.31；②有明显的缺铁病因和临床表现；③血清铁（Fe）<10.74μmol/L（60μg/dL）；④总铁结合力>62.70μmol/L（350μg/dL）；⑤血清铁蛋白（SF）<16μg/L。其余诊断标准与非儿童标准无差异。

3.纳入标准

(1)符合西医缺铁性贫血诊断标准者；(2)符合中医气血两虚证辨证标准者；(3)儿童组年龄为≥6 岁，<14 岁；(4)成年组年龄 18～65 岁；(5)妊娠中晚期（妊娠 13 周后至产前妇女），年龄 20～40 岁；(6)术后组年龄 18～65 岁。凡符合(1)(2)两项及(3)～(6)项中任意一项标准，可作为纳入试验病例。

4.排除标准

(1)缺铁性贫血极重度者；(2)妊娠早期（妊娠≤13 周）妇女；(3)哺乳期妇女，过敏体质者；(4)合并脑血管及造血系统等其他严重原发性疾病，精神病患者；(5)原发疾病尚未控制，持续出血所致贫血。

5.治疗方法

(1)试验组：成人口服铁叶绿酸钠片（50mg），每日 3 次，每次 2 片；儿童口服铁叶绿酸钠片（50mg），每日 3 次，每次 1 片；(2)对照组：成人口服琥珀酸亚铁薄膜衣片（0.1g），每日 3 次，每次 2 片；儿童口服琥珀酸亚铁薄膜衣片（0.1g），每日 3 次，每次 1 片。各组治疗疗程为 30 天，服药期两组均不服用其他补血、补铁药物。

6.观察指标

(1)安全性观测：一般体检项目和尿常规、大便常规、心电图、肝肾功能

（ALT、BUN、Cr)检查。治疗前后各做 1 次。（2)疗效性观测:①相关症状和体征,治疗前及治疗开始后每周记录 1 次;②血常规、网织红细胞,治疗前及治疗后每周检查并记录 1 次;③血清铁及总铁结合力、血清铁蛋白、血清转铁蛋白、血清可溶性转铁蛋白受体,治疗前及治疗结束后各做 1 次。

　7.疗效标准

　　疗效标准参照张之南《血液病诊断及疗效标准》制订。（1)临床痊愈:男＞120g/L,女＞105g/L,临床症状消失,血清铁、总铁结合力、血清铁蛋白等恢复正常;(2)显效:临床症状明显好转,贫血严重度分级由重度转为轻度(改善 2 级以上);(3)有效:临床症状有好转,贫血严重度改善 1 级;(4)无效:临床症状及贫血严重度分级无改善。

二、结果

　1.总体疗效

　　研究结果显示试验组总有效率 79.84%,显效率 58.52%;对照组总有效率73.04%,显效率 53.04%(表 1)。

表 1　总体疗效分析$(x\pm s)$

组别		总疗效				显效率（%）	有效率（%）
		临床痊愈	显效	有效	无效		
成人试验组	$n=1951$	472	595	449	435	54.69	77.70
	%	24.19	30.50	23.01	22.30		
儿童试验组	$n=595$	209	214	96	76	71.09	87.23
	%	35.13	35.97	16.13	12.77		
对照组	$n=230$	57	65	46	62	53.04	73.04
	%	24.78	28.26	20.00	26.96		

　2.血液检验指标分析

　　IDA 患者铁叶绿酸钠片在治疗过程中的动态观察,经统计分析认为:在治疗 1 周后血红蛋白即明显上升,第 2、3、4 周均保持持续显著上升趋势;网织红细胞1 周后均显著上升,2 周后仍在较高水平,3 周后明显下降,在第 4 周后仍与治疗前有显著差异。铁叶绿酸钠片能明显升高血清铁,降低总铁结合力,升高血清铁蛋白(表 2、表 3)。

表2　两组治疗前后血常规比较($x\pm s$)

项目	治疗组		对照组	
	治疗前	治疗后	治疗前	治疗后
Hb(g/L)	87.82±5.98	117.62±9.28	88.88±5.06	101.30±5.69
RBC($\times 10^{12}$/L)	3.65±0.17	4.26±0.24	3.72±0.17	4.05±0.17
MCV(fL)	76.50±1.81	83.28±2.53	76.22±1.13	79.06±1.71
MCH(pg)	24.05±0.87	27.65±1.46	23.90±0.42	25.01±0.57
MCHC(g/L)	314.20±6.69	331.76±14.31	313.56±3.86	316.28±3.63
网织红细胞	1.22±0.76	1.49±1.19	1.01±0.53	1.33±0.57

表3　两组治疗前后铁代谢指标比较($x\pm s$)

项目	治疗组		对照组	
	治疗前	治疗后	治疗前	治疗后
Fe(μmol/L)	7.01±0.69	15.25±4.94	7.07±0.47	8.32±0.78
TIBC(μmol/L)	77.01±4.76	63.49±3.42	77.22±4.05	66.90±3.11
SF(μg/L)	9.17±2.71	27.14±14.44	9.49±2.34	12.75±2.61
Tf(g/L)	4.29±0.46	2.29±0.36	4.22±0.41	3.21±0.46
TS(%)	9.2±1.3	24.4±8.9	9.2±1.1	12.5±1.4
sTfR(μmol/L)	44.01±6.16	19.18±4.75	46.44±6.41	33.88±4.92

3.安全性分析

在整个试验过程中,铁叶绿酸钠片试验组有80例患者出现轻度上腹不适、恶心,17例大便次数增多,或腹泻,6例皮疹,3例腹胀,2例口干,1例胃痛,各有1例患者出现头痛、咽痛、痤疮,均未停药,亦未影响继续治疗。服药前后病人均测定肝肾功能、尿常规、心电图检查,均未发现异常变化,且有肝肾功能异常者使用,也未出现加重损害情况。

三、讨论

铁叶绿酸钠是一种有机卟啉铁,能直接被肠黏膜细胞所吸收。从蚕沙中提取糊状叶绿素,经溶解、皂化、抽提、酸析、洗涤、铁代精制成铁叶绿酸钠,临床疗效确切,无明显毒副作用,各项安全性检测指标无异常变化。铁叶绿酸钠促进造血及治疗 IDA 效果明显,不但对 IDA 患者的红细胞系全部指标都有作用,能提高红细胞计数、血红蛋白、血细胞比容、红细胞平均体积、红细胞平均血红蛋白量、红细胞平均血红蛋白浓度,缩小红细胞体积分布宽度,而且对白细胞系及血小板系也有一定作用,这与动物实验结果相符。它能改善铁代谢,提高 Fe、TS、SF,降低TIBC、Tf、sTfR,因改善铁代谢而为人体提供了造血的原料。我们观察治疗 2776例缺铁性贫血(气血两虚证),试验组总有效率 79.84%,显效率 58.52%,同时中医证候也有明显改善,并表现出良好的安全性。本次报告的研究结果显示,铁叶绿酸钠(生血宁)是一种治疗缺铁性贫血有效安全的药物。

我国是闻名世界的丝绸之国、蚕桑之乡,蚕桑资源居世界之冠,浙江省更是举世闻名的蚕桑基地。据 1999 年统计,全国年产干蚕沙 40 万吨,浙江省产量为 10万吨,占全国 1/4,但至今未能充分开发利用,除极少数已用作中药材原料和提取叶绿素外,绝大部分仍作为肥料,甚至当作废物抛弃,实为可惜。按照我们的工艺,20 吨蚕沙可提取 1 吨糊状叶绿素,20 吨糊状叶绿素可精制成 1 吨铁叶绿酸钠,即 400 吨蚕沙可提取 1 吨铁叶绿酸钠,按目前市价每吨 120 万元计算,浙江省年产蚕沙 10 万吨可提取 250 吨铁叶绿酸钠,可创产值 3 亿元,全国可创产值 12亿元,如果制成新药生血宁片则产值更为乐观,可发展成为数十亿甚至超百亿元的全新产业。而缺铁性贫血是全球性的常见病、多发病,世界上约有 20 亿人群患有不同程度缺铁,不发达国家居民发病率更高,我们的产品在国内外市场具有很强的竞争力。

因此深入研究蚕沙的综合利用价值,研制新药,变废为宝,不仅可为我国的蚕业资源综合利用开拓了广阔的前景,对我国乃至世界的医疗保健事业发展也将起到推动作用,且对我国农业乃至整个国民经济的发展也将起到不可低估的作用。

致谢:本文病例由浙江省中医药研究院、成都中医药大学附属医院、湖北中医药大学附属医院、武汉联合药业有限责任公司等参加多中心临床验证单位提供,在此表示感谢。

红乐胶囊改善营养性贫血的临床研究^①

祝永强¹　浦锦宝¹　郑军献¹　梁卫青¹　魏克民¹　陈雪亮²

(1.浙江省中医药研究院,杭州 310007;2.浙江省浦江县人民医院,浦江 322200)

摘　要　目的:观察红乐胶囊对营养性贫血的疗效。方法:血红蛋白<120g/L 的人群随机分为试验组和对照组,试验组每天服用红乐胶囊,对照组每天服用安慰剂,共服用 30 天。在试验前后各抽取静脉血进行指标检测。结果:试验组人群食用红乐胶囊后,血红蛋白、红细胞压积、红细胞水平上升。结论:红乐胶囊具有改善人体营养性贫血的作用。

关键词　营养性贫血;红乐胶囊;临床研究

红乐胶囊系以铁叶绿酸钠为主,配以具有滋补精血作用的传统中药桑葚、绞股蓝、山楂、枸杞子、大枣等,采用现代科学提取方法制成的功能性保健食品,具有改善营养性贫血的作用。本文主要是对红乐胶囊在改善营养性贫血的临床试验情况作一概述。

一、材料与方法

1.样品

由杭州红绿生源保健品有限公司提供的红乐胶囊,推荐食用量为 1.08g/d。

2.人群选择

血红蛋白水平<120g/L 的人群 60 人,其中男性 10 人,女性 50 人。按年龄、性别和血红蛋白水平随机分为两组,每组 30 人。平均年龄:对照组为 33.7 ± 13.6 岁,试验组为 32.8 ± 11.8 岁。参加者血、尿常规,肝、肾功能检查无异常,X线与心电图检查无异常。

3.试验方法

试验组每日食用红乐胶囊 6 粒(0.18g/粒),对照组食用相同剂型的安慰剂,

---

①　原载《浙江中医杂志》2003 年第 10 期。

共 30 天。在试验前后各抽取静脉血 3mL,进行指标分析。

二、结果

1. 对血红蛋白的影响

试验组和对照组于 30 天后,血红蛋白含量变化结果见表 1。从表 1 可见,试验前两组人群的血红蛋白含量无显著性差别,试验后两组间血红蛋白含量差别经统计学检验有显著性,试验组人群试验末血红蛋白量较试验前明显上升。

表 1　试验前后血红蛋白水平($x \pm s$)

组别	血红蛋白(g/L)	
	试验前	试验后
对照组	104.1±9.9	109.2±10.4
试验组	102.6±12.3	134.9±18.3*△

注:* 表示与对照组相比差别经统计学检验有显著性,$P<0.01$;△ 表示自身前后相比差别经统计学检验有显著性,$P<0.01$。(以下各表同)

2. 对红细胞内原卟啉浓度和红细胞压积的影响

由表 2 可见,试验前两组人群红细胞内原卟啉浓度和红细胞比容无显著性差异($P>0.05$);试验末,试验组人群红细胞内原卟啉浓度下降,红细胞压积上升,自身比较差异有统计学意义,与对照组相比亦有统计学差异($P<0.01$)。

表 2　试验前后红细胞内原卟啉水平和红细胞比容($x \pm s$)

组别	FEP 水平(μg/dL)		红细胞比容(%)	
	试验前	试验后	试验前	试验后
对照组	58.4±18.7	55.9±17.0	31.9±2.90	32.9±2.8
试验组	58.7±23.1	42.6±18.4	32.1±3.65	38.8±4.9*△

3. 对血清铁蛋白和平均红细胞体积的影响

试验前后两组人群血清铁蛋白含量和平均红细胞体积无显著性差异($P>0.05$),见表 3。

表3 试验前后血清铁蛋白和平均红细胞体积($x \pm s$)

组别	血清蛋白($\mu g/dL$)		平均红细胞体积(fL)	
	试验前	试验后	试验前	试验后
对照组	29.6±42.8	26.5±34.8	86.9±11.0	84.7±9.8
试验组	31.9±41.5	38.3±44.2	81.5±10.3	88.1±5.7

4.对红细胞和平均红细胞血红蛋白浓度的影响

由表4可见,红乐胶囊对试验组红细胞水平和平均红细胞血红蛋白浓度有显著影响,服药后可使其升高。

表4 试验前后红细胞计数和平均红细胞血红蛋白浓度水平($x \pm s$)

组别	红细胞计数($10^{12}/L$)		每升血液中血红蛋白浓度(pg)	
	试验前	试验后	试验前	试验后
对照组	3.8±0.7	3.93±0.5	28.41±4.1	28.11±3.8
试验组	3.9±0.5	4.40±0.5*△	26.52±4.3	30.66±2.6*△

5.症状观察

按症状轻重积分(重症3分,中症2分,轻症1分),于试验前后统计积分值。由表5可见,食用红乐胶囊1个月,试验组临床症状有明显改善,与对照组比较,差异有显著性($P < 0.01$)。

表5 临床症状改善情况(积分统计,$x \pm s$)

组别	对照组($n=30$)		试验组($n=30$)	
	试验前	试验后	试验前	试验后
疲倦乏力	1.3±1.1	1.3±1.0	1.4±1.0	0.3±0.5*△
头晕耳鸣	1.1±0.6	1.2±0.7	0.9±0.8	0.2±0.5*△
面色肌肤	1.3±0.9	1.1±0.8	1.3±1.0	0.4±0.7*△
总积分值	3.7±0.6	3.5±2.1	3.6±2.2	0.9±1.1*△

三、小结与讨论

红乐胶囊是以铁叶绿酸钠为主要成分,辅以具有滋补精血作用的传统中药桑葚、绞股蓝、山楂、枸杞子、大枣等研制而成的产品。其中铁叶绿酸钠为蚕沙中提取的有效成分,其分子结构是由 4 个吡咯环组成的卟啉环中络合二价铁离子,与血红蛋白的结构极其相似,能参与血红蛋白的合成,促进生血,是一种良好的造血细胞赋活剂。试验结果表明:试验组人群食用红乐胶囊后,血红蛋白上升,与对照组相比,差别有显著性,且与试验前血红蛋白比较,上升值大于 15g/L;试验组人群红细胞内原卟啉浓度下降,自身比较差异有统计学意义,与对照组人群比较差异有统计学意义;红乐胶囊对试验组人群平均红细胞血红蛋白浓度有显著影响,红细胞压积、红细胞水平上升,与对照组人群及自身前后比较,差异有统计学意义($P<0.01$)。试验表明,红乐胶囊具有改善人体营养性贫血的作用。

绿威胶囊对免疫功能影响的实验研究[①]

陈　宇　祝永强　浦锦宝　魏克民

（浙江省中医药研究院,杭州 310007）

摘　要　目的:观察绿威胶囊对免疫功能的影响。**方法**:将绿威胶囊配制成高、中、低浓度的溶液,并与蒸馏水对照,对小鼠灌胃 30 天后,观察小鼠血清溶血素、腹腔巨噬细胞吞噬鸡红细胞、NK 细胞活性等项目。**结果**:绿威胶囊能明显提高小鼠腹腔巨噬细胞吞噬鸡红细胞的吞噬率,提高小鼠 NK 细胞活性,其结果均有显著性差异($P<0.05$);而不改变小鼠血清抗体积数、迟发型变态反应、小鼠体重及脏器/体重比,无显著性差异($P>0.05$)。**结论**:绿威胶囊具有提高免疫功能的作用。

关键词　绿威胶囊;免疫功能;实验研究

蚕蛹,《本草纲目·虫部》第 39 卷记载:蚕蛹"炒食,治风及劳损;研敷疳疮、恶疮;为末饮服,治疳瘦,长肌退热,除蛔虫;煎汁饮,止消渴"。具有滋补强身、脾胃之功。绿威胶囊是以蚕蛹复合氨基酸(经水解提取精制而得)为主,配以传统中药茯苓、薏苡仁、山楂等,并采用现代科学方法精制而成。本品经实验研究表明具有提高免疫功能的作用。

一、实验材料

1.试验药剂

试验药剂由浙江省中医药研究院自制。用蒸馏水将绿威胶囊配制成浓度为 0.6%、1.2%、3.6%的溶液。

2.试验动物

试验动物为清洁级雌性昆明种小鼠,体重 $20\pm2g$,由中国科学院上海实验动物中心提供,合格证号为 SCXK(沪)2003-0003。实验场地由浙江省中医药研究院实验动物中心提供,许可证号 SYXK(浙)2004-0034。每一项目均取小鼠 40

---

①　原载《浙江中医杂志》2006 年第 41 卷第 7 期。

只,分低、中、高浓度组及蒸馏水对照组各 10 只。

3. 主要仪器设备

紫外分光光度计(Cary100),分析天平(Sartorius BS200S),CO_2 培养箱,超净台。

二、实验方法

1. 小鼠血清溶血素测定(血凝法)

按低、中、高浓度药物溶液及蒸馏水灌胃,每只小鼠 0.3mL(下同)。每天 1次,连续 30 天。在试验第 25 天,每鼠腹腔注射 0.2mL 2%(V/V)压积绵羊红细胞(SRBC)悬液,进行免疫。5 天后,取血离心,收集血清,用生理盐水将血清倍比稀释,37℃温箱孵育 3h,观察血球凝集程度,计算抗体积数。

2. 小鼠腹腔巨噬细胞吞噬鸡红细胞试验(半体内法)

同上法灌胃,每天 1 次,连续 30 天。在试验第 30 天,动物处死前 1 小时,每鼠腹腔内注射 20%(V/V)鸡红细胞悬液 1mL,处死后再注入 2mL 生理盐水,取腹腔液滴片,37℃温箱孵育 30min,固定,染色,镜检,计数 100 个巨噬细胞,计算吞噬率及吞噬指数。

3. 二硝基氟苯诱导小鼠迟发型变态反应(DTH)试验(耳肿胀法)

同上法灌胃,每天 1 次,连续 30 天。在试验第 25 天,每鼠腹部涂 50μL 二硝基氟苯溶液(涂前 24 小时脱毛,面积约 3cm×3cm)。5 天后用二硝基氟苯溶液 10μL 涂抹于小鼠右耳进行攻击,24h 后处死动物,剪下耳壳,用打孔器取下直径 8mm 的耳片,称重。

4. NK 细胞活性测定(LDH 测定法)

同上法灌胃,每天 1 次,连续 30 天。在试验第 30 天,每鼠无菌取脾,置于盛有适量无菌 Hanks 液的小平皿中,用镊子轻轻撕碎,制成单细胞悬液,用 200 目筛网过滤,洗涤、计数,最后用 R/MINI-1640 完全培养液调整细胞浓度为 $5×10^5$ 个/mL。试验前 24 小时将 YAC-1 细胞(靶细胞)传代培养,应用前用 Hanks 液洗 3 次,用 R/MINI-1640 完全培养液调整细胞浓度为 $1×10^5$ 个/mL,取靶细胞和脾细胞悬液(效应细胞)各 100μL(效靶比 50∶1)加入 U 形 96 孔培养板中,靶细胞自然释放孔加靶细胞和培养液各 100μL,靶细胞最大释放孔加靶细胞和 1% NP 40 各 100μL,上述各项均设 3 个复孔,于 37℃、5% CO_2 培养箱中培养 4h,离心,每孔吸取上清液 100μL,置平底 96 孔培养板中,同时加入 LDH 基质液 100μL,反应 3min,每孔加入 1mol/L 的 HCl 30μL,测光密度(OD)值,计算 NK 细胞活性。

5.脏器/体重比值

同上法灌胃,每天 1 次,连续 30 天。在试验第 30 天,处死动物,取其胸腺及脾脏,称重,计算胸腺/体重和脾脏/体重比值。

三、实验结果

1. 对小鼠血清溶血素的影响

结果见表 1。绿威胶囊高、中、低浓度组小鼠血清溶血素抗体积数水平和蒸馏水对照组比较,无显著性差异($P>0.05$)。

表 1　对小鼠血清溶血素的影响($x \pm s$)

组别	动物数(只)	抗体积数值
蒸馏水对照组	10	264.2±2.1
低浓度组	10	267.2±35.7
中浓度组	10	283.9±30.2
高浓度组	10	297.0±35.5
F 值		2.069
P 值		0.122

2. 对小鼠腹腔巨噬细胞吞噬鸡红细胞的影响

结果见表 2。绿威胶囊低、中浓度组对小鼠腹腔巨噬细胞吞噬鸡红细胞分别与蒸馏水对照组比较均有明显增加,有显著性差异($P<0.05$)。

表 2　对小鼠腹腔巨噬细胞吞噬鸡红细胞的影响($x \pm s$)

组别	动物数(只)	吞噬率(%)	吞噬指数
蒸馏水对照组	10	37.8±15.5	0.93±0.50
低浓度组	10	55.8±11.4*	1.27±0.37
中浓度组	10	54.8±9.0*	1.39±0.45
高浓度组	10	48.4±13.4	1.31±0.73
F 值		4.372	1.436
P 值		0.010	0.248

注:与蒸馏水对照组比较,* $P<0.05$。

3.对二硝基氟苯诱导小鼠迟发型变态反应的影响

结果见表3。绿威胶囊高、中、低浓度组小鼠左右耳的差值和蒸馏水对照组比较,无显著性差异($P>0.05$)。

表3　对二硝基氟苯诱导小鼠 DTH 的影响($x\pm s$)

组别	动物数(只)	左右耳重量差(mg)
蒸馏水对照组	10	9.7±2.5
低浓度组	10	9.6±3.0
中浓度组	10	10.1±3.8
高浓度组	10	10.1±2.7
F 值		0.078
P 值		0.971

4.对小鼠 NK 细胞活性的影响

结果见表4。绿威胶囊高、中、低浓度组的小鼠 NK 细胞活性分别与蒸馏水对照组比较,均有明显增加,有显著性差异($P<0.05$)。

表4　对小鼠 NK 细胞活性的影响($x\pm s$)

组别	动物数(只)	NK 细胞活性(%)
蒸馏水对照组	10	20.7±2.1
低浓度组	10	86.4±4.6*
中浓度组	10	51.4+2.3*
高浓度组	10	52.1±4.9*
F 值		526.872
P 值		0.028

注:与蒸馏水对照组比较,* $P<0.05$。

5.对小鼠脏器/体重比值的影响

结果见表5。绿威胶囊高、中、低浓度组的小鼠胸腺/体重比值及脾脏/体重比值和蒸馏水对照组比较,无显著性差异($P>0.05$)。

表 5　对小鼠脏器/体重比值的影响($x \pm s$)

组别	动物数（只）	胸腺/体重（mg/g）	脾脏/体重（mg/g）
蒸馏水对照组	10	2.36 ± 0.65	4.90 ± 0.44
低浓度组	10	2.28 ± 0.72	5.44 ± 0.74
中浓度组	10	2.45 ± 0.83	5.29 ± 1.02
高浓度组	10	2.32 ± 1.11	5.87 ± 2.07
F 值		0.077	1.047
P 值		0.972	0.384

6. 对小鼠体重的影响

结果见表 6。绿威胶囊高、中、低浓度组小鼠体重在试验的初期、中期及终期和蒸馏水对照组比较，无显著性差异（$P > 0.05$）。

表 6　对小鼠体重的影响($x \pm s$)

组别	动物数（只）	初期（g）	中期（g）	终期（g）
蒸馏水对照组	10	20.3 ± 1.2	27.4 ± 2.7	30.5 ± 3.2
低浓度组	10	20.2 ± 1.1	26.7 ± 2.8	30.2 ± 2.9
中浓度组	10	20.4 ± 1.1	27.0 ± 3.2	30.6 ± 3.9
高浓度组	10	20.2 ± 1.3	26.6 ± 2.6	30.5 ± 3.3
F 值		0.107	0.182	0.032
P 值		0.955	0.908	0.992

四、小结

从蚕蛹中提取的复合氨基酸成分全面均衡，其中必需氨基酸占氨基酸总量的40%以上，药理实验证实其能起到促进幼年大鼠生长发育的作用。茯苓、薏苡仁中多糖成分有较好的免疫调节作用，能提高巨噬细胞的吞噬功能，能使吞噬率明显增加，并使吞噬功能低下的吞噬细胞恢复正常，明显增加小鼠脾抗体分泌细胞数和增强 T 淋巴细胞的细胞毒性作用（即增加机体的细胞免疫反应）。山楂性味酸甘，具有消食健胃的功效，现代研究表明，其主要有效成分黄酮类等，具有提高 T 淋巴细胞 E 玫瑰花环形成率和 T 淋巴细胞转化率，能增强小鼠的特异性和非特异性免疫功能。综上所述，由蚕蛹复合氨基酸、茯苓、薏苡仁、山楂等按科学方法配伍而成的绿威胶囊具有增强免疫功能的作用。

天龙要素膳治疗虚症 170 例的临床应用报告[①]

魏克民等

（"天龙要素膳"临床验证协作组）

摘　要　目的：观察天龙要素膳对虚证（慢性消耗性疾病所致的营养不良、体力不支）的作用。方法：天龙要素膳治疗组 170 例，口服法 120 例，管饲法 50 例，其中单纯服用要素膳 33 例，连服 7～60 天，对照组 30 例，口服法 25 例，管饲法 5 例，全部配合食物服用，连服 30～90 天。结果：治疗组显效 108 例，有效 49 例，无效 13 例，总有效率 92.36％；对照组显效 10 例，有效 15 例，无效 5 例，总有效率 83.33％。结论：天龙要素膳对各种虚证有较好的治疗作用，可以通过改进剂型、改善口味后作为各种虚证的治疗药物。

关键词　天龙要素膳；虚证；临床应用

天龙要素膳是由浙江省中医药研究院等单位研制、浙江海门制药厂生产的国产要素膳中的最新产品，系以蚕蛹复合氨基酸作为氮源，配以适当比例的葡萄糖、必需脂肪酸、多种维生素、无机盐和微量元素合成的全营养药品，能满足人体全部营养需要。蚕蛹中提取的复合氨基酸含有 18 种氨基酸，其配比合理，符合联合国粮农组织/世界卫生组织（FAO/WHO）所规定的氨基酸模式，其中 8 种必需氨基酸含量占 40％以上，且具有资源丰富、成本低廉等优点，是一种理想的天然氮源。

1988 年 2 月—1990 年 10 月，天龙要素膳经浙江省中医药研究院、北京军区总医院、北京协和医院、上海瑞金医院、浙医大附一院、空军杭州医院等 6 家医院对 170 例病人临床验证，并另设 30 例病人应用青岛复方营养要素做对照观察。现将结果总结报告如下。

一、材料与方法

天龙要素膳治疗组：170 例，其中男 114 例，女 56 例；年龄最大 91 岁，最小 2

---

①　原载《医学研究杂志》1991 年第 20 卷第 3 期。

岁 6 月,平均年龄 49 岁。凡因各种慢性消耗性疾病所致的营养不良、体力不支者均可列为验证对象。具体病种分类如表 1 所示。

表 1   天龙要素膳组

病种	例数	病种	例数
恶性肿瘤	82	不全性肠梗阻	4
外科手术后	18	肝脓肿	3
肝硬化	12	溃疡性结肠炎	3
慢性营养不良	9	结核病	3
胆道疾患	8	风心病	3
小儿营养不良	5	神经性厌食	2
慢性肾炎	4	慢性腹泻	2
肠瘘	4	混合性贫血	2
偏食营养不良	4	其他	2

青岛复方营养要素对照组:30 例,其中男 19 例,女 11 例;年龄最大 72 岁,最小 16 岁,平均年龄 52 岁。具体病种分类如表 2 所示。

表 2   青岛复方营养要素组

病种	例数	病种	例数
恶性肿瘤	20	神经性厌食	1
外科手术后	2	混合性贫血	1
肠瘘	2	胆囊炎胆石症	1
慢性腹泻	2	慢性肾炎	1

两组病人均具有下列适应证:营养状况差、消瘦、乏力、头晕、耳鸣目眩、食欲缺乏、贫血、血红蛋白 10g 以下,血浆总蛋白 6g％ 以下、白蛋白 3g％ 以下,不能耐受手术,或手术后并发症、手术后体质长期不能恢复等。

二、治疗方法

1. 天龙要素膳治疗组

170 例病人中,口服法 120 例,管饲法 50 例。其中单纯服用天龙要素膳者 33

例,与食物配合使用者 137 例,具体使用方法如下。

(1)管饲法(鼻饲或痰管滴注):用量每日 50～500g,一般从每日 50g 小剂量开始,根据病情和消化功能逐渐加量,最大剂量每日 500g。浓度从 10％开始,最高浓度可增至 25％。若病人在服用过程中出现腹胀、腹泻等不适症状时,可酌情减量或停用一段时间。连续滴注管饲 7～45 天,一般 15d 为一疗程。总剂量最少 2000g,最多 1 例管饲 2 个月总量达 18000g。

(2)口服法:用量每日 50～300g,均与食物配合服用。服用方法:①干粉口服后饮水。②用温开水、米汤调和后冲服。个别病人因口味不适应可加白糖、果汁、牛奶、蛋汤、菜汤等调和服用。口服时间:一般每日三次,早晨空腹,下午 4 时,晚上临睡前冲服为宜。连服 14～60 天。一般服用 30 天为一疗程。

2.青岛复方营养要素对照组

30 例病人中,口服 25 例、管饲 5 例,全部为与食物配合服用,用量每日 50～500g。连用 30 天者 7 例,连用 60 天者 10 例,最长用 90 天者 3 例,服用方法同治疗组。

三、观察指标

主要观察以下 6 个项目在服用前后的动态变化。

(1)主诉症状:神倦乏力、头晕目眩、心悸耳鸣、厌食纳差等症状的改善。

(2)营养状况:消瘦、面容、浮肿、腹水、腹壁皮下脂肪厚度。

(3)体重。

(4)血红蛋白。

(5)血浆蛋白总量及白/球蛋白比例。

(6)氮平衡(由于本项检测指标难度较大,故只测 30 例病人)。

以上各项指标,在用药前、用药后及停药 10d 后各检测一次,前后进行对比,其中主诉症状、营养状况、体重及血红蛋白在服药期间每周测定一次。

四、疗效评定

根据用药前后 6 项指标的动态变化来评定疗效。疗效评定级别为显效、有效、无效三级。

显效:上述 6 项指标(未测氮平衡者为 5 项,下同)全部改善。体重增加 2kg 以上、血红蛋白上升 20g/L 以上,血浆蛋白总量上升 1g/dL 以上、血浆白蛋白上升 5g/dL 以上,或白/球蛋白比例有改善者。

有效:6 项指标至少有 3 项以上有改善;(3)、(4)、(5)3 项指标中有 2 项以上改善,且体重增加 1kg 以上,或血红蛋白上升 10g/L 以上。

无效:6 项指标中 2 项以下改善,或(3)、(4)、(5)3 项指标均无明显改善者。

五、治疗结果

1. 疗效统计

(1)天龙要素膳治疗组

170 例观察病人中,按上述疗效评定标准统计:显效 108 例,占 63.53%;有效 49 例,占 28.83%;无效 13 例,占 7.64%。总有效率达 92.36%。

(2)青岛复方营养要素对照组

30 例观察病人中,按上述疗效评定标准统计:显效 10 例,占 33.33%;有效 15 例,占 50%;无效 5 例,占 16.67%。总有效率为 83.33%。见表 3。

表 3　疗效统计

组别	总例数	显效例数	%	有效例数	%	无效例数	%	总有效率%
天龙要素膳治疗组	170	108	63.53	49	28.83	13	7.64	92.36
青岛复方营养要素对照组	30	10	33.33	15	50	5	16.67	83.33

治疗组 170 例中,采用管饲法 50 例,显效 41 例,占 82%;有效 5 例,占 10%;无效 4 例,占 8%;总有效率 92%。采用口服法 120 例,显效 67 例,占 55.83%;有效 44 例,占 36.67%;无效 9 例,占 7.5%;总有效率 92.5%。见表 4。

表 4　管饲法与口服法疗效比较

给药方法	总例数	显效例数	%	有效例数	%	无效例数	%
管饲法	50	41	82	5	10	4	8
口服法	120	67	55.83	44	36.67	9	7.5
总计	170	108	63.53	49	28.83	13	7.64

2. 疗效分析

管饲组显效率为 82%,口服组显效率为 55.83%,且管饲组病人病情重,多为肿瘤晚期或大手术后,说明管饲法优于口服法。但口服法简便,易为病人接受,故一般生活能自理者均采用口服法。

通过对临床 170 例病人服用天龙要素膳后的观察,发现服后普遍反映精神体力改善,头晕乏力、耳鸣目眩等症状消失或减轻,食欲增加,营养状况改善,其中 42 例浮肿病人服后有 27 例浮肿消失,另 15 例也有不同程度的减轻。12 例腹水病人服药后有 2 例腹水完全消失,7 例有不同程度的减轻。

体重有 112 例增加,51 例不变,7 例减轻。体重增加最多 12.5kg,体重减轻最多 1.5kg。在 7 例体重减轻病人中有 4 例系腹水消失所致,3 例均为晚期癌症病人。

血红蛋白增加 1.0g/dL 以上有 149 例,最多增加 5.4g/dL;18 例无变化,3 例减少。血红蛋白减少最多为 0.4g/dL,均为晚期癌症病人。

血浆蛋白总量有 153 例增加,增加最多 3.3g/dL;无变化 13 例;减少 4 例,最多减少 1.2g/dL。

血浆白蛋白有 148 例服后增加,最多增加 3.6g/dL;16 例无变化;6 例减少。原白蛋白/球蛋白比例倒置者有 104 例,经过服药后有 99 例比例已纠正。

有 30 例病人进行氮平衡测定,服药后 26 例氮平衡改善,其中有 14 例由负氮平衡纠正为正氮平衡。

在 170 例病人中,我们对其中 30 例病人在停药一个月后做了追踪复查,体重、血红蛋白、血浆总蛋白、血浆白蛋白均保持在治疗结束时的水平。

170 例病人服药前后进行过肝功能(SGPT、ZnTT、TTT)、肾功能(尿常规、血清肌酐、尿素氮)检测,未发现异常,说明服用安全。有部分病人口服时因口味不适应,发生恶心、呕吐等,有的甚至因不能耐受而中途停药,后经剂型改进后口味有改善,病人反映可以接受口服。

六、体会与讨论

众所周知,营养是人体正常生活所必需的物质基础,对病人的康复尤为重要。如肿瘤、肝病、烧伤、肾病、外科大手术后往往因大量消耗和摄入不足而营养紊乱,发生负氮平衡,影响疾病恢复和手术创口愈合。在所有营养物质中蛋白质的充分供应起着决定性作用。以蚕蛹提取的复合氨基酸为氮源的天龙要素膳是理想的营养药物。

要素膳在国际上应用已有三十多年历史,早在 20 世纪 50 年代后期美国已用作宇航员的营养食品,至 60 年代初期广泛应用于临床,治疗各种疾病引起的营养不良、低蛋白血症,具有营养价值高、临床疗效好、无毒副反应等优点,受到了临床医师们的肯定。近年来要素膳已在世界各国普遍应用,美国、英国、苏联、加拿大、德国、日本等国尤为流行。我国白 1981 年以来在北京、上海、天津、广东、山东、四川等省市医院临床应用要素膳也已有 10 年历史,治疗了 7000 多病例,均取得了满意的疗效。国内已有三家药厂正式生产要素膳。青岛生化制药厂系用猪心、血纤维提取物作氮源;天津第二生化药厂选用国外进口标准氨基酸作氮源;广东韶关生化药厂则用大豆提取物作氮源。这些氮源均存在成本昂贵、原料紧张、氨基酸含量不全面、组合配比不合理等缺点。上海东海生化制药厂在 20 世纪 80 年代初期曾用黄鱼提取复合氨基酸作氮源配制要素膳,但因为成本高,原料紧张,且有鱼腥味,病人难以接受而停产。

天龙要素膳选用蚕蛹复合氨基酸作为氮源,在国际国内尚属首创。蚕蛹在我国自古以来就被作为药用和食用。据《本草纲目》第 39 卷记载:"蚕蛹主治:炒食治风及劳损,研敷疡疮恶疮,为末饮服,治小儿疳瘦,长肌退热,除蛔虫,煎汁饮治消渴。"从中提取的氨基酸糖必需脂肪酸、多种维生素、各种微量元素组分全面均衡,18 种氨基酸配比合理,符合 FAO/WHO(联合国粮农组织/世界卫生组织)所规定的氨基酸模式,8 种必需氨基酸含量占总氨基酸的 40% 以上,是一种理想的优质氮源。天龙要素膳以蚕蛹复合氨基酸、葡萄糖,必需脂肪酸、多种维生素、各种微量元素,按比例配方,以糊精做基质配制而成,具体成分见表 5。

表 5　天龙要素膳每 100 克组成成分及热卡

营养成分	重量(g)	热量(卡)
葡萄糖＋糊精	82	328
复合氨基酸	16	64
脂肪	0.9	8
矿物质(Na^+,K^+,Ca^{++},Mg^{++},Fe^{++},Zn^{++},Cd^{++},Mn^{++},P^{++},I^-,Cl^-)	微量	
维生素(A,C,D,E,K,B_1、B_2、B_8、B_{12}叶酸泛酸烟酰胺)	微量	
总计	100	400

天龙要素膳根据不同病种及不同病情采用口服、鼻饲或胃肠滴入。用量及配比浓度可参考表 6。

表 6　用法用量参考表　　　　　　　　　　　　　(mL/h)

日	浓度 (%)	用量 (g)	加水至 (mL)	热量 (卡)	滴入速率(参考)	
					胃内	肠内
1	10	100	1000	400	180	70
2	15	200	1333	800	180	120
3	20	300	1500	1200	180	120
4	25	500	2000	2000	180	120

　　天龙要素膳治疗恶性肿瘤、慢性肝炎、外科大手术后等引起的营养不良、低蛋白血症(中医诊断为"虚证")170 例,显效 108 例,占 63.53%;有效 49 例,占 28.82%;无效 13 例,占 7.65%,总有效率为 92.35%。其中治疗恶性肿瘤病人 82 例,总有效率为 97.56%。病人服药后普遍感到精神体力改善,食欲增加,自觉症状消失或减轻,手术病人创口愈合良好且愈合增快,体重增加,血红蛋白上升,血浆总蛋白、血浆白蛋白含量增加,白/球蛋白比例改善,氮平衡改善,负氮平衡纠正,无任何毒副反应。该产品资源丰富,成本低廉,服用方便,唯一缺点是蚕蛹的异臭虽已除去,但氨基酸所特有的异味尚未完全除去,口味不佳,部分病人不喜欢服用,影响更广泛的推广。故今后改进剂型、改善口味是努力方向。

　　我国的蚕业资源十分丰富,蚕蛹产量居世界首位,据 1987 年统计,我国干蚕蛹年产量达 12.85 万吨。浙江省更是闻名世界的"丝绸之府""蚕桑之乡",1987 年全省干蚕蛹年产量 3 万吨,占全国的 1/4。按 3 吨干蚕蛹提取 1 吨复合氨基酸计算,全国每年可提取复合氨基酸 4.3 万吨,每吨计价 12 万元人民币,可创收 51.6 亿元人民币。浙江省每年可提取 1 万吨复合氨基酸,可创收 12 亿元人民币。如果配制要素膳,则创造财富会更多。

原子吸收光谱法测定蚕蛹中铬、硒的含量①

魏克民　梁卫青　浦锦宝　郑军献　李　践

（浙江省中医药研究院,杭州 310007）

摘　要　建立了石墨炉原子吸收光谱法测定蚕蛹中铬、硒的方法,利用石墨炉原子吸收光谱法和石墨炉程序升温方式进行铬、硒的原子化,检测峰值吸收,加入硝酸镍、吐温-100 为基体改进剂,在体积分数为 1.0％的硝酸介质中对蚕蛹中的铬、硒进行测定。方法的精密度为 2.67％(Cr)、3.39％(Se)。加样回收率为 96.6％～104.2％(Cr)、93.3％～104.3％(Se)。铬、硒的线性范围分别为 10～80μg/L(Cr)、10～80μg/L(Se)。蚕蛹中铬、硒的含量分别为(1.17±0.046)μg/g、(0.294±0.015)μg/g。建立的方法适用于蚕蛹中铬、硒的测定。

关键词　蚕蛹;铬;硒;原子吸收光谱法

蚕蛹系传统中药,自古以来就被作为食用和药用,其药用价值早为我们祖先所认识。古代中医药经典著作《日华子本草》《太平圣惠方》《圣济总录》《本草纲目》《东医宝鉴》《医林纂要》等对此均有详细记载。明代李时珍《本草纲目·虫部》第 39 卷记载:蚕蛹"炒食,治风及劳损;研敷疡疮、恶疮;为末饮服,治疳瘦,长肌退热,除蛔虫;煎汁饮,止消渴"。蚕蛹蛋白系全价蛋白,是理想的天然优质氮源,蚕蛹水解产物中含有人体生长发育,新陈代谢所需要的 18 种氨基酸,组分全面,配比合理,符合 FAO/WHO(联合国粮农组织/世界卫生组织)所规定的氨基酸模式,且其中 8 种必需氨基酸含量占总氨基酸量的 40％以上。据分析,这些作用可能与蚕蛹中含有大量微量元素和氨基酸有关。本文对原子吸收光谱法分析测定微量元素铬、硒的方法进行了研究,并用于测定蚕蛹中铬、硒的含量。

---

①　原载《中国中医药科技》2009 年第 6 期。

一、实验部分

1. 仪器

原子吸收光谱仪（FAS240，美国 varian）；铬、硒空心阴极灯（日本，HITACHI），电热板（DB-2，江苏金坛亿通电子有限公司），电子分析天平（BP211D，赛多利斯），pH 酸度计（HANA）。

2. 试剂和样品

铬、硒标准溶液（国家标准物研究中心）；硝酸、高氯酸、氢氟酸（优级纯）、盐酸（超纯）；水为去离子水经二次蒸馏；所用玻璃器皿均用酸水浸泡一夜，再用去离子水冲洗干净，烘干后贮藏备用；蚕蛹样品为干燥蚕蛹粉。

3. 样品处理

准确称取 1.0g 左右的样品于烧杯内，加入浓硝酸 10mL，上端放一漏斗，待激烈反应停止后，移至恒温电热板上，加热消化样品，缓慢升温至 150℃。在此温度下持续加热，蒸发至近干。加入 5mL 氢氟酸，再次蒸发至近干，加入 2mL 高氯酸，温度提升至 180℃，蒸发至近干。样品为灰白色，冷却，加入 1％硝酸溶液 25mL，微热溶解残渣，移至 50mL 容量瓶中，加入去离子水至刻度，摇匀待测。Se 容易挥发，故在样品定容时需加入 1mg/mL 硝酸镍溶液 100μL（基体改进剂），用 1％稀硝酸与 0.1％吐温-100（1∶1）定容至 50mL。

各工作参数见表 1 至表 3。

表 1　仪器工作条件

参数	波长（nm）	灯电流（mA）	光谱通带（nm）	讲样体积（μL）	测量值
铬	359.3	7.0	0.4	20.0	吸收峰
硒	196.0	12.0	1.3	20.0	吸收峰

表 2　铬石墨炉升温程序

步骤	温度 T（℃）	斜坡时间 t（s）	保持时间 t（s）	氩气流速 v（mL/min）	读数
干燥	140	40	0	200	否
灰化	700	20	0	200	否
原子化	2600	0	5	30	是
净化	2700	0	4	200	否

表3　硒石墨炉升温程序

步骤	温度 $T(℃)$	斜坡时间 $t(s)$	保持时间 $t/(s)$	氩气流速 $v(mL/min)$	读数
干燥1	80	5	10	200	否
干燥2	100	5	10	200	否
干燥3	140	30	20	200	否
灰化1	800	20	10	200	否
灰化2	1200	20	10	200	否
原子化	2500	0	5	30	是
净化	2700	0	4	20	否

4.铬、硒的测定

将铬、硒标准贮备液配制成一系列浓度(10、20、40、60、80μg/L)的标准溶液(用10%盐酸稀释),对各系列分别进样,测定吸光度,然后以浓度为横坐标、吸光度为纵坐标,做铬、硒元素的标准曲线,用外标法进行定量。然后分别吸取微量样品注入原子吸收光谱仪,读取吸光度,在相应的标准曲线上得出元素含量。铬元素线性回归方程 $A=0.015C+0.0089(r=0.9997)$,表明铬元素吸光度在浓度为 $10\sim80\mu g/L$ 的范围内线性关系良好;硒元素线性回归方程 $A=0.0116C+0.0028$ $(r=0.9996)$,表明硒元素吸光度在浓度为 $10\sim80\mu g/L$ 的范围内线性关系良好。

二、结果和讨论

1.最佳工作条件的选择

(1)调零时间:配制一定质量浓度的铬、硒工作液,在室温下(10~20℃),只改变调零时间,测定不同调零时间下所对应的铬的吸光度,结果当调零时间为5.0s时,铬和硒的吸光度分别达到最大。

(2)积分时间:在室温(10~20℃)下,只改变积分时间,测定不同积分时间所对应的铬和硒的吸光度,结果当积分时间为2.0s时,铬和硒吸光度分别达到最大。

(3)灯电流:在室温(10~20℃)下,只改变灯电流,测定不同灯电流所对应的铬和硒的吸光度,结果当灯电流为7.0mA时,铬的吸光度达到最大;当灯电流为12.0mA时,硒的吸光度达到最大。

(4)狭缝宽度:在室温(10~20℃)下,只改变狭缝宽度,测定不同狭缝宽度下对应的铬、硒的吸光度,从结果可以看出,当狭缝宽度为 0.4nm 时,铬吸光度最大;当狭缝宽度为 1.3nm 时,硒吸光度最大。

(5)基体改进剂的选择:按上述条件,选用质量浓度为 1mg/mL 的硝酸镍作为基体改进剂,在 50mL 质量浓度为 60.0μg/L 的硒标准溶液中加入不同量的基体改进剂,进样 20μL,结果发现在 50mL 质量浓度为 60.0μg/L 的硒标准溶液中加入 500μL 1mg/mL 的硝酸镍改进剂最合适。另实验发现,基体改进剂存在与否对铬的测定无显著影响。

(6)原子化温度和原子化温度保留时间的选择:按上述条件,分别改变原子化温度和原子化温度保留时间,测定不同原子化温度所对应的铬的吸光度,结果可以看出,当原子化温度为 2600℃、原子化温度保留时间为 5s 时,铬元素吸光度最大,表明铬原子化效率比较高。

硒在基体改进剂存在的条件下,对不同灰化温度、原子化温度和时间进行比较,实验表明,硒的灰化温度与原子化温度采用斜坡升温方式时较为理想,而且背景干扰小(见图 1)。

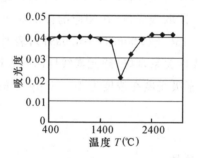

图 1　硒灰化与原子化曲线图

2.方法的精密度

将同一样品平行处理 6 份,在选定实验条件下测定铬和硒的含量,测定结果为 RSD＝2.67％(Cr),RSD＝3.39％(Se),表明该方法精密度良好。

3.加样回收率试验

采用标准加入法,准确称取样品,分别加入含铬 20μg/L 和含硒 8μg/L 的标准液,按上述方法操作,重复进样 3 次,测定其回收率为 96.6％～104.2％(Cr)及 93.3％～104.3％(Se),结果见表 4、表 5。

表 4   铬加样回收试验结果

序号	样品含量（μg）	加入标样量（μg）	测得值（μg）	回收率（%）
1	16.66	10	26.32	96.6
2	16.66	10	26.41	97.5
3	16.66	20	36.24	97.9
4	16.66	20	36.02	96.8
5	16.66	30	47.92	104.2
6	16.66	30	47.75	103.6

表 5   硒加样回收试验结果

序号	样品含量（μg）	加入标样量（μg）	测得值（μg）	回收率（%）
1	12.27	8.0	20.14	98.4
2	12.27	8.0	20.05	97.3
3	12.27	12.0	23.75	95.7
4	12.27	12.0	23.46	93.3
5	12.27	16.0	28.67	102.5
6	12.27	16.0	28.95	104.3

4.样品分析结果

按照选择仪器工作条件和分析方法,测定蚕蛹中的铬、硒含量,结果见表6。

表 6   蚕蛹中铬、硒测定结果

元素	测定值（μg/g）					平均值（$\bar{x} \pm s$）（μg/g）	RSD（%）
	1	2	3	4	5		
铬	1.21	1.13	1.22	1.19	1.12	1.17±0.046	3.9
硒	0.31	0.29	0.31	0.28	0.30	0.294±0.015	4.4

蚕蛹提取天然复合氨基酸的研制和应用研究[①]

魏克民　浦锦宝　祝永强　郑军献　梁卫青

李　践　刘或宏　胡轶娟

（浙江省中医药研究院,杭州 310007）

摘　要　目的:从蚕蛹中提取天然复合氨基酸,以此为原料研制保健食品、药品和化妆品。**方法**:蚕蛹经脱脂、酸水解、脱色、离子交换、薄膜浓缩、喷雾干燥等工艺流程,提取天然复合氨基酸,得率在 40% 以上。**结果**:天然复合氨基酸,对人体有明显营养作用,能促进外科手术创口愈合;有保肝降酶和提高人体免疫功能的作用,可作为低蛋白血症和亚健康人群的营养保健食品。**结论**:天然复合氨基酸,含有人体生长发育、新陈代谢所需要的 18 种氨基酸,组分全面,配比合理,符合 FAO/WHO 其中 8 种必需氨基酸含量 >40%,是一种理想的天然氮源。

关键词　蚕蛹;全价蛋白;复合氨基酸;营养氮源;低蛋白血症

蚕蛹自古以来就作为食用和药用,很多中医药经典著作均有详细记载,如《本草纲目·虫部》第 39 卷记载:蚕蛹主治"炒食,治风及劳损;研敷疡疮、恶疮。为末饮服,治疳瘦,长肌退热,除蛔虫,煎汁饮,止消渴"。成分分析表明,干蚕蛹含蛋白质 60%、脂肪 30%,脱脂蚕蛹蛋白质含量达 79.06%,蚕蛹蛋白系全价蛋白,含 18 种氨基酸,是理想的天然营养氮源。以蚕蛹复合氨基酸为主要原料研制而成的中药新药舒乐康胶囊、复方营养要素,功能性保健食品生宝养生液、天龙宝口服液、补骨神口服液等,均已正式投产应市,取得了很好的社会效益和经济效益。其中舒乐康胶囊,经临床研究结果报告如下。

---

①　原载《医学研究杂志》2009 年 12 月第 38 卷第 12 期。

一、材料与方法

1. 一般资料

治疗病例:2003 年 10 月—2005 年 12 月,浙江省中医药研究院、浙医大附属儿童医院、空军杭州医院、云南师范大学附属医院 4 家医疗单位门诊和住院病人 120 例,作为观察对象,其中男性 72 例,女性 48 例,年龄最大 76 岁,最小 14 个月,14 岁以下儿童 50 例。具体病种分类:小儿先天性心脏病、心脏病手术后 30 例,慢性肝炎 30 例,白血病 18 例,恶性肿瘤 15 例,贫血 15 例,营养不良 6 例,性功能减退(肾虚阳痿)6 例,总计 120 例。上述 120 例病人均具下列症状和体征:营养状况差、消瘦、乏力、头晕目眩、食欲不振、血红蛋白≤100g/L,血浆总蛋白≤60g/L,血浆清蛋白≤30g/L。

2. 治疗方法

采用舒乐康胶囊口服治疗每粒胶囊含蚕蛹复合氨基酸 0.12g。用量:成人每日 4 次,每次 4 粒,连服 30 天为 1 个疗程。儿童每日 3 次,每次 3 粒,连服 30 天为 1 个疗程。

3. 观察指标

主要观察以下 6 个项目在服药前后的动态变化。

(1)主诉症状:神倦乏力、头晕目眩、心悸耳鸣、食欲不振等症状的改善。(2)营养状况:面貌、消瘦、浮肿、腹腔积液及腹壁皮下脂肪厚度的变化。(3)体重改变。(4)血红蛋白、白细胞计数,血小板计数。(5)肝功能(谷丙转氨酶)改善。(6)血浆蛋白总量及清/球蛋白比例。

以上 6 项指标在疗程开始前及结束后第 5 天各检测 1 次,以示比较。

4. 疗效评定

根据用药前后 6 项指标的动态变化来评定疗效,疗效评定级别定为显效、有效、无效 3 级。显效:上述 6 项指标全部改善,体重增加 2kg 以上,血红蛋白上升 15g/L,血浆总蛋白上升 15g/L,血浆清蛋白上升 10g/L 以上,或清/球蛋白比例改善至正常考。有效:6 项指标中有 3 项以上改善,(3)—(5)4 项指标中有 2 项以上改善,且体重增加 1kg 以上,血红蛋白上升 10g/L 以上。无效:达不到以上要求。

二、结果

1. 疗效统计

舒乐康治疗组 120 例病人，按以上疗效评定标准统计，显效 63 例、有效 54 例、无效 3 例，总有效 97.50%。

2. 疗效分析

120 例观察病人服舒乐康胶囊 30 天后普遍反映精神体力改善，食欲增加，睡眠好转，营养状况改善，头晕目眩、乏力耳鸣等自觉症状消失或明显减轻。其中有 24 例水肿病人，服药后水肿消失；8 例腹腔积液病人服药后症状完全消失。特别有 6 例青年男性病人性功能减退，阳痿 1 年以上，四处求医，疗效不明显，服用舒乐康胶囊 30 天后性功能恢复，夫妻生活和谐。18 例白血病和 15 例恶性肿瘤病人在化疗后辅助服用舒乐康胶囊，精神、体力、食欲恢复明显，血液三系在 30 天内恢复化疗以前水平。30 例肝炎病人服药 30 天后谷丙转氨酶均下降至正常值。血浆总蛋白、血浆清蛋白均有不同程度上升，清/球蛋白比例也有改善，其中 30 例慢性肝炎病人中，18 例清/球蛋白比例原来倒置，有 14 例服药后转为正常。120 例观察对象的体重、血红蛋白、血浆总蛋白、血浆清蛋白平均值在服药前后对比，有明显进步（表 1）。120 例观察病人均在服药前后进行肝功能（血清胆红素定量、谷丙转氨酶）、肾功能（尿常规、血清肌酐、尿素氮）检测，均未发现异常，服用安全，无毒性不良反应。

表 1 120 例观察对象的 4 项指标服药前后对比（$x \pm s$）

治疗前后项目	n	治疗前	治疗后	P
体重（μg）	120	34.12 ± 0.92	36.15 ± 21.47	< 0.1
血红蛋白（g/dL）	120	10.76 ± 1.87	12.40 ± 1.33	< 0.001
血浆总蛋白（g/dL）	120	6.02 ± 0.87	6.59 ± 0.72	< 0.05
血浆清蛋白（g/dL）	120	3.35 ± 0.65	1.06 ± 0.48	< 0.001

三、讨论

（1）蚕蛹作为一种天然优质氮源已逐渐为国内外营养学家、医学家所公认，从蚕蛹中提取的天然复合氨基酸含有人体生长发育、新陈代谢所需要的 18 种氨基酸,且组分全面,配比合理,符合联合国粮农组织/世界卫生组织(FAO/WHO)所规定的氨基酸模式,而且 8 种必需氨基酸含量占总氨基酸量的 40% 以上。其含量组分如表 2 所示。

表 2 复合氨基酸含量组分分析

氨基酸组成	含量(%)	△色氨酸	1.000	天门冬氨酸	7.630
*异亮氨酸	6.104	△氨基酸组成	含量(%)	谷氨酸	3.399
*亮氨酸	10.755	胱氨酸	0.570	氨基酸组成	含量(%)
*赖氨酸	5.376	酪氨酸	4.602	甘氨酸	4.740
*蛋氨酸	3.514	必需氨基酸	50.402	脯氨酸	5.280
*苯丙氨酸	6.679	精氨酸	3.287	丝氨酸	0.786
*苏氨酸	4.340	组氨酸	1.244	非必需氨基酸	33.503
*缬氨酸	7.462	丙氨酸	7.139	总氨基酸	83.907

注:*人体必需氨基酸;△人体半必需氨基酸

(2)从蚕蛹中提取复合氨基酸已建立了一条工艺稳定、质量可控、成本低廉、收得率高的工艺路线,每 3 吨干蚕蛹可提取 1 吨天然复合氨基酸。工艺流程简述如下:

干蚕蛹 —脱脂→ 脱脂蚕蛹 —盐酸高温水解→ 蚕蛹水解液 —真空脱臭/活性炭脱色→ 脱色蚕蛹水解液 —离子交换树脂纯化→ 纯化水解液 —薄膜浓缩→ 复合氨基酸浓缩液 —喷雾干燥→ 氨基酸粉 —标准化处理,检测精封包装→ 成品复合氨基酸

(3)以蚕蛹复合氨基酸为原料研制成功的舒乐康胶囊治疗各种慢性消耗性疾病所引起的营养不良、贫血、低蛋白血症 120 例,显效 63 例,有效 54 例,无效 3 例,总有效率达 97.50%。

蚕蛹中提取蛋白的工艺研究[①]

祝永强　　浦锦宝　　郑军献　　梁卫青　　魏克民

(浙江省中医药研究所,杭州 31007)

摘　要　本文对蚕蛹提取蛋白的工艺进行了正交试验,并经重复试验和放大试验证实 A_3(浸提时间为 2.5h)、B_2(氢氧化钠浓度为 1.0%)、C_1(浸提温度为 60℃)为最佳提取工艺。

关键词　蚕蛹;蛋白;提取工艺

中国是世界闻名的养蚕大国,具有悠久的养蚕历史。但数千年来,人们养蚕基本上只是以缫丝织绸为唯一目的。蚕蛹作为丝厂缫丝后的下脚料,多用于制作肥料和饲料。面对如此巨大的蚕蛹资源,如何进一步加以合理利用,变废为宝,是我们中药资源和蚕桑工作者急欲解决的问题。

在伟大的中医药宝库中,蚕蛹自古就作为滋补强身,和脾胃,长肌肉的食物和药物加以应用。《本草纲目·虫部》第 39 卷记载:蚕蛹"炒食,治风及劳损;研敷疡疮、恶疮;为末饮服,治痔瘦,长肌退热,除蛔虫,煎汁饮,止消渴"。现代科学研究证实,蚕蛹营养价值极高。干蚕蛹中含脂肪 25%～30%、蛋白质 55%～60%、多糖 2%～4%、甲壳质 2%～3%。蚕蛹蛋白经测定含有 18 种人体所需的氨基酸,其中必需氨基酸占总氨基酸量的 40% 以上,18 种氨基酸的配比和必需氨基酸的含量均符合 FAO/WHO 所规定的理想蛋白质模式,故蚕蛹蛋白是一种优质的天然氮源。

本试验采用正交设计法,以蛋白得率作为指标,对蚕蛹提取蛋白质的工艺条件进行了研究。

一、仪器、试剂及药材

仪器:凯氏定氮仪

---

① 原载《中国蚕业》2003 年第 24 卷第 2 期。

试剂：氢氧化钠（AR），盐酸（AR）

药材：脱脂蚕蛹（购于浙江丝织一厂），由浙江省中医药研究院浦锦宝鉴定

二、实验方法与结果

1. 工艺流程

脱脂蚕蛹（经挑拣）$\xrightarrow{\text{碱溶}}$ 蛹粕 $\xrightarrow{\text{过筛}}$ 蛋白质浆 $\xrightarrow[\text{至等电点}]{\text{调节 pH}}$ 蛋白沉淀 $\xrightarrow[\text{真空干燥}]{\text{蛋白粉}}$ 蛋白质粉

2. 正交试验设计

根据工艺流程，对浸提时间、氢氧化钠浓度、浸提温度三个条件进行优化试验。设计了三因素三水平正交试验（表 1、表 2）。

表 1　因素水平表

水平	A 浸提时间（h）	B NaOH 浓度（%）	C 浸提温度（℃）
1	0.5	0.5	60
2	1.5	1.0	80
3	2.5	1.5	100

表 2　正交试验及结果

试验号	A 浸提时间（h）	B NaOH 浓度（%）	C 浸提温度（℃）	D 误差（Se）	蛋白得率 （%）
1	1	1	1	1	29.4198
2	1	2	2	2	27.7788
3	1	3	3	3	14.6047
4	2	1	2	3	10.1642
5	2	2	3	1	12.9080
6	2	3	1	2	26.9013
7	3	1	3	2	36.7553
8	3	2	1	3	37.4608
9	3	3	2	1	22.6037
Ⅰ	71.8033	76.3393	93.7819	64.9315	
Ⅱ	49.9735	78.1476	60.5467	91.4354	
Ⅲ	96.8198	64.1097	64.2680	62.2297	

3.样品制备

每次取脱脂干蛹 60g,进行试验,按前述工艺流程及表 2 所列相应条件提取蚕蛹蛋白质。

4.蛋白得率计算

按《中国药典》2000 年版附录方法,以半微量凯氏定氮法测定样品中的总氮含量:

$$蛋白得率＝总氮含量×6.25$$

5.结果

表 3 分析结果显示,浸提时间、氢氧化钠浓度和浸提温度三个因素无主次之别,综合分析得出最佳试验方案为 $A_3B_2C_1$,即浸提时间为 2.5 小时,氢氧化钠浓度为 1.0％,浸提温度为 60℃。

表3　方差分析表

方差来源	离均差平方和	自由度(υ)	方差(MS)	F 值	P
A	366.3269	2	183.1635	2.1097	＞0.05
B	38.8773	2	19.4387	0.2239	＞0.05
C	221.0553	2	110.5277	1.2731	＞0.05
Se	173.6366	2	86.8183		

注:$F_{0.05}(2,2)=19.0$。

再各取 60g 脱脂干蚕蛹按 $A_3B_2C_1$ 工艺提取三次,得样品测定蛋白得率分别为 37.4687％、41.5763％、38.5108％,均大于正交试验各次测定结果。

另外,再将投料量扩大至 2 倍、4 倍、8 倍,仍按照 $A_3B_2C_1$ 的工艺分别提取,测定蛋白得率分别为 38.0198％、37.2418％、36.9420％,蛋白得率基本一致,故拟定此工艺为蚕蛹中提取蛋白质的中试工艺。

三、讨论

采用 $L_9(3^4)$ 正交表安排试验,以蛋白得率作为评价指标,优选出从蚕蛹中提取蛋白的工艺,并经三批样品制备及放大试验,验证了试验方案浸提时间 2.5h、氢氧化钠浓度为 1.0％、浸提温度 60℃时的工艺较优。

柱前衍生高效液相色谱法测定蚕蛹提取物中氨基酸含量^①

梁卫青　魏克民　浦锦宝　祝永强　郑军献　胡轶娟

(浙江省中医药研究院,杭州 310007)

摘　要　目的:用柱前衍生法测定蚕蛹提取物中氨基酸含量。方法:以磺酰氯二甲胺偶氮苯(DABS-C1)作衍生剂,采用柱前衍生高效液相色谱法(RP-HPLC),YMC-Pack ODS-A 柱(250mm×4.6mm,5μm),流动相 A 为 25mmol/L KH_2PO_4,流动相 B 为乙腈:甲醇=70:30;流速 1.5mL/min 梯度洗脱,检测波长 436nm,柱温 35℃。结果:各种氨基酸均具有良好的线性关系(相关系数 $r=0.9989\sim0.9999$)、精密度(RSD<1.50%)、稳定性(RSD≤3.50%)、平均回收率(98.83%~107.83%),测定蚕蛹提取物中氨基酸含量,其含有人体必需氨基酸占总氨基酸含量的 40%以上。结论:该方法简便实用,分析结果准确可靠,适用于动植物中富有氨基酸含量的测定。

关键词　柱前衍生;蚕蛹提取物;氨基酸;高效液相色谱

　　蚕蛹蛋白系全价蛋白,是理想的天然优质氮源,蚕蛹水解提取物中含有人体生长发育、新陈代谢所需要的 18 种氨基酸,包括不能在体内合成的 8 种必需氨基酸。蚕蛹提取物的应用十分广泛,为了能更好控制蚕蛹提取物中复合氨基酸的质量,以确保作为高附加值药品、保健食品、化妆品的原料资源,需对其中各个氨基酸的含量做出准确可靠的分析。

　　近些年来,随着氨基酸的广泛应用,用液相色谱法检测氨基酸的分析水平也不断提高。柱前衍生是先将氨基酸转化成衍生物,再进行色谱分离的一种衍生方法,操作简便、快速,灵敏度高,能在短时间内分离 20 多种氨基酸。针对各种衍生剂的研究与开发,目前应用广泛的方法有异硫氰酸苯酯(PITC)法,邻苯二甲醛—巯基乙醇(OPA)法,6-氨基喹啉基-N-羟基-琥珀酰亚氨基甲酸酯(AQC)法。而本

---

①　原载《医学研究杂志》2008 年第 37 卷第 8 期。

实验采用了磺酰氯二甲胺偶氮苯（DABS-C1）作柱前衍生剂，其衍生过程更简便，衍生物齐全，而衍生物的高灵敏度、高稳定性，使各种氨基酸含量的检测结果更加准确可靠。

一、材料与试剂

1.仪器

Varian Prostar 高效液相色谱仪：230 三元梯度泵、330 二极管阵列检测器、410 自动进样器；YMC-Pack ODS-Λ 柱（C_{18}，250mm×4.6mm，5μm）；Sartorius Bp211D 电子天平（德国 Sartorius）；HANNA pH201 酸度计（意大利 HANNA 仪器有限公司）；KQ 3200 DB 超声波清洗器（昆山市超声仪器有限公司）；2K82-J 真空干燥箱（上海实验仪器厂）；YXJ-2 型离心机（常州电讯电器厂）；DK-S24 型电热恒温水浴锅（嘉兴市中新医疗仪器有限公司）；隔膜真空泵（天津津腾）；精密移液器（吉尔森公司）。

2.试剂

17 种单氨基酸标准品和 17 种氨基酸混合标准品（由 Waters 公司提供，批号 59366），磺酰氯二甲胺偶氮苯（下简称 DABS-Cl，由 Supecol 公司提供，批号 19979），KH_2PO_4（湖州湖试化学世纪有限公司，批号 060101，AR）；NaOH（杭州高晶化工有限公司，批号 060111，AR）；丙酮（巨化集团公司试剂厂，批号 051201，AR）；乙醇（杭州高晶化工有限公司，批号 060616，AR）；甲醇（美国天地试剂公司，色谱纯）；乙腈（美国天地试剂公司，色谱纯）；双蒸水（自制）；蚕蛹提取物（由浙江省中医药研究院蚕业中心提供）

二、方法与结果

1.色谱条件

YMC-Pack ODS-A 柱（C_{18}，250mm×4.6mm，5μm）；流动相 A（25mmol/L KH_2PO_4、pH＝6.6）；流动相 B（乙腈：甲醇＝70：30）；梯度程序：0～4min，80％A；4～14min，75％A；14～15min，68％A；15～21min，68％A；21～28min，60％A；28～37min，40％A；37～45min，25％A；45～50min，25％A；50～52min，80％A；52～60min，80％A；流速：1.5mL/min；检测波长：436nm；柱温：35℃；按以上色谱条件分析，分离色谱图如图 1 和图 2 所示。

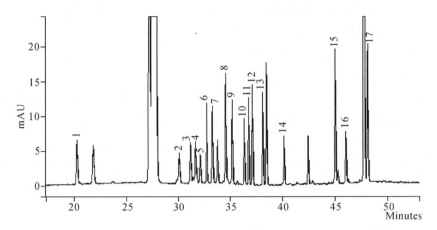

1.门冬氨酸;2.谷氨酸;3.丝氨酸;4.精氨酸;5.苏氨酸;6.甘氨酸;7.丙氨酸;

8.脯氨酸;9.缬氨酸;10.甲硫氨酸;11.异亮氨酸;12.亮氨酸;13.苯丙氨酸;

14.胱氨酸;15.赖氨酸;16.组氨酸;17.酪氨酸

图1 氨基酸标准图谱

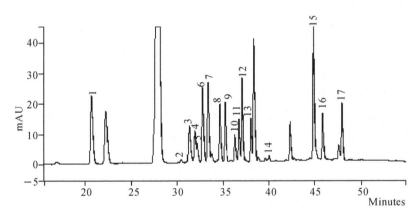

1.门冬氨酸;2.谷氨酸;3.丝氨酸;4.精氨酸;5.苏氨酸;6.甘氨酸;7.丙氨酸;

8.脯氨酸;9.缬氨酸;10.甲硫氨酸;11.异亮氨酸;12.亮氨酸;13.苯丙氨酸;

14.胱氨酸;15.赖氨酸;16.组氨酸;17.酪氨酸

图2 蚕蛹提取物图谱

2.供试品溶液的衍生

精密称取 25mg 蚕蛹提取物置 100mL 容量瓶中,用 0.1mol/L 的 $NaHCO_3$ 溶液充分溶解并定容至刻度,摇匀。精密吸取 $100\mu L$ 置具塞玻璃试管中,加入 $100\mu L$ DABS-Cl 衍生试剂(2.67mg/mL),70℃水浴反应 10min 取出,置真空干燥箱中干燥,干燥固体用适量70％乙醇溶解,并转移至1mL离心管中定容,离心,上清液过0.45μm滤膜。

3.蚕蛹提取物中氨基酸含量测定

(1)单种氨基酸的定性

取单种氨基酸标准品(共17种)适量,用0.1mol/L NaHCO₃溶液稀释成10nmol/mL的单氨基酸标准液,分别精密吸取100μL置具塞玻璃试管中,加入100μL DABS-Cl衍生试剂(2.67mg/mL),70℃水浴反应10min取出,置真空干燥箱中干燥,干燥固体用适量70％乙醇溶解,并转移至1mL离心管中定容,离心,上清液过0.45μm滤膜,注入液相色谱仪,进样10μL,根据保留时间确定每个氨基酸的归属。

(2)氨基酸标准品检测限和定量限

色谱图中组氨酸响应值最低,当组氨酸峰的S/N设置为3时,溶液中氨基酸浓度为0.3125nmol/mL,即此为检测限。当组氨酸峰的S/N设置为10时,溶液中氨基酸浓度为1.25nmol/mL,即此为定量限。

(3)线性关系考察

取氨基酸标准溶液适量,用0.1mol/L NaHCO₃溶液稀释成25、12.5、8、5、2.5、1.25nmol/mL的氨基酸标准液,分别精密吸取100μL置具塞玻璃试管中,加入100μL DABS-Cl衍生试剂(2.67mg/mL),70℃水浴反应10min取出,置真空干燥箱中干燥,干燥固体用适量70％乙醇溶解,并转移至1mL离心管中定容至刻度,离心,上清液过0.45μm滤膜,注入液相色谱仪,进样10μL。以进样量X为横坐标,峰面积Y为纵坐标画工作曲线,结果表明各种氨基酸线性关系良好。见表1。

表1 氨基酸线性关系

序列	氨基酸名称	回归方程	线性关系	线性范围(ng)
1	门冬氨酸	$Y=37655X-30068$	$r=0.9993$	1.33~26.6
2	谷氨酸	$Y=3891X-4506$	$r=0.9997$	1.46~29.2
3	丝氨酸	$Y=2272X-3296$	$r=0.9996$	1.05~21.0
4	精氨酸	$Y=29466X-45942$	$r=0.9998$	1.74~34.8
5	苏氨酸	$Y=22825X-19530$	$r=0.9992$	1.19~23.8
6	甘氨酸	$Y=74042X-38796$	$r=0.9989$	0.75~15.0
7	丙氨酸	$Y=114190X-82619$	$r=0.9993$	0.89~17.8

序列	氨基酸名称	回归方程	线性关系	线性范围(ng)
8	脯氨酸	$Y=50873X-48442$	$r=0.9998$	$1.15\sim23.0$
9	缬氨酸	$Y=38337X-38663$	$r=0.9994$	$1.17\sim23.4$
10	甲硫氨酸	$Y=27580X-26619$	$r=0.9998$	$1.49\sim29.8$
11	异亮氨酸	$Y=36387X-40047$	$r=0.9998$	$1.31\sim26.2$
12	亮氨酸	$Y=32378X-34093$	$r=0.9998$	$1.31\sim26.2$
13	苯丙氨酸	$Y=30643X-46022$	$r=0.9992$	$1.65\sim33.0$
14	胱氨酸	$Y=67538X-76640$	$r=0.9999$	$1.21\sim24.2$
15	赖氨酸	$Y=39705X-66032$	$r=0.9998$	$1.83\sim36.6$
16	组氨酸	$Y=48113X-64725$	$r=0.9999$	$1.55\sim31.0$
17	酪氨酸	$Y=38542X-59619$	$r=0.9999$	$1.81\sim36.2$

(4)精密度试验

按照(3)节所述的方法衍生标准品,精密吸取衍生后的氨基酸标准品 $10\mu L$,连续进样 6 次,测定峰面积,计算 RSD,结果均小于 1.50%,表明精密度良好。见表 2。

表 2　氨基酸标准品精密度试验

名称	RSD	名称	RSD	名称	RSD
门冬氨酸	0.46%	丙氨酸	1.08%	苯丙氨酸	1.15%
谷氨酸	1.31%	脯氨酸	1.27%	胱氨酸	0.49%
丝氨酸	0.48%	缬氨酸	1.02%	赖氨酸	0.71%
精氨酸	0.91%	甲硫氨酸	0.70%	组氨酸	1.25%
苏氨酸	1.20%	异亮氨酸	0.84%	酪氨酸	0.83%
甘氨酸	1.21%	亮氨酸	0.92%		

(5)稳定性试验

按照(3)节所述的方法衍生标准品,精密吸取衍生后的氨基酸标准品 $10\mu L$,按上述方法分别在 0、2、4、8、12、24h 时进样,测定峰面积,计算 RSD,结果均小于等于 3.50%。结果见表 3。

表 3 　氨基酸标准品稳定性试验

名称	RSD	名称	RSD	名称	RSD
门冬氨酸	0.39％	丙氨酸	1.48％	苯丙氨酸	1.35％
谷氨酸	1.02％	脯氨酸	1.12％	胱氨酸	0.70％
丝氨酸	1.48％	缬氨酸	1.37％	赖氨酸	1.11％
精氨酸	1.35％	甲硫氨酸	0.35％	组氨酸	0.77％
苏氨酸	1.61％	异亮氨酸	1.19％	酪氨酸	0.81％
甘氨酸	1.25％	亮氨酸	3.50％		

由表 3 可见,氨基酸衍生物在 24h 内均有较好稳定性。

(6)加样回收率试验

取已知各氨基酸含量的样品,精密称定,加入对照品溶液,照线性项下方法操作,计算平均回收率,结果见表 4。

表 4 　氨基酸回收率试验($n＝6$)

名称	平均回收率	RSD	名称	平均回收率	RSD
门冬氨酸	103.67％	3.32％	甲硫氨酸	101.33％	2.97％
谷氨酸	103.50％	2.57％	异亮氨酸	103.50％	3.65％
丝氨酸	102.83％	2.98％	亮氨酸	101.17％	3.97％
精氨酸	107.00％	1.67％	苯丙氨酸	102.67％	4.02％
苏氨酸	107.83％	3.18％	胱氨酸	—	—
甘氨酸	102.83％	4.41％	赖氨酸	100.83％	4.63％
丙氨酸	106.00％	2.46％	组氨酸	98.83％	3.23％
脯氨酸	105.67％	2.13％	酪氨酸	105.83％	2.49％
缬氨酸	106.83％	2.98％			

注:—表示未能检测到。

(7)含量测定结果

将 3 批蚕蛹提取物照供试品溶液的衍生项下方法操作,测定,结果见表 5。

表 5　蚕蛹提取物含量测定结果 ($n=3$)

氨基酸名称	20070701	20070702	20070703
门冬氨酸	6.03%	5.65%	6.35%
谷氨酸	5.69%	5.63%	6.14%
丝氨酸	3.21%	3.41%	3.34%
精氨酸	4.56%	5.01%	5.15%
苏氨酸	4.88%	4.86%	4.95%
甘氨酸	3.45%	3.27%	3.35%
丙氨酸	3.25%	3.27%	3.14%
脯氨酸	3.78%	3.47%	3.34%
缬氨酸	3.54%	3.86%	3.98%
甲硫氨酸	4.78%	4.77%	4.59%
异亮氨酸	3.84%	3.91%	3.98%
亮氨酸	5.91%	6.09%	5.85%
苯丙氨酸	5.35%	5.27%	5.46%
胱氨酸	—	—	—
赖氨酸	4.35%	4.89%	3.87%
组氨酸	2.83%	2.88%	3.06%
酪氨酸	14.81%	15.45%	14.66%
氨基酸总量	80.26%	81.69%	81.21%
必需氨基酸总量	32.65%	33.65%	32.68%
必需氨基酸/总氨基酸	40.68%	41.19%	40.24%

注：—表示未能检测到。

从表 5 中可以看出，蚕蛹提取物中含有氨基酸的种类颇多，人体生长所需的 18 种氨基酸除胱氨酸、色氨酸在蚕蛹水解提取过程中遭破坏外，其余氨基酸含量均很丰富，尤其是另七种必需氨基酸（赖氨酸、苏氨酸、亮氨酸、异亮氨酸、缬氨酸、甲硫氨酸、苯丙氨酸）含量占总氨基酸含量的 40% 以上。

三、小结与讨论

（1）本实验比较了传统的氨基酸分析柱 Supelcosil 柱和常用的 YMC-Pack ODS-A 柱，发现两者出的峰均能达到良好的分离效果，峰形尖锐，能同时测得 17 种氨基酸。本实验采用 YMC-Pack ODS-A 柱大大地节约了氨基酸分析的高成本。实验证实氨基酸分析柱的使用寿命普遍较短。

（2）对流动相梯度洗脱程序进行优化，在个别分离度欠佳的峰所对应的保留时间处，对流动相的比例进行适当调整，确定最佳梯度程序。另外，缓冲盐的 pH 值对氨基酸分离度也有较大影响，本实验比较了缓冲盐 pH 值在 7.0、6.8、6.6、6.4、6.2 时的图谱，结果表明缓冲盐 pH 值在 6.6 时峰的分离度最佳，pH＝6.4 和 pH＝6.8 时次之，因此定流动相缓冲盐的 pH 值在 6.6±0.2 为宜，此外，缓冲盐应现配现用。

（3）本实验在衍生过程中看到氨基酸与 DABS-Cl 的反应并非按照 1∶1 反应进行，DABS-Cl 的用量往往需过量，但用量过大又会使衍生副产物增多，影响分析结果。设计氨基酸与 DABS-Cl 衍生剂量按摩尔比（1∶2；1∶4；1∶6；1∶8；1∶10；1∶12）分别进行衍生化反应，结果确定氨基酸与衍生剂衍生反应比例为 1∶10 为最佳。另外，考察了衍生反应时间和温度的影响，最后确定最佳反应时间为 10min、最佳反应温度为 70℃。与衍生剂发生衍生反应时的 pH 应大于 9.0，故参与反应的溶液都由 0.1mol/L NaHCO$_3$ 溶解并调节 pH 至 9.0 以上。

（4）本实验选用了磺酰氯二甲胺偶氮苯（DABS-Cl）作柱前衍生剂，衍生过程的操作简便，衍生物齐全，而衍生物的高灵敏度和高稳定性，使各种氨基酸含量的检测结果更加准确可靠。

复方氨基酸在血液科肿瘤患者化学治疗中的应用研究[①]

蒋慧芳　陈志炉　任　莉　陈梦池

(浙江中医研究院,杭州 31007)

摘　要　**目的**:研究复方氨基酸注射液对化学治疗中的血液科肿瘤患者在营养状况和临床转归方面的影响。**方法**:入院患者随机分为治疗组和对照组,对照组治疗方法:化学治疗＋止吐/水化＋碱化,治疗组治疗方法与对照组一致,仅同时在每次化疗开始的第一天加用复方氨基酸注射液,检测化疗前 1 天至化疗第 14 天病人的血白蛋白、外周血免疫球蛋白(IgG、IgM、IgA)和 T 淋巴细胞亚群(CD4、CD8、CD4/CD8)。**结果**:化疗后治疗组白蛋白高于对照组,两组免疫功能指标有所回升,但治疗组 IgG 高于对照组。**结论**:化疗期间予复方氨基酸注射液支持能改善化疗患者营养状况,并能改善患者的免疫功能,提高了疗效和预后。

关键词　复合氨基酸;化学治疗;营养状况;免疫功能

血液科的恶性肿瘤如白血病、淋巴瘤、多发性骨髓瘤都对化疗非常敏感。化疗是血液科恶性肿瘤患者综合治疗中的一个重要环节。但是,化疗常会引起恶心、呕吐等不良反应,造成患者营养状况的恶化。研究显示,有 $50\%\sim90\%$ 的恶性肿瘤患者出现体重下降、营养不良。营养不良会导致患者对化疗等抗肿瘤治疗的耐受力下降。因此,合理有效地提供营养支持治疗对于肿瘤患者而言具有非常积极的治疗意义。近年来,文献报道支链氨基酸具有促进蛋白质的合成和抑制蛋白质分解的作用。本文研究复方氨基酸注射液(20AA)对化学治疗中的血液科肿瘤患者在营养状况和临床转归方面的影响。

---

①　原载《中国实用医药》2010 年第 5 卷第 4 期。

一、资料与方法

1.研究对象

研究对象来源于 2008 年 1 月至 2009 年 4 月入住浙江省立同德医院血液科的住院患者。均经骨髓常规、骨髓活检、白血病细胞免疫分型、染色体、淋巴结活检及其他部位病理活检确诊的血液病恶性肿瘤,全部符合张之南的《血液病诊断和疗效标准》。其中急性白血病 23 例,恶性淋巴瘤 20 例,多发性骨髓瘤 17 例。

2.研究方法

将患者按入院顺序随机分成两组,对照组 30 例,其中急性白血病 11 例,恶性淋巴瘤 9 例,多发性骨髓瘤 10 例。治疗方法:化学治疗+止吐/水化+碱化,若血红蛋白<70g/L,输注红细胞;若血小板<10×10^9/L,输注血小板;若体温≥38℃,加用抗生素。治疗组 30 例,其中急性白血病 12 例,恶性淋巴瘤 11 例,多发性骨髓瘤 7 例。治疗方法与对照组完全一致,仅同时在每次化疗开始的第 1 天加用复方氨基酸注射液(20AA),商品名丰诺安,500mL,1 次/d,静脉滴注,共 14 天。两组患者在病情、年龄、性别、化疗方案方面均无显著性差异。

3.观察指标

(1)化疗前 1 天至化疗第 14 天测人血白蛋白(Alb)。

(2)化疗前 1 天和化疗第 14 天分别测外周血免疫球蛋白(IgG、IgM、IgA),采用酶联免疫法检测;T 淋巴细胞亚群(CD4、CD8、CD4/CD8),采用流式细胞仪测定。

二、结果

化疗前 1d 人血白蛋白、外周血免疫球蛋白(IgG、IgM、IgA)、T 淋巴细胞亚群(CD4、CD8、CD4/CD8),两组差异均无统计学意义($P>0.05$)。治疗组 1 例急性淋巴细胞白血病因 VDCP 方案化疗后重症感染自动出院,1 例 B 细胞淋巴瘤因出现乙肝活动退出治疗组。

人血白蛋白:化疗后治疗组白蛋白高于对照组($P<0.05$)。免疫功能指标:化疗第 14 天 2 组免疫功能指标均有回升,但治疗组 IgG 高于对照组($P<0.05$),见表1。

表 1　两组患者化疗前后 Alb 及免疫指标的变化($x\pm s$)

组别	例数	Alb(g/L)		IgG(g/L)		IgA(g/L)	
		化疗前	化疗 14d	化疗前	化疗 14d	化疗前	化疗 14d
治疗组	30	32.3±0.9	36.9±1.0★	11.14±1.65	13.29±2.45★	1.22±0.75	2.04±1.30
对照组	30	32.3±0.8	33.2±0.9	12.22±3.44	11.57±1.06	1.37±0.54	1.34±0.33

组别	例数	IgM(g/L)		CD4(%)		CD8(%)	
		化疗前	化疗 14d	化疗前	化疗 14d	化疗前	化疗 14d
治疗组	30	2.73±1.21	3.34±1.52	37.20±6.02	38.47±2.43	24.10±8.70	26.47±9.43
对照组	30	3.57±2.10	4.26±3.12	38.71±8.77	34.78±9.54	26.63±7.39	25.57±8.41

注:化疗前:每组比较 $P>0.05$,★化疗后:每组与对照组比较 $P<0.05$。

三、讨论

肿瘤细胞的特点是失控性地无限增殖,势必与机体争夺营养物质,消耗大量能量,故绝大多数恶性肿瘤患者都有营养问题。血液科的恶性肿瘤,即急性白血病、淋巴瘤、多发性骨髓瘤均对化疗敏感,化疗是其最主要的治疗手段。化疗在治疗肿瘤的同时,对正常的机体组织细胞也有一定的杀伤作用,特别是对增殖较快的组织细胞,如消化道黏膜上皮细胞等伤害更大,会引起黏膜溃疡,使患者进食量下降和影响营养物质的吸收。此外,化疗药物还可引起明显的食欲缺乏、乏力、恶心、呕吐、腹泻、便秘等不良反应,进一步加重营养不良,使机体综合耐受能力下降。化疗后患者的免疫功能受损,易合并感染,会加剧能量的消耗。除此之外,肿瘤本身和化疗引起的抑郁、焦虑、恐惧等不良心理因素和情绪,也会促进营养不良的发生。营养不良对肿瘤患者治疗和预后的影响较大。研究显示,营养不良的肿瘤患者住院时间延长,短期内再入院率升高,住院费用增加,并发症发生率和死亡率均较高。由于营养不良,血浆蛋白水平降低,机体对化疗药物的吸收、分布、代谢及排泄均产生障碍,明显影响化疗药物的药动力学,导致化疗药物的毒性作用增加,机体耐受性下降。营养不良和营养良好的患者比较,对化疗的顺应性和响应性较差,生存时间明显缩短。营养不良还会削弱患者的免疫功能,包括降低淋巴细胞对有丝分裂原的反应、细胞免疫受损、吞噬功能缺乏、炎症应答受损、杀伤T淋巴细胞功能减弱等,增加化疗后感染的发生率。复方氨基酸注射液(20AA)富含支链氨基酸(亮氨酸、异亮氨酸、缬氨酸),具有促进蛋白质合成和抑制蛋白质分解的作用,理论上其临床应用有助于改善消耗性患者的营养状况。研究结果显示,两组患者化疗前 1d 人血白蛋白、外周血免疫球蛋白(IgG、IgM、IgA)、T 淋巴细胞亚群(CD4、CD8、CD4/CD8),两组的差异均无统计学意义($P>0.05$)。化疗后治疗组白蛋白高于对照组($P<0.05$),免疫功能指标:化疗第 14 天两组免疫功能指标均有回升,但治疗组 IgG 高于对照组($P<0.05$),通过这两项指标的比较,说明化疗期间予复方氨基酸注射液支持不仅能更好地改善化疗患者的营养状况,而且还能改善患者的免疫功能。由此,有望提高患者对化疗的耐受性和响应性,从而提高疗效和预后。显然注射复方氨基酸注射液是一种经济有效的化疗辅助手段。

复方复合氨基酸治疗骨折的病理学研究[①]

范朝阳　裘维焰　魏克民

（浙江省立同德医院，杭州 310002）

摘　要　目的：探讨复方复合氨基酸治疗骨折的病理学机理。方法：以动物模型为研究对象进行 X 片观察及骨痂计量学分析和对照比较。结果：实验 15 天骨小梁面积密度治疗组与空白组有显著差异，30 天时大剂量治疗组与对照组及空白组均有显著差异；15 天和 30 天时大剂量组骨小梁平均密度均显著大于对照组和空白组；治疗组骨外膜增生产生的外骨痂明显多于对照组和空白组，髓腔内骨膜增生形成的内骨痂也明显多于对照组和空白组。结论：复方复合氨基酸治疗骨折有其病理学基础。

关键词　复方复合氨基酸；蚕蛹；骨折；病理学

我们选用中药蚕蛹中提取的天然复合氨基酸配合传统中药当归、川芎、骨碎补制成的复合制剂已开始应用于临床骨折病人，取得了较好疗效。为进一步取得实验依据，以动物模型为对象进行了 X 线片观察及骨痂计量学分析和对照研究。

一、材料与方法

1. 动物

健康日本大耳白兔（由浙江省中医药研究院实验动物中心提供），体重 2～3kg，雌雄兼用。标准喂养。

2. 药物

复方复合氨基酸（本院提取制备：按天然复合氨基酸 1.5：当归 1.0：川芎 1.0：骨碎补 1.0 的比例，研制成粉末状），伤科接骨片（大连中药厂出品，研制成粉末状备用）。

---

①　原载《浙江中医药大学学报》2004 年第 28 卷第 4 期。

3.方法

共用家兔 48 只,按体重随机分组,在 3‰戊巴比妥钠静脉麻醉及无菌条件下,用钢锯造成右桡骨中下三分之一段处完全缺损,形成骨折,折端水平横断,缺损约 2mm,皮肤缝合,局部小木片固定。骨折后分 15 天和 30 天两相点观察,每相点分 4 组,每组 6 只,分别为小剂量(3g/kg)治疗组、大剂量(4.4g/kg)治疗组、伤科接骨片对照组(3g/kg)、蒸馏水空白组,灌胃给药,每日 1 次全程给药,观察指标如下。

(1)X 线检查

15 天和 30 天,右前桡骨摄 X 线片,同一相点材料摄入同一 X 线片放大成相同倍数相片,在计算纸上算出骨痂阴影面积的百分数,参数进行统计学处理。

(2)骨组织形态计量学分析

取右桡骨折处完整骨组织,低温冷冻保存,制成不脱钙标本,以塑料低温包埋 5μ 厚,碱性磷酸酶—酸性磷酸酶及钙染色切片,采用光镜目镜测量盘测量。1)在 10×10 倍光镜下组织水平计量分析,测定内、外骨痂面积、软骨骨痂面积、骨分骨痂面积、骨小梁面积密度。2)在 10×10 倍光镜下组织水平计量分析,测定小梁均宽。

二、结果

1.对比观察

(1)肉眼对比观察:15 天治疗组骨缺损处为云雾状骨痂阴影,30 天治疗组骨缺损处骨痂填满大部分,两相点治疗组骨痂阴影均比对照组大。

(2)采用方格计数纸计算骨痂阴影面积百分比(见表 1)。

表 1　各组骨痂阴影面积率比较($x\pm s$)　　　　　　　　单位:%

组别	骨痂阴影	
	15d	30d
小剂量	60.3±10.4**	85.2±8.2**
大剂量	65.5±15.0**	89.3±11.0**
对照组	57.4±13.8**	74.4±10.0**
空白组	24.6±6.5	42.5±15.2

说明:** 与空白组比较,$P<0.01$。

以上结果显示2个治疗组和对照组骨折愈合均优于空白组。

2.骨组织形态学观察

观察15天小剂量治疗组骨缺损区已有小片骨小梁形成,血肿机化被软骨替代,骨内外膜细胞增殖活跃,髓腔仍有少量充血及血肿。大剂量治疗组骨折端有成片骨小梁形成,范围广,成骨细胞增殖活跃,血肿机化,髓腔无充血。伤科接骨片对照组骨小梁形成少,髓腔无充血,机化少量软骨替代。空白组在骨折端有少量软骨形成,骨小梁不明显,大片血块机化区,髓腔无充血。30天小剂量组骨缺损为新生骨小梁填充,中间只有少量纤维软骨存在。30天大剂量组缺损区全部被新生骨小梁填充,并连接两骨端,骨皮质骨小梁部分贯通。伤科接骨片对照组骨断端之间部分新生骨小梁填充,中间被纤维软骨分隔。空白组断端间骨小梁形成少中间大部分为纤维软骨连结。

3.骨组织形态计量学分析

分析结果见表2～表5。

表2　内骨痂面积10×10倍光镜($x\pm s$)　　　　　单位:μm^2

组别	骨痂阴影	
	15d	30d
小剂量	2.85±0.40	2.50±0.21
大剂量	3.00±0.46	2.01±0.26*△
对照组	2.80±0.43	2.60±0.38
空白组	2.80±0.45	2.73±0.30

说明:* 与空白组比较,0.01≤P<0.05;△与对照组比较,0.01<P≤0.05。

表3　外骨痂面积10×10倍光镜($x\pm s$)　　　　　单位:μm^2

组别	骨痂阴影	
	15d	30d
小剂量	4.26±0.33**△△	8.68±1.6**
大剂量	4.89±0.60**△△	6.56±1.9**△
对照组	2.58±0.35	5.85±1.0**
空白组	1.95±0.54	2.60±0.80

说明:** 与空白组比较,P<0.01;△与对照组比,0.01<P≤0.05;△△与对照组比较,P<0.01。

表 4　骨化骨痂面积(10×10 倍光镜)　　　　　　单位:μm^2

组别	15d	30d
小剂量	3.10±0.45**	16.34±1.8**
大剂量	3.76±0.51**	28.35±2.0**△△
对照组	2.96±0.50**	16.01±1.2**
空白组	1.69±0.48	9.43±1.0

说明:** 与空白组比较,$P<0.01$;△△ 与对照组比较,$P<0.01$。

表 5　骨痂中骨小梁面积密度　　　　　　单位:%

组别	15d	30d
小剂量	8.1±1.8*	18.1±2.6*
大剂量	10.1±2.1**	20.7±3.6**△
对照组	7.92±0.90*	15.0±2.1
空白组	5.8±1.2	12.8±2.0

说明:* 与空白组比较,$0.01 \leqslant P<0.05$;** 与空白组比较,$P<0.01$;△ 与对照组比较,$0.01 \leqslant P<0.05$。

三、讨论

中医学认为人体是一个有机的整体,一旦某部位遭受损伤,可能导致脏腑、经络、气血的功能紊乱,因而一系列症状随之而来。而现代医学证实局部创伤可引起神经内分泌系统、机体新陈代谢、免疫功能等一系列变化。骨折后可导致机体蛋白质代谢紊乱,分解消耗大于吸收合成,引起负氮平衡。以往实验已证实,一定的中药制剂具有类似 BMP 的作用。而我们开发复方复合氨基酸的目的在于,纠正骨折病人的负氮平衡以促进机体的全面康复,促进骨胶原蛋白的合成,使骨折提早愈合。天然复合氨基酸含 18 种氨基酸,其中含有丰富的羟脯氨酸,是骨胶原蛋白的主要成分。当归是骨伤科首选药物之一,具有补血止血、活血化瘀的作用。川芎活血行气、消炎止痛。骨碎补补肾壮骨,续断接骨。诸药配伍贯行中医筋骨并重、标本兼顾的整体观念。

从本实验结果分析,治疗组骨折断端髓腔充血明显,血肿机化块,并迅速被软骨所替代,骨小梁出现早,略优于对照组,显著优于空白组。说明该药对骨折早期断端间血供有良好的改善作用,能促进细胞对血肿及坏死组织的吞噬作用。骨折愈合的最终目的是骨折断端间有坚固的骨性连接,因此骨折愈合的快慢最终取决于骨折端骨痂生长的快慢,以及骨痂的质量。从实验结果证实治疗组骨外膜增生产生的外骨痂明显多于对照组和空白组。髓腔内骨膜增生形成的内骨痂也明显多于对照组和空白组。另外,软骨内化骨形成的中间骨质也有明显差异,X线片骨痂阴影的差异同样说明这一点。该药对骨折愈合过程中形成的骨痂质量有明显的改善作用,实验15天骨小梁面积密度治疗组与空白组有显著差异,30天时大剂量治疗组与对照组及空白组均有显著差异。15天和30天时大剂量组骨小梁平均宽度均显著大于对照组和空白组。我们认为天然复合氨基酸配伍传统中药为中医治疗骨折提供了新的方向。

低脂无臭蛹蛋白粉的制备方法①

吴建一[1]　魏克民[2]

（1.嘉兴学院化工系,嘉兴 314001；2.浙江省中医药研究院,杭州 31007）

摘　要　研究分析了蚕蛹中油脂的存在形式。采用溶剂浸出整蛹脱脂的方法,通过多次脱脂并除臭后提取出无异味的蛹蛋白,可用于食品添加剂。制成的蛹蛋白中含蛋白 91％、油脂 1.8％、水分 5.8％、灰分 1.4％、总氮 13.9％、氯化物（以氯计）＜0.05％、砷 0.94mg/kg、汞 0.52mg/kg、重金属总量＜5mg/kg；微生物检验菌落总数为 510cfu/g,大肠菌群 9×10^{-3} MPN/g,沙门氏菌、贺氏菌、金黄色葡萄球菌均未检出,霉菌总数＜10cfu/g,酵母菌总数＜10cfu/g,符合食品卫生标准。

关键词　蚕蛹蛋白粉；低脂；无臭；溶剂浸出整蛹脱脂

蚕蛹化学成分以干物质计（含水量在 4.2％的干蛹）,蛋白质含量为 59.9％～66.2％,油脂含量为 28.9％～33.1％,另含有丰富的微量元素。蚕蛹蛋白含 18 种氨基酸,其中 8 种人体必需的氨基酸含量在 40％以上。将蚕蛹蛋白水解后制成的复合氨基酸大输液,可直接用于临床治疗。蚕蛹含丰富的油脂,主要存在于皮下组织,因而蚕蛹经粉碎或磨浆后,油脂与蛋白质结合形成包裹状态较难分离,带油脂的蛋白质水解后对氨基酸上柱分离造成一定的污染,因此作为水解后制造复合氨基酸大输液的蛹蛋白要求脱脂率达 98％以上。

现有的蚕蛹脱脂方法效果均不理想,例如：机械压榨脱脂法易使蚕蛹皮破碎；机械离心脱脂法的残留油脂达 8％～12％；溶剂浸出蛋白粉脱脂的效果较好,残油为 5％以下,但由于蛋白质对极性溶剂的吸附力强,溶剂残留问题难以解决,而非极性溶剂对蛋白粉的粘附性又较差。我们研究了蚕蛹中油脂与蛋白质结合的特点后认为,采用溶剂浸出整蛹脱脂的方法,因蛹皮的结构以甲壳素为主要结构体,虽薄但有很好的韧性,用非极性溶剂萃取,能很好地隔离溶剂对蛋白质的粘附,同时又能脱去大量的油脂。我们对适用于该方法的脱脂溶剂进行了筛选,对

---

①　原载《蚕业科学》2003 年第 29 卷第 3 期。

影响脱脂的因素进行了探讨。

一、材料与方法

1. 材料及主要试剂和仪器

蚕蛹来源于浙江省丝绸一厂缫丝后的春蚕蛹,50kg。有机溶剂:环己烷 CP、石油醚 CP、异丙醇 AR,均为上海试剂一厂产品;乙醇为工业级,由嘉兴酒精厂生产。主要仪器:FDM-Z 型自分离磨浆机,胶体磨,高压均质机,碟式分离机 DRY-366(分离因素 9150,1500r/min),喷雾干燥器,脂肪抽提器,YZCY002 臭氧发生器,ZK-82B 型真空干燥箱,原子吸收分光光度计,可见分光光度计。

2. 整蛹溶剂浸出脱脂方法

每次取 40g 干蚕蛹,装入三颈瓶并加入 60g 环己烷,开启恒温水浴,将三颈瓶放入水浴中分别以选定的温度 75～85℃进行浸出,浸出时间 2～6h,将混合油全部放出,并用新鲜的环己烷淋洗,将浸出后的蚕蛹减压蒸干,测定一次残留油脂率和一次浸出率。经 5～6 次重复操作,残留油脂小于 2%。

3. 除臭及蛋白质的提取、测试

脱脂蚕蛹经减压蒸馏除去蚕蛹表皮的溶剂,温水浸泡后用水洗净,用臭氧除臭、脱色,除臭时间为 2h 左右。将脱色后的蚕蛹再用清水漂洗,用磨浆机磨浆,并用 40 目的铁丝网进行过滤,除去蚕蛹壳,滤液用 120 目的丝绢过滤,除去滤渣,得到蛋白浆后再进行离心分离浓缩或超滤浓缩,然后喷雾干燥得到蛋白粉。以干蚕蛹为原料提取蛋白质,蛋白质回收率高于 55%,蛋白粉中蛋白质含量高于 91%。蚕蛹蛋白质的各项指标分析由浙江省防疫部门检测。

二、结果与讨论

1. 整蛹溶剂浸出脱脂效果

与机械压榨脱脂方法和机械离心脱脂方法相比较,整蛹溶剂浸出脱脂的蛹蛋白残留油脂最少,并使蛋白质二次污染降到最低,脱脂率达 98% 以上。

2. 脱脂溶剂的选择

脱脂效果在于溶剂的选择,溶剂选择应考虑两方面的因素:一是溶剂与蛋白质易分离,残留量少;二是溶剂无毒,安全,沸点适中。本试验对乙醇、异丙醇、环己烷、石油醚、丙酮等 5 种脱脂溶剂的性能和毒性进行了比较。由表 1 可知,在 5 种溶剂中,乙醇、丙酮极性最强,但由于蚕蛹在脱脂过程中,这两种溶剂对蛋白质有吸附作用,使溶剂很难完全脱除,造成二次污染;从毒性和溶剂黏度考虑,异丙醇和环己烷最理想,异丙醇极性大于环己烷,与蛋白的结合力比环己烷强,而脱脂能力弱于环己烷。经试验认为,用环己烷浸得的油脂比异丙醇浸得的更易保存,因此选择环己烷为整蛹浸出脱脂的溶剂。

表 1 5 种脱脂溶剂的性能比较

溶剂	密度(g/cm³)	沸点(℃)	毒性	色泽	爆炸极限(%)	溶剂残留量
乙醇	0.789	78.3	无毒	无色	—	稍有味
异丙醇	0.786	82.4	无毒	无色	3.8~10.2	无味
环己烷	0.778	81.0	低毒	无色	1.31~8.35	无味
石油醚	0.779	60~90	低毒	无色	—	无味
丙酮	0.789	56.5	低毒	无色	1.85~36.5	有味

3. 脱脂的影响因素

采用整蛹浸出脱脂法时,蚕蛹的含水量对脱脂效果有较大的影响。将蚕蛹真空干燥后,其含水量为 1%~1.2%,再加水浸泡,以增加水量计算,分别得到 73.88%、53.00%、8.13% 共 3 种含水量的蚕蛹作为整蛹浸出法脱脂的原料。根据浸出脱脂可能影响的因素,设计 L9(3⁴) 正交试验方案(表 2)。正交试验表明,影响因子排序为:蚕蛹含水量>原料溶剂比>温度>时间。由表 3 可见,影响脱脂的主要因素是蚕蛹的含水量,含水量越少脱脂率越高,干蚕蛹脱脂效果最好;其次是溶剂与原料的配比,从脱脂角度分析,溶剂越多脱脂效果最好,但考虑溶剂的回收,蚕蛹与溶剂的质量比在 1:1.5 时,通过提高浸出温度可达到较好的脱脂率。从 9 个正交试验中 $A_2B_1C_2D_3$ 条件为最佳,从而认为干蛹脱脂效果好,即溶剂浸出整蛹脱脂的最佳工艺为 m(蚕蛹):m(溶剂)=1:1.5,浸出温度 80℃,浸出时间 6h。

表 2 正交试验与影响因素

影响因素	A 溶剂质量比	B 保温时间(h)	C 温度(℃)	D 水分(%)
1	1:1.2	6	85	73.88
2	1:1.5	4	80	53.00
3	1:1.8	2	75	8.13

表3　一次浸出残油率影响因素关系表

序号	因素方案	溶剂质量比	保温时间(h)	温度(℃)	水分(%)	出油率(%)	一次浸出残油率(%)
1	$A_1B_1C_1D_1$	1：1.2	6	85	73.870	25.36	14.96
2	$A_1B_2C_2D_2$	1：1.2	4	80	53.000	17.29	19.03
3	$A_1B_3C_3D_3$	1：1.2	2	75	8.125	16.90	12.93
4	$A_2B_1C_2D_3$	1：1.5	6	80	8.125	22.45	8.80
5	$A_2B_2C_3D_1$	1：1.5	4	75	73.875	26.32	16.67
6	$A_2B_3C_1D_2$	1：1.5	2	85	53.000	18.09	19.76
7	$A_3B_1C_3D_2$	1：1.8	6	75	53.000	16.90	23.17
8	$A_3B_2C_1D_3$	1：1.8	4	85	8.125	15.78	16.47
9	$A_3B_3C_2D_1$	1：1.8	2	80	73.875	25.84	18.66
Ⅰ		46.92	46.93	51.19	50.29		
Ⅱ		45.23	52.17	46.49	61.96		
Ⅲ		58.30	51.35	52.77	38.20		
极差		4.35	1.75	2.09	7.92		

4.蚕蛹异味脱除

蚕蛹的特殊异味影响了蚕蛹蛋白的开发利用。为了找到切实可行的异味脱除方法,孙雷民等采用萃取蒸馏后,用色质联用仪分离鉴定异味物质为39种,这些化合物结构主要是烃、烯、醇、醛、酮、胺及杂环类。有报道称可用氯气除臭,但氯气对蛋白质也会造成二次污染,会提高蛋白质的总氯含量。本试验选用臭氧除臭方法,效果好,并无污染。因为臭氧可氧化烯、醇、醛、酮、胺及杂环,最终氧化产物官能团带羧基,可溶于水而除去,臭氧则还原为氧气。用臭氧脱臭的时间在2h左右,可除去蚕蛹的特殊臭味,得到无异味蛋白质。

5.蚕蛹蛋白质的各项指标

经浙江省防疫部门检测,用溶剂浸出整蛹脱脂后提取的蛹蛋白粉含蛋白91%、油脂1.8%、水分5.8%、灰分1.4%、总氮13.9%、氯化物(以氯计)＜0.05%、砷0.94mg/kg、汞0.52mg/kg、重金属总量＜5mg/kg。微生物检验:菌落为510cfu/g,大肠菌群$9×10^{-3}$MPN/g,沙门氏菌、贺氏菌、金黄色葡萄球菌均未检出,霉菌＜10cfu/g,酵母菌＜10cfu/g。上述结果表明,用此方法提取的蛹蛋白

261

质质量符合食品卫生标准。

三、结论

溶剂浸出整蛹脱脂残留油脂少,脱脂率达98%以上;脱脂溶剂以环己烷的效果最好;影响脱脂的主要因素是蚕蛹的含水量,含水量越少脱脂率越高。经正交试验得出的最佳脱脂工艺为:蚕蛹与环己烷的质量比为 1：1.5,浸出温度为80℃,保温时间 6h。按此工艺一次浸出残油率为 8.8%,经 6 次浸出,可得到残油率低于 2%的蚕蛹。脱脂溶剂可循环回收,回收率 95%,浸出设备可选用植物油浸出相同设备。脱脂后得到的蚕蛹通过磨浆去渣,提取的蚕蛹蛋白粉再经臭氧除臭处理后可得到高质量的无味蛋白粉,蛋白粉的各项质量指标符合国家食品标准。

蚕蛹的传统应用和现代研究概况[①]

浦锦宝[1]　魏克民[1]　陈锡林[2]

(1.浙江省中医药研究院,杭州 310007;2.浙江中医药大学,杭州 310053)

摘　要　从蚕蛹的传统应用和现代对其化学成分、药理作用的研究和开发情况进行综述,并对其开发前景作了展望。

关键词　蚕蛹;传统应用;化学成分;药理作用;开发前景

中国是世界闻名的蚕桑大国,具有悠久的养蚕历史。我国年产干蚕蛹 15 万吨,占世界总产量的五分之三以上,面对如此巨大的蚕蛹资源,如何加以合理利用,是中药工作者面临的重大课题。现将蚕蛹的传统应用和现代研究叙述如下,供参考。

一、蚕蛹的传统应用概况

蚕蛹为蚕蛾科家蚕(*Bombyx mori* L.)的蛹。在伟大的中医药宝库中,蚕蛹自古就作为滋补强身、和脾胃、长肌肉的食物和药物。《太平御览》称其为"蝶元""魄蛹"。《日用本草》称其为"小蜂儿"。《食物本草》称其为"蚕女"。《本草品汇精要》称其为"蚕蛹子"。在众多的古代本草学著作中,蚕蛹最早见于《日华子本草》,称其能"治风及劳瘦,又研敷蚕瘑恶疮等"。《本草纲目·虫部》第 39 卷记载:蚕蛹"炒食,治风及劳损;研敷疡疮、恶疮;为末饮服,治疳瘦,长肌退热,除蛔虫,煎汁饮,止消渴"。《医林纂要》称蚕蛹能"和脾胃,去风湿,长阳气"。《随息居饮食谱》中还记载蚕蛹"甘温、补气、止渴、杀虫、治疳积、童劳,助痘浆、乳汁"。另外,《本草品汇精要》《本草害利》《脉药联珠》等本草学著作中都有蚕蛹作药用的记载。现代的本草学著作如《中药大辞典》《中药志》《中华药海》《中药辞海》等也都将蚕蛹作为中药收录,作为补益药物,用于治疗疳积、劳瘵等营养不良病症,在民间应用比较广泛。

---

①　原载《浙江中医药大学学报》1999 年第 5 期。

现将蚕蛹的药用归纳如下。

(1)治小儿疳积:以单味蚕蛹加油盐炒熟后食用可以治疗小儿疳积。也有以核桃肉 150g 和蚕蛹 35g 炖服,治疗小儿疳积、阳痿滑精。

(2)治消渴:蚕蛹水煎后去蛹,饮汁,对消渴发热,尿频有较好疗效。

(3)治消瘦:蚕蛹炒熟当菜吃或研末服用,对劳瘵、骨瘦如柴等有明显效果。

(4)治心烦失眠:以蚕蛹 100g,米酒 500mL,浸 1 个月,每日服之,能起除烦安神之功效。

(5)治小儿遗尿:蚕蛹 20 粒加乌梅 5g,白糖适量,煮汤,食蛹饮汁能治小儿夜间遗尿。

(6)治蛔虫:以蚕蛹研烂取汁饮或晒干研末和粥服,能祛除蛔虫。

(7)其他:民间还有以蚕蛹与冰糖蒸熟服食治疗癫痫,炒服治高血脂,油炸服食治疗鼻炎,研粉吞服,治疗高血压、肝炎、肝硬化、胃痛、支气管炎、肺结核、慢性肾炎等用法。

二、蚕蛹的现代研究

现代科学研究证实蚕蛹营养价值极高。干蚕蛹中含粗脂肪 25%～30%、粗蛋白 55%～60%、肝糖 2%～4%、甲壳质 2%～3%、灰分 3%～5%、其他 3%～4%。还含有多种蛋白激素、微量元素和维生素等。药理学试验证实,蚕蛹具有较高的营养作用并有提高免疫功能,护肝和抗肿瘤等功能。

1.蚕蛹的化学成分

(1)蚕蛹蛋白质

蚕蛹的蛋白质含量十分丰富,脱脂蛹中粗蛋白含量可达 77%。可部分溶解于水,人体吸收利用率高。1961 年李政曾以脱脂蚕蛹为原料生产蚕蛹蛋白,治疗浮肿病和干瘦病获得成功。蚕蛹蛋白经水解制成复合氨基酸含有人体生长发育所需的 18 种氨基酸,8 种必需氨基酸占总氨基酸 40%以上,营养价值可与鸡蛋、牛奶媲美。18 种氨基酸的配比和必需氨基酸的含量均符合 WHO/FAO(世界卫生组织/联合国粮农组织)所规定的理想蛋白质模式。

(2)蚕蛹油

蚕蛹油含有约 75%不饱和脂肪酸和 20%的饱和脂肪酸。其中的不饱和脂肪酸主要由油酸、亚油酸和亚麻酸组成,饱和脂肪酸剂主要为棕榈酸和硬脂酸,还含有微量夹杂物,如蛋白、磷脂、糖类、色素等。由于蚕蛹油中含有大量具有三个不饱和双键的α-亚麻酸,故蚕蛹油的不饱和程度相当高。另外值得一提的是,蚕蛹油中还含有约 4％的磷脂。蚕蛹磷脂中含溶血卵磷脂、神经磷脂、磷脂酰肌醇、卵磷脂等。

(3)甲壳质

蚕蛹甲壳质主要集中在蚕蛹皮中。脱脂蚕蛹中含蚕蛹皮 8％～9％,主要成分为甲壳质、蛋白、无机盐以及色素等。蚕蛹皮中可提取的甲壳质达 50％以上,而蟹壳中可提取的甲壳质却仅有 20％～25％,故蚕蛹皮中有用甲壳质为蟹壳的两倍。

(4)其他

蚕蛹中还含有磷脂、多糖、胆甾醇、植物甾醇、麦角甾醇、肾上腺素、去甲肾上腺素、腺嘌呤、次黄嘌呤、胆碱和多种蛋白激素,如促前胸腺激素、滞育激素以及大量维生素 A、维生素 B_2、维生素 D、叶酸,和丰富的 Mg、Ca、Zn、Fe、Cu、Se 等微量元素。

2.蚕蛹的药理作用

(1)营养作用

施觉民等对以蚕蛹为原料水解提取的复合氨基酸的营养作用进行了研究,认为蚕蛹复合氨基酸可促进幼龄大鼠生长并具有维持氮代谢的功能,也能促进饥饿后家兔体重的恢复和再生长,各项指标均不亚于标准酪蛋白。张健伟等研究了蚕蛹蛋白的营养价值,认为蚕蛹蛋白对促进动物生长发育的作用与酪蛋白相同。孙秀发等认为,蚕蛹蛋白是一种优良的蛋白质,各项营养学指标与酪蛋白相一致。蒋月英等还将蚕蛹蛋白粉添加到饼干原料中,制成蚕蛹幼儿高级蛋白饼干,对促进儿童生长发育有良好效果。

(2)提高免疫功能

魏克民等将蚕蛹水解提取复合氨基酸,经动物实验证实蚕蛹复合氨基酸可明显提高免疫低下小鼠 T 淋转和 B 淋转功能,并能提高正常小鼠的抗寒冷、耐缺氧、爬杆能力,还能促进造血功能。藏其中等发现蚕蛹多糖能明显起到增强机体免疫功能的作用。

(3)护肝作用

施觉民等对蚕蛹复合氨基酸的护肝作用进行了研究,证实其有降低实验性肝炎大鼠血清谷丙转氨酶的作用。上海中山医院报道,以脱脂蚕蛹加橘皮制成复方蚕蛹粉用于治疗慢性肝病、肝硬化及晚期血吸虫病取得了一定的效果。另外以家蚕蛹油制成丸剂对改善肝功能和治疗高胆甾醇血症有一定疗效。

（4）抗肿瘤作用

魏克民等证实蚕蛹复合氨基酸对 S-180 荷瘤小鼠的瘤体生长有明显的抑制作用，可明显延长艾氏腹水瘤、荷瘤小鼠的生存期，并能促进荷瘤鼠 NK 细胞活性。刘洁等报道，以蚕蛹为基质培养的蚕蛹虫草对小鼠 S-180 有明显的抑制作用，能延长荷瘤鼠的寿命，可明显抑制小鼠 Lewis 肺癌原发灶的生长和自发性肺癌转移，并具有镇静和雄激素样作用。杨企震报道，蚕蛹虫草对胃癌、肝癌都有明显的治疗效果。

（5）其他

施觉民等报道，蚕蛹水提物对高血糖小鼠有明显的降血糖作用。中国医学科学院药理室报道，僵蛹能对抗士的宁引起的小鼠强直性惊厥，且效果优于白僵蚕。魏克民等对蚕蛹复合氨基酸的毒性进行了研究，其急毒试验、致畸试验、微核试验和 Ames 试验的结果均为阴性。国外报道蚕蛹提取物能增进皮肤对化妆品的吸收，用于兽医药能增强抗毒作用。

蚕蛹的理化性质及农药残留量的研究[①]

浦锦宝[1]　　陈锡林[2]

(1.浙江省中医药研究院,杭州 310007;2.浙江中医药大学,杭州 310053)

摘　要　目的:对蚕蛹的理化性质和农药残留量进行测定。方法:分别对蚕蛹的水分、灰分、总含氮量、氨基酸含量、微量元素、六六六和滴滴涕农药残留进行测定。结果:干蚕蛹含水量为 6.69%、灰分 3.81%、含氮量 8.69%,脱脂干蚕蛹水分为 8.47%、灰分3.92%、含氮量11.29%,蚕蛹、脱脂蚕蛹的必需氨基酸含量高于FAO/WHO 的标准,蚕蛹、脱脂蚕蛹中不含六六六,但有极微量的 DDT 残留。结论:蚕蛹是一种优质的天然氮源。

关键词　蚕蛹;理化性质;农药残留

蚕蛹系蚕蛾科桑蚕(*Bombyx mori* L.)的蛹,为丝厂缫丝后的副产物。我国的蚕丝产量居世界之首,蚕蛹资源量极为丰富。在我国蚕蛹自古就被作为滋补强身、和脾胃、长肌肉的食物和药物。蚕蛹在医药卫生领域的应用也越来越广泛。本文继蚕蛹药材性状和显微鉴别研究后,又对蚕蛹药材的理化性质进行了研究。

一、材料和方法

1.材料及仪器

(1)药材来源

干蚕蛹、脱脂干蚕蛹购于浙江丝织一厂,经浙江大学动物科学院徐俊良教授鉴定为 *Bombyx mori* L.。

(2)主要仪器

AEL-2000 电子分析天平,湘西衡器厂生产;101-2 电热恒温干燥箱,上海实验仪器厂生产;WATERS PICOPAG TM 氨基酸分析仪,日本生产;AA-670 型原子吸收分光光度仪,日本岛津公司生产;凯氏定氮仪,上海玻璃仪器厂生产。

---

①　原载《中国中药杂志》2002 年第 27 卷第 5 期。

2.方法

(1)含水量测定

分别取蚕蛹粉和脱脂蚕蛹粉各 3.0g,电子分析天平准确称量。然后放入烘箱,按中国药典 2000 年版一部附录 IXH 方法测定。

(2)灰分测定

取蚕蛹粉和脱脂蚕蛹粉 2.0g,准确称量后放入坩埚中,按中国药典 2000 年版一部附录 IXK 方法测定。

(3)总含氮量测定

取蚕蛹粉和脱脂蚕蛹粉,按中国药典 2000 年版一部附录 IXL 方法测定。

(4)氨基酸含量测定

取蚕蛹粉、脱脂蚕蛹粉,精密称取 50mg,加入 6mol/L 盐酸,120℃水解后,氨基酸分析仪测定。

(5)微量元素测定

取蚕蛹粉和脱脂蚕蛹粉 1.0g,准确称量,加硝酸:高氯酸(4:1)的混合液 15mL,电热板加热硝化约 2h,双蒸水定容至 10mL,用原子吸收分光光度仪测定硒、铬、钙、锌、铜、铁、镁、锰 8 种微量元素。

(6)农药残留量测定

按《中华人民共和国进出口商品检验行业标准 SN 0126—92》出口肉及肉制品中六六六、DDT 残留量检验方法,分别取蚕蛹粉和脱脂蚕蛹粉,以高氯酸—冰醋酸消化,石油醚提取,浓硫酸净化,气相色谱 ECD 测定,内标法定量,计算得蚕蛹粉及脱脂蚕蛹粉中六六六和 DDT 的含量。

二、结果

1.含水量、灰分、含氮量的测定

测定结果为干蚕蛹含水量 6.69％、灰分 3.81％、含氮量 8.69％;相应的,脱脂干蚕蛹分别为 8.47％、3.92％和 11.29％。

2.氨基酸含量的测定

蚕蛹粉、脱脂蚕蛹粉,经水解后用氨基酸分析仪测定,结果见表1。蚕蛹复合氨基酸的必需氨基酸含量与 FAO/WHO(联合国世界粮农组织/世界卫生组织)标准模式的比较见表2。可见其除苯丙氨酸＋酪氨酸含量高于标准外,其他各必需氨基酸含量均符合标准模式。蚕蛹、脱脂蚕蛹中蚕蛹复合氨基酸的必需氨基含量均高于 FAO/WHO 的标准,蚕蛹复合氨基酸的支链氨基酸含量也高于 FAO/WHO 的标准,说明蚕蛹复合氨基酸具有较高的营养价值。

表 1 药材氨基酸含量　　　　　　（单位:mg/100g）

氨基酸	干蚕蛹	脱脂干蚕蛹
天冬氨酸	4713.30	6933.31
谷氨酸	5015.87	7209.84
丝氨酸	1697.29	2464.78
甘氨酸	2447.19	3285.29
组氨酸	1735.58	2506.60
精氨酸	3272.36	4392.08
胱氨酸	320.51	635.91
丙氨酸	2558.17	3586.07
脯氨酸	1906.99	2822.06
酪氨酸	2298.31	5117.96
苏氨酸	2460.26	3592.17
缬氨酸	1882.94	3746.08
蛋氨酸	964.65	2521.70
异亮氨酸	2099.40	3024.66
亮氨酸	2507.35	3679.29
色氨酸	558.91	954.23
苯丙氨酸	2293.75	3238.79
赖氨酸	3146.24	4483.83
合计	41879.07	65194.15

表 2 必需氨基酸组成与 FAO/WHO 模式比较　　　（单位:mg/100g）

氨基酸	FAO/WHO 模式	干蚕蛹	脱脂干蚕蛹
异亮氨酸	4000	2099.40	3024.66
亮氨酸	7000	2507.35	3679.29
赖氨酸	5500	3146.24	4483.83

续表

氨基酸	FAO/WHO 模式	干蚕蛹	脱脂干蚕蛹
蛋氨酸＋胱氨酸	3500	1285.16	3157.61
苯丙氨酸＋酪氨酸	6000	4592.06	8356.75
苏氨酸	4000	2460.26	3592.17
色氨酸	1000	558.91	954.23
缬氨酸	5000	1882.94	1746.08
合　计	36000	18532.32	30994.62
占总氨基酸(%)	36	44.25	48.28

3.微量元素测定

结果见表3。

表3　药材微量元素　　　　　　　　　　（单位：mg/kg）

药材	Se	Cr	Ca	Zn	Cu	Fe	Mg	Mn
干蚕蛹	0.583	—	708.95	115.73	7.86	59.80	2991.27	18.63
脱脂干蚕蛹	0.419	0.44	574.65	116.07	13.65	228.22	2373.71	27.34

4.农药残留量测定

测定结果显示,蚕蛹、脱脂蚕蛹中不含六六六,但有极微量 DDT 残留,分别为 0.19mg/kg 和 0.02mg/kg。

三、讨论

蚕蛹作为一种新的药材和食品资源,蛋白质含量较高成为其特点。经测定它含有 18 种人体所需氨基酸,8 种必需氨基酸含量高于 FAO/WHO 标准,且其配比基本符合 FAO/WHO 的标准模式。蚕蛹中含有较丰富的微量元素,其中钙、锌、铁、镁含量较高,并含有硒、锰、铜等人体所需微量元素,且农药残留量也极低,说明蚕蛹是一种优质的天然氮源。近年,以蚕蛹为原料制成的药品、食品和保健品已有面市,应尽快制订与之相应的药材标准。

蚕蛹复合氨基酸对幼年雄性大鼠生长的影响①

浦锦宝¹ 季春莲² 魏凌秀³ 汤玲莉³ 魏克民¹

(1.浙江省中医药研究院,杭州 310007;2.浙江省第二中医院,杭州 310012;
3.杭州市西湖区翠苑医院,杭州 310012)

摘 要 本研究观察了从蚕蛹中提取的复合氨基酸对幼年雄性大鼠生长的影响,证实蚕蛹复合氨基酸能够明显促进幼年雄性大鼠体重增长;升高幼年雄性大鼠血液 RBC 数量,HCT、HGB 浓度和血清 TP、ALB 的含量;显著提高大鼠肝脏含氮量、肝脏系数、脾脏系数、胸腺系数和肾上腺系数。说明蚕蛹复合氨基酸具有较高的营养价值。

关键词 蚕蛹复合氨基酸;幼年雄性大鼠;生长

蚕蛹自古就作为滋补强身、和脾胃、长肌肉的食物和药物被加以利用,现代研究也证实其含有丰富的营养成分。中国的蚕桑资源十分丰富,缫丝以后会剩下大量蚕蛹。浙江省中医药研究院蚕业资源药用开发研究中心从蚕蛹中提取了蚕蛹复合氨基酸,深化了蚕蛹的综合利用,并对其营养价值做了研究。

一、实验材料

1.药品

蚕蛹复合氨基酸:由浙江省中医药研究院蚕业资源药用开发研究中心提供,批号970809;复合氨基酸胶囊:日本罗素—森下株式会社制造,深圳万和制药有限公司分装,批号980820;酪蛋白:杭州双林化工试剂厂,批号950618。

2.主要仪器

YP1200 电子天平:上海第二天平仪器厂;BS210S 电子分析天平:德国 sartorius 公司生产;SYNCHRON CX4 全自动生化分析仪:美国贝克曼公司生产;CELL-900 血细胞分析仪:美国贝克曼公司生产;EA1110 型元素分析仪:意大

---

① 原载《中国中医科技》2001 年第 8 卷第 6 期。本文系国家科技部重点项目(1035 工程)"蚕蛹提取复合氨基酸研制大输液"系列论文之一。

利卡劳尔巴仪器公司生产。

二、实验方法

1. 分组及给药

雄性 SD 大鼠,70～90g,60 只,随机分为 6 组,每组 10 只。(1)正常对照组:给相同体积蒸馏水;(2)蚕蛹复合氨基酸小剂量组:给药 125mg/kg;(3)蚕蛹复合氨基酸中剂量组:给药 250mg/kg;(4)蚕蛹复合氨基酸大剂量组:给药 500mg/kg;(5)复合氨基酸胶囊对照组:给药 250mg/kg;(6)酪蛋白对照组:给药 250mg/kg。于试验第一天开始即灌胃给药,共 28 天。

2. 观察指标

(1)一般情况:观察试验期间动物的活动、毛色、精神、饮食、大小便与死亡情况。

(2)体重:每 4 日称重一次,并与起始体重相比求出体重增长值。

(3)血常规测定:最后一次给药 24 小时后,摘眼球取血,置肝素抗凝管内,用血细胞分析仪测定白细胞计数(WBC)、红细胞计数(RBC)、血小板计数(PLT)及血红蛋白(HGB)浓度和红细胞压积(HCT)。

(4)血清总蛋白(TP)和白蛋白(ALB)测定:最后一次给药 24 小时后,摘眼球取血,分离血清,全自动生化分析仪测定血清 TP、血清 ALB。

(5)脏器系数测定:动物取血后,予以颈椎脱臼处死,迅速取出心、肝、脾、肺、肾、肾上腺、睾丸、胸腺分离脂肪,并称重,计算脏器系数(脏器系数＝脏器重量(g)/体重(g)×100)。

(6)肝脏含氮量测定:肝脏称重后,切下一小块置培养皿中,65℃烘干,磨成细粉,元素分析仪测定含氮量。

三、统计方法

1. 统计描述

数据处理用均数±标准差($\bar{x} \pm s$)表示。

2. 统计检验

多组均数间的比较用 F 检验,组间两两对比用 t 检验。

四、实验结果

1.一般情况

试验期间,各组动物摄食量、活动、皮毛、精神、饮水、大小便均未见异常。

2.体重变化

蚕蛹复合氨基酸中剂量组和大剂量组自第8日起体重明显高于正常对照组($P<0.05,P<0.01$),自第20日开始,蚕蛹复合氨基酸小、中、大三个剂量组体重均明显高于正常对照组($P<0.05,P<0.01,P<0.001$),且与给药剂量呈正相关。复合氨基酸胶囊组,自第16日起体重明显高于正常组($P<0.05$),酪蛋白组自第20日起体重明显高于正常组($P<0.05$)。(表1)

蚕蛹复合氨基酸中剂量和大剂量组自第8日起,体重增长值明显高于正常组($P<0.001$),复合氨基酸胶囊组自第8日起体重增长值也明显高于正常组($P<0.05$),酪蛋白组第12日起体重增长值明显高于正常组($P<0.05$)。说明蚕蛹复合氨基酸能明显促进幼年大鼠的体重增长,且起效时间较复合氨基酸胶囊和酪蛋白早。(表2)

表1　蚕蛹复合氨基酸对幼年雄性大鼠体重的影响($x\pm s$)　　　（单位:g）

组别	0d	4d	8d	12d	16d	20d	24d	28d
正常对照组	85.0±8.9	91.8±9.8	103.2±11.9	120.6±12.0	142.4±16.9	154.3±13.8	169.6±10.7	186.5±8.9
蚕蛹复合氨基酸小剂量组	85.8±8.2	92.2±9.7	108.7±8.5	126.2±7.4	149.4±8.7	167.2±9.0*	184.6±7.9**	201.5±11.8**
蚕蛹复合氨基酸中剂量组	85.0±11.7	93.8±12.7	115.8±14.0*	133.5±14.7*	158.0±15.9*	171.4±17.1*	187.6±16.3**	208.4±18.1*
蚕蛹复合氨基酸大剂量组	85.0±9.2	94.4±8.3	116.2±6.1**	134.0±11.9*	161.2±10.9**	177.6±11.4***	194.9±9.6***	216.2±14.5***
复合氨基酸胶囊组	85.4±8.8	91.3±7.9	111.0±10.3	130.9±11.7	161.9±13.5*	172.1±14.1*	187.5±14.1**	205.9±16.0**
酪蛋白组	85.2±7.4	91.3±8.5	111.7±15.0	130.4±12.7	151.8±15.1	168.0±14.9*	181.6±13.3*	200.2±14.3*

说明:$n=10$,与正常对照组比较:* $P<0.05$;** $P<0.01$;*** $P<0.001$。

表 2　蚕蛹复合氨基酸对幼年雄性大鼠体重增长值的影响($x \pm s$)　　（单位：g）

组别	4d	8d	12d	16d	20d	24d	28d
正常对照组	6.8± 4.7	18.2± 7.3	35.6± 8.7	57.4± 14.2	69.3± 12.4	84.6± 9.9	101.5± 8.8
蚕蛹复合氨基酸小剂量组	6.4± 3.6	22.9± 4.6	40.4± 6.1	63.6± 9.9	81.4± 10.6*	98.8± 9.2**	115.7± 11.7**
蚕蛹复合氨基酸中剂量组	8.8± 2.5	30.8± 5.2***	48.5± 7.3**	73.0± 9.9*	86.4± 9.0**	102.6± 8.4***	123.4± 10.1***
蚕蛹复合氨基酸大剂量组	9.4± 5.6	31.2± 5.5***	49.0± 8.3**	76.2± 12.4**	92.6± 13.1***	109.9± 11.6 ***	131.2± 15.3***
复合氨基酸胶囊组	5.9± 2.6	25.6± 6.5*	45.5± 8.6**	71.5± 10.0*	86.7± 10.6**	102.1± 10.5**	120.5± 13.6**
酪蛋白组	6.1± 5.5	26.5± 12.1	45.2± 10.3*	66.6± 13.7	82.8± 14.3*	96.4± 13.6*	115.0± 15.1*

说明：$n=10$，与正常对照组比较：* $P<0.05$；** $P<0.01$；*** $P<0.001$。

3.血常规及血清总蛋白、白蛋白变化

蚕蛹复合氨基酸各剂量组都能明显提高血红蛋白浓度（$P<0.05$，$P<0.01$）和血清总蛋白含量（$P<0.05$，$P<0.01$），蚕蛹复合氨基酸中剂量和大剂量组能明显提高红细胞计数（$P<0.01$）和红细胞比容（$P<0.05$），蚕蛹复合氨基酸小剂量、大剂量组能明显提高血清白蛋白含量（$P<0.01$，$P<0.05$）。氨基酸胶囊对照组能明显提高红细胞计数（$P<0.05$）、血红蛋白浓度（$P<0.05$）、血清总蛋白（$P<0.05$）及白蛋白含量（$P<0.05$），蚕蛹复合氨基酸对正常幼年雄性大鼠的白细胞计数及血小板计数数量无明显影响。（表3，表4）

表 3　蚕蛹复合氨基酸对幼年雄性大鼠血常规的影响($x \pm s$)

组别	血细胞计数 ($\times 10^3/\mu L$)	红细胞计数 ($\times 10^6/\mu L$)	红细胞比容 (%)	血小板计数 ($\times 10^3/\mu L$)	血红蛋白 (g/dL)
正常对照组	18.63±3.32	7.10±0.38	37.66±1.86	758±122	13.1±0.3
蚕蛹复合氨基酸小剂量组	18.83±3.85	7.49±0.33	38.02±1.95	774±67	13.5±0.6*
蚕蛹复合氨基酸中剂量组	18.88±2.76	7.58±0.41**	39.04±1.58*	758±101	13.6±0.7*
蚕蛹复合氨基酸大剂量组	21.35±6.44	7.52±0.10**	39.06±1.05*	759±92	13.6±0.4**

续表

组别	白细胞计数 （$\times 10^3/\mu L$）	红细胞计数 （$\times 10^6/\mu L$）	红细胞比容 （%）	血小板计数 （$\times 10^3/\mu L$）	血红蛋白 （g/dL）
复合氨基酸胶囊对照组	19.58±1.76	7.49±0.43*	38.72±1.88	763±77	13.6±0.7*
酪蛋白对照组	19.61±2.13	7.34±0.40	38.51±2.57	767±68	13.5±1.0

说明：$n=10$，与正常对照组比较：* $P<0.05$；** $P<0.01$。

表4 蚕蛹复合氨基酸对幼年雄性大鼠血清总蛋白和白蛋白的影响（$\bar{x}\pm s$）

（单位：g/L）

组别	总蛋白	白蛋白
正常对照组	80.6±5.9	14.4±1.3
蚕蛹复合氨基酸小剂量组	86.6±5.0*	16.5±1.9**
蚕蛹复合氨基酸中剂量组	86.4±4.9*	15.1±2.5
蚕蛹复合氨基酸大剂量组	89.6±4.5**	15.5±1.0*
复合氨基酸胶囊对照组	86.9±4.8*	15.5±1.4*
酪蛋白对照组	79.6±6.9	14.5±1.8

说明：$n=10$，与正常对照组比较：* $P<0.05$；** $P<0.01$。

4.肝脏含氮量的变化

蚕蛹复合氨基酸中剂量、大剂量组能明显增加幼年大鼠肝脏含氮量（$P<0.01$），复合氨基酸胶囊组和酪蛋白组也能提高肝脏含氮量（$P<0.05$）。（表5）

表5 蚕蛹复合氨基酸对幼年雄性大鼠肝脏含氮量的影响（$\bar{x}\pm s$）

（单位：g/100g）

组别	含氮量
正常对照组	11.052±0.675
蚕蛹复合氨基酸小剂量组	11.301±0.516
蚕蛹复合氨基酸中剂量组	11.819±0.302**
蚕蛹复合氨基酸大剂量组	11.790±0.348**
复合氨基酸胶囊对照组	11.593±0.448*
酪蛋白对照组	11.588±0.583

说明：$n=10$，与正常对照组比较：* $P<0.05$；** $P<0.01$。

5.对脏器系数的影响

蚕蛹复合氨基酸小剂量和大剂量组对各脏器系数无明显影响,中剂量组能明显提高肝脏系数($P<0.05$)、脾脏系数($P<0.05$)、肾上腺系数($P<0.05$)、胸腺系数($P<0.01$),复合氨基酸胶囊组能明显提高肾上腺系数($P<0.01$),酪蛋白组对各组动物脏器系数无明显影响。(见表6)

表6　蚕蛹复合氨基酸对幼年雄性大鼠脏器系数的影响($x\pm s$)（单位:g/100g）

组别	心脏	肝脏	脾脏	肺脏	肾脏	肾上腺	胸腺	睾丸
正常对照组	0.495± 0.073	4.684± 0.272	0.505± 0.130	1.059± 0.325	0.589± 0.057	0.020± 0.005	0.338± 0.065	0.645± 0.148
蚕蛹复合氨基酸小剂量组	0.507± 0.079	4.662± 0.466	0.502± 0.096	1.021± 0.119	0.596± 0.041	0.020± 0.005	0.345± 0.050	0.648± 0.098
蚕蛹复合氨基酸中剂量组	0.540± 0.055	5.275± 0.724*	0.614± 0.043*	1.010± 0.148	0.584± 0.041	0.027± 0.006*	0.416± 0.042**	0.658± 0.082
蚕蛹复合氨基酸大剂量组	0.532± 0.100	4.648± 0.417	0.492± 0.063	0.964± 0.238	0.555± 0.087	0.020± 0.002	0.368± 0.043	0.647± 0.070
复合氨基酸胶囊对照组	0.553± 0.071	4.754± 0.199	0.518± 0.096	0.981± 0.137	0.579± 0.061	0.027± 0.004**	0.357± 0.044	0.621± 0.099
酪蛋白对照组	0.479± 0.051	4.588± 0.513	0.493± 0.103	1.028± 0.436	0.563± 0.036	0.018± 0.003	0.346± 0.051	0.638± 0.058

说明:$n=10$,与正常对照组比较:* $P<0.05$;** $P<0.01$。

五、结果与分析

（1）蚕蛹复合氨基酸能明显促进幼年雄性大鼠体重增长,且起效比较迅速,体重增长值与剂量成正相关,提示其具明显的营养强壮作用。

（2）蚕蛹复合氨基酸能明显提高幼年雄性大鼠血液红细胞计数、红细胞比容和血红蛋白浓度,使血液运输氧气和营养物质能力加强,具补血作用。

（3）蚕蛹复合氨基酸能明显提高大鼠的肝脏系数、肝脏含氮量、血清 TP 和 ALB 的含量,提示其能促进机体蛋白质合成,加速新陈代谢。

（4）蚕蛹复合氨基酸能显著提高幼年雄性大鼠的脾脏和胸腺系数,说明其能促进机体免疫器官的生长,提高机体免疫能力。

（5）蚕蛹复合氨基酸能显著提高幼年大鼠的肾上腺系数,提示其能促进肾上腺机能。糖皮质激素有刺激骨髓造血的作用,与前面提高血液红细胞计数数量相一致。另外糖皮质激素能使较多氨基酸进入肝脏生成肝糖原。

蚕蛹复合氨基酸对创伤大鼠创口愈合及自由基影响[①]

浦锦宝　魏克民　祝永强　郑军献　梁卫青

（浙江省中医药研究院,杭州 310007）

摘　要　**目的**:研究蚕蛹复合氨基酸促进外伤大鼠创口愈合的作用和对自由基的影响。**方法**:本文通过将大鼠造成外科创伤模型后,以蚕蛹复合氨基酸给药 14 天,观察动物一般情况、皮肤张力、创口皮肤羟脯氨酸含量、血清 SOD、MDA、GSH-PX 等指标。**结果**:蚕蛹复合氨基酸能明显提高创伤大鼠皮肤张力、创口皮肤羟脯氨酸含量,升高 SOD、GSH-PX 含量,降低 MDA 含量。**结论**:蚕蛹复合氨基酸能明显促进外伤大鼠创口愈合并具清除自由基作用,有较高开发价值。

关键词　蚕蛹;复合氨基酸;创口愈合;自由基

蚕蛹为蚕蛾科(*Bombycidae*)桑蚕(*Bombyx mori* L.)的蛹。蚕蛹自古就被作为滋补强身、和脾胃、长肌肉的食物和药物加以利用,现代研究也证实其含有丰富的营养成分。中国的蚕桑资源十分丰富,缫丝以后会剩下大量蚕蛹。浙江省中医药研究院蚕业资源药用开发研究中心从蚕蛹中提取了蚕蛹复合氨基酸,深化了蚕蛹的综合利用。已证实蚕蛹复合氨基酸具有促进幼年大鼠生长和加快营养不良大鼠体重恢复的作用,本文对其促进外伤大鼠创口愈合的作用进行研究。

一、材料与方法

1. 实验材料

(1)药品

蚕蛹复合氨基酸:由浙江省中医药研究院蚕业资源药用开发研究中心提供。复合氨基酸胶囊:日本罗素—森下株式会社制造,深圳万和制药有限公司分装。酪蛋白:杭州双林化工剂厂。

---

①　原载《医学研究通讯》2004 年第 33 卷第 3 期。

（2）主要试剂

SOD 试剂盒、MDA 试剂盒、GSH-PX 试剂盒、羟脯氨酸试剂盒：南京建成生物工程研究所生产。

（3）主要仪器

NIKON104 高级生物显微镜：日本尼康公司生产；721 分光光度计：上海光学仪器厂生产；BS210S 电子分析天平：德国 Sartorius 公司生产；SYNCHRON CX4 全自动生化分析仪：美国贝克曼公司生产；EA1110 型元素分析仪：意大利卡劳尔巴仪器公司生产；皮肤张力测定器：自制。

（4）实验动物

SD 雄性大鼠：购于浙江中医药大学实验动物中心。

2.实验方法

$180\pm20g$ SD 雄性大鼠 70 只，随机分为 7 组，每组 10 只。正常对照组不做任何处理。模型对照组给同体积蒸馏水。蚕蛹复合氨基酸小剂量组 125mg/kg；蚕蛹复合氨基酸中剂量组 250mg/kg；蚕蛹复合氨基酸大剂量组 500mg/kg；复合氨基酸胶囊组 250mg/kg；酪蛋白对照组 250mg/kg。除正常组外，试验前 1 天，将动物背部用 8‰ Na_2S 水溶液脱毛。试验时在腹腔注射戊巴比妥钠 30mg/kg 麻醉后，在无菌操作下，于背部正中线右侧 1cm 处，做一长 8cm 的皮肤切口，深达肌层，并剪去约 1g 肌肉，然后做肌肉及皮肤缝合。背中线左侧 1cm 处切除 $2.5cm\times2.5cm$ 全层皮肤，用无菌油纱布敷盖。术后单笼饲养，7 日后拆线。于手术后每日灌胃给药 1 次，连续 2 月。

（1）观察指标的一般情况：观察试验期间动物的活动、毛色、精神、饮食、大小便、创口愈合和死亡情况。

（2）血清 SOD、MDA、GSH-PX 测定：按试剂盒方法测定大鼠血清中 SOD、MDA、GSH-PX 值。

（3）皮肤张力测定：动物处死后，剪下背中线右侧切口愈合处皮肤，做成 $1.0cm\times0.5cm$ 皮瓣 3 个，在自制张力测定器上测定其张力，并计算平均值。

（4）手术创面皮肤羟脯氨酸测定：动物处死后，切取背部左侧伤口创面皮肤约 1.0g，放入 95％酒精脱脂半日，再以丙酮抽提，脱脂两次，每次都放置过夜，然后取出挥干，110℃烘干，研粉，6N 盐酸 120℃水解 6 小时后，加入 6N 氢氧化钠，调 pH 至 6，取水解液用羟脯氨酸试剂盒比色法测定羟脯氨酸值。

（5）手术创口病理观察：动物处死后，切取背部右侧切口愈合组织，去毛后迅速固定于 10％甲醛溶液中，常规包埋、切片，HE 染色，光镜下观察手术切口处皮肤组织病理学变化,成纤维细胞和纤维结缔组织增生情况。

3.统计方法

统计描述数据处理用均数±标准差($\bar{x}\pm s$)表示。多组均数间的比较用 F 检验,组间两两对比用 t 检验。

二、结果

1.一般情况

动物自动手术后活动明显减少,精神萎靡,体重减轻,饮水量增加,给药 6 天后切口皮肤基本愈合,创面结痂,至试验结束,各组动物精神及活动情况均恢复正常,切口基本愈合,用药各组创面的痂都已剥落,创面愈合,模型组有少数动物痂还未落,创面未完全愈合。

2.对皮肤张力的影响

与正常对照组比较,各实验组的皮肤张力明显降低($P<0.001$),但各用药组的皮肤张力则明显高于模型组($P<0.05,P<0.001$),尤以蚕蛹复合氨基酸大剂量组和复合氨基酸胶囊组张力较大($P<0.001$)。(见表 1)

表 1　蚕蛹复合氨基酸对外科手术大鼠皮肤张力的影响($\bar{x}\pm s$)　（单位:mg/g)

组别	皮肤张力
正常对照组	992±156
模型组	291±112△△△
蚕蛹复合氨基酸小剂量组	413±144△△△
蚕蛹复合氨基酸中剂量组	445±177*△△△
蚕蛹复合氨基酸大剂量组	580±168***△△△
复合氨基酸胶囊对照组	562±156***△△△
酪蛋白对照组	402±121*△△△

注:$n=10$,与模型组比较,* $P<0.05$,*** $P<0.001$;与正常组比较,△△△ $P<0.001$。

3.对创面皮肤羟脯氨酸含量的影响

模型组动物创面皮肤羟脯氨酸含量明显低于正常组($P<0.01$),各用药组动物创面皮肤羟脯氨酸含量,除蚕蛹复合氨基酸小剂量组外,均明显高于模型组($P<0.01,P<0.05$)。(见表 2)

表 2　蚕蛹复合氨基酸对外科手术大鼠创面皮肤羟脯氨酸含量的影响($x\pm s$)

（单位：mg/g）

组别	羟脯氨酸含量
正常对照组	8.593 ± 1.827
模型组	$6.025\pm1.484^{\triangle\triangle}$
蚕蛹复合氨基酸小剂量组	$6.335\pm1.108^{\triangle\triangle}$
蚕蛹复合氨基酸中剂量组	$7.969\pm1.360^{**}$
蚕蛹复合氨基酸大剂量组	$8.112\pm1.383^{**}$
复合氨基酸胶囊对照组	$7.557\pm1.367^{*}$
酪蛋白对照组	$7.562\pm0.982^{*}$

注：$n=10$，与模型组比较，$^{*}P<0.05$，$^{**}P<0.01$；与正常组比较，$^{\triangle\triangle}P<0.01$。

4. 对血清 SOD、MDA 和 GSH-PX 的影响

至实验结束时模型组的 SOD 和 GSH-PX 均低于正常对照组（$P<0.01$，$P<0.05$），MDA 水平则明显高于正常对照组（$P<0.001$）。各用药组的 SOD 水平明显高于模型组（$P<0.05$），蚕蛹复合氨基酸大剂量组的 MDA 值明显低于模型组（$P<0.05$），蚕蛹复合氨基酸中、大剂量组的 GSH-PX 明显高于模型组（$P<0.05$）。（见表 3）

表 3　蚕蛹复合氨基酸对外科手术大鼠血清 SOD、MDA 和 GSH-PX 的影响($x\pm s$)

组别	SOD	MDA	GSH-PX
正常对照组	192.32 ± 51.16	15.33 ± 6.11	64.93 ± 19.79
模型组	$109.67\pm53.68^{\triangle\triangle}$	$31.64\pm10.37^{\triangle\triangle\triangle}$	$45.19\pm20.90^{\triangle}$
蚕蛹复合氨基酸小剂量组	$171.75\pm64.04^{*\triangle\triangle}$	$23.89\pm9.16^{\triangle}$	53.74 ± 27.71
蚕蛹复合氨基酸中剂量组	$182.19\pm69.11^{*}$	21.03 ± 12.22	$69.71\pm29.73^{*}$
蚕蛹复合氨基酸大剂量组	$185.72\pm50.15^{*}$	$20.72\pm11.09^{*}$	$79.51\pm32.63^{*}$
复合氨基酸胶囊对照组	$176.32\pm63.55^{*}$	22.59 ± 10.08	63.01 ± 25.14
酪蛋白对照组	$170.66\pm64.89^{*}$	22.82 ± 10.48	51.19 ± 28.29

注：$n=10$，与模型组比较，$^{*}P<0.05$；与正常组比较，$^{\triangle}P<0.05$，$^{\triangle\triangle}P<0.01$，$^{\triangle\triangle\triangle}P<0.001$。

5.皮肤切口愈合程度的组织形态学观察

从组织形态学观察,正常组动物的皮肤,表面由 1～3 层上皮细胞覆盖,表皮外见少数完全角化物,真皮层由胶原纤维和弹性纤维组成,并有毛囊、皮脂腺,在横纹肌下见少许成纤维细胞、脂肪及纤维结缔组织。模型组部分动物切口处上皮连接不完全,大量成纤维细胞增生,见少量胶原纤维,创面中见大量中性白细胞浸润,毛细血管增生明显。蚕蛹复合氨基酸各剂量组切口处有 3～6 层上皮细胞覆盖,切口处上皮下见少量成纤维细胞和多量纤维结缔组织增生,并见少量毛细血管及少量的淋巴细胞浸润;大剂量组中能见成熟的胶原纤维,切口处皮肤接近正常。复合氨基酸胶囊组和酪蛋白对照组切口处有 3～4 层上皮细胞覆盖,上皮下见多量成纤维细胞与纤维结缔组织增生,并见少量毛细血管和极少量淋巴细胞浸润,未见成熟胶原纤维。

三、讨论

蚕蛹复合氨基酸能明显提高手术后动物切口皮肤张力和创面皮肤羟脯氨酸含量。从病理组织学观察,也能发现服用蚕蛹复合氨基酸 12 日后动物切口成纤维细胞增生明显减少,胶原纤维数量较多,且已出现成熟胶原,毛细血管充血及炎性细胞浸润少见,已处于创伤恢复后期。而模型组动物切口组织毛细血管丰富,成纤维细胞大量增生,胶原纤维数量较少,仍处于创伤恢复早期。说明蚕蛹复合氨基酸能促进创口愈合。

蚕蛹复合氨基酸能明显提高手术后动物血清 SOD、GSH-PX 含量和胸腺重量,并能降低血清 MDA 含量,说明蚕蛹复合氨基酸有明显的清除自由基和提高机体免疫功能的作用。

蚕蛹提取复合氨基酸对微小残留白血病的实验研究[①]

刘彧宏

(浙江中医药大学,杭州 310053)

摘　要　目的:观察蚕蛹提取复合氨基酸(COAA)对微小残留白血病模型鼠的血象、脏器系数、外周血 T 淋巴细胞亚群、NK 细胞、细胞因子、脾细胞凋亡率、骨髓有核细胞及生存期的影响,试图通过对免疫和凋亡的研究探讨蚕蛹提取复合氨基酸治疗微小残留白血病的机理。**方法**:以可移植性 L_{7212} 白血病小鼠腹腔一次性注射环磷酰胺 250mg/kg,建立微小残留白血病(MRL)模型。将 60 只 615 小鼠随机分为 6 组(雌雄各半),即正常组、MRL 模型组、6-MP 组、COAA 组、COAA+6-MP 组,小剂量 COAA+6-MP 组。分别在造模后开始每日灌胃给蒸馏水 0.4mL,6-MP 0.4mg,COAA 24mg,及 COAA 24mg+6-MP 0.4mg,COAA 18mg+6-MP 0.4mg。灌药 8天后,活杀,取全血及血清,分别测血象、T 细胞亚群、NK 细胞、细胞因子 IFN-γ 及 TNF-α,另取脾脏、肝脏、胸腺称重,计算脏器系数,并测脾细胞凋亡率,骨髓有核细胞计数。另将 40 只 615 小鼠随机分为 4 组,即 MRL 模型组、6-MP 组、COAA 组、COAA+6-MP 组,造模给药方法同前,观察生存期。**结果**:(1)COAA 组的白细胞、骨髓有核细胞数、脾和胸腺的系数分别为 7.94G/L、10.32×10⁶/根、3.68mg/g、1.53mg/g,均明显高于 MRL 模型组的 6.47G/L、8.51×10⁶/根、2.37mg/g、1.22mg/g($P<0.05$),而 COAA+6-MP 组为 6.34G/L、7.74×10⁶/根、2.32mg/g、1.11mg/g,明显高于单用 6-MP 组 3.34G/L、4.0×10⁶/根、1.39mg/g、0.81mg/g($P<0.05$),提示 COAA 能够改善化疗药物对白血病模型鼠的骨髓及淋巴器官抑制。(2)COAA 组外周血中 CD3⁺、CD4⁺ 和 NK 细胞阳性率分别为 47.44%、36.61%、7.32%,均明显高于 MRL 模型组的 27.77%、16.92%、1.76%($P<0.05$ 或 $P<0.01$),CD4⁺/CD8⁺ 细胞的比值也增高。COAA 组血清 IFN-γ 蛋白表达水平为 10.97ng/L,明显高于 MRL 模型组的 2.40ng/L($P<0.01$),而 COAA 组血清 TNF-α 蛋白表达水平为 7.32ng/L,明显低于模型组的 9.72ng/L($P<0.01$),提示 COAA 能够增强微小残留白血病模型小鼠的免疫功能。(3)MRL 模型鼠的脾细胞凋亡率为 5.67%,明显低于正常鼠的 17.33%($P<0.01$),COAA+6-MP 脾细胞凋亡率明

[①]　摘自《浙江中医药大学硕士学位论文》,2006 年 3 月,导师魏克民。

显高于模型组($P<0.01$),提示 COAA 能够协同化疗药物诱导残留肿瘤细胞的凋亡。(4)单用 COAA 能够延长 MRL 模型鼠的生存期,延长率为 10.7%($P<0.05$),COAA+6-MP 可明显延长模型鼠生存期延长率达 97.3%($P<0.01$),且优于单用 6-MP 组小鼠的生存期($P<0.05$)。结论:蚕蛹复合氨基酸能够明显改善白血病模型小鼠大剂量化疗后所致的骨髓抑制,促进正常造血功能的恢复,提高微小残留白血病模型小鼠的免疫功能,调整紊乱的 T 细胞亚群,提高 NK 细胞数量,升高血清 IFN-γ 蛋白的表达,而降低 TNF-α 表达水平,促进小剂量化疗对白血病小鼠脾细胞的凋亡率,有效地延长白血病模型小鼠的生存期。上述结果表明,COAA 对微小残留白血病有一定的疗效,为进一步深入研究及临床应用提供了客观依据。

关键词 蚕蛹;复合氨基酸;微小残留白血病;细胞免疫;细胞凋亡;细胞因子

一、前言

微小残留白血病(minimal residual leukemia, MRL)首先是由荷兰学者 Hagenbeek 提出的。MRL 的概念是指急性白血病经治疗获完全缓解(包括骨髓移植)后体内残留微量白血病细胞的状态。微小残留白血病是白血病复发的根源。肿瘤发生的原因之一是免疫监视系统功能低下,放化疗虽然能杀伤大量白血病细胞,但机体免疫功能亦受到了重创,因此,放化疗之所以不能彻底治愈白血病患者,除了白血病细胞对其产生耐药外,对免疫系统的强烈抑制也是其主要原因之一。因此增强患者在微量残留状态下的免疫功能,提高对化疗药物的敏感性,是预防白血病复发,延长患者生存期的重要手段。

现代医学研究发现,急性白血病患者免疫功能低下,包括 CD3$^+$↓,CD4$^+$↓,CD8$^+$↑,CD4$^+$/CD8$^+$ 比值↓,NK 细胞数量减少,活性下降,IFN-γ 调节功能水平显著低下,TNF-α 表达水平明显升高;诱导化疗期,粒细胞、B 淋巴细胞明显减少,T 淋巴细胞功能较化疗前进一步降低;完全缓解后处于 MRL 阶段,免疫功能各项指标虽有所恢复,但仍较正常人低下。研究同时发现,上述指标与急性白血病的病情活动程度及化疗效果密切相关,可作为白血病患者疾病活动性、病情监测及疗效评价的指标。

祖国医学认为,MRL 表现为"邪去正衰""邪少虚多"的特点。所谓"邪少"是指化疗药物不能完全杀灭白血病细胞,体内仍残留少量白血病细胞。所谓"虚多"是指白血病细胞的浸润及化疗药物的毒副作用使得机体的正气受损,不能再耐受大剂量的化疗。目前中医对 MRL 的治疗主要分为两大类,一类强调扶正培本。

临床和实验研究发现,扶正培本中药近期能增加放化疗的敏感性,长期可提高机体免疫功能。另一类强调祛邪为主,扶正为辅,通过诱导白血病细胞凋亡,减缓白血病复发的速度,延长其生存期。

蚕蛹为蚕蛾科(*Bombycidae*)桑蚕(*Bombyx mori* L.)的蛹。早在唐代《日华子本草》中就有蚕蛹作药用的记载。明代李时珍的《本草纲目》中更具体阐述了蚕蛹有利脾胃、祛风湿、助阳气、长肌退热及研敷治恶疮等功效,能治疗各种原因引起的虚损、小儿疳瘦、消瘦、消渴等症。现代研究证实,蚕蛹中蛋白质含量高达55%,脱脂蚕蛹中蛋白质含量高达80%。从蚕蛹中经现代工艺提取的复合氨基酸含18种氨基酸,其中8种必需氨基酸含量占总氨基酸的40%以上,组合全面,配比合理,符合FAO/WHO(联合国粮农组织/世界卫生组织)规定的理想蛋白质氨基酸模式。国内外实验表明,蚕蛹复合氨基酸能够提高NIH小鼠抗寒冷、耐缺氧及爬杆能力,促进造血功能,使血红蛋白、白细胞、血小板上升,促进T、B淋巴细胞转化和NK细胞的活性,增强整体素质。本研究组的实验还发现,蚕蛹复合氨基酸对S_{180}、HepA荷瘤小鼠的瘤体生长有较明显的抑制作用,其抑制率为20%～25%。同时它还能抑制动物的肝癌、肉瘤的生长,明显延长艾氏腹水癌小鼠的生长期,延长率达40%以上。

本实验通过观察蚕蛹提取复合氨基酸对微小残留白血病模型鼠的血象、脏器系数、外周血T淋巴细胞亚群、NK细胞、细胞因子、脾细胞凋亡率、骨髓有核细胞及生存期的影响,试图通过对免疫和凋亡的研究探讨蚕蛹提取复合氨基酸治疗微小残留白血病的机理。

二、材料与方法

(一)实验材料

1. 实验动物

615近交系小鼠100只,周龄6～8,雌雄各半(由中国医学科学院血液研究所动物室提供);L_{7212}白血病小鼠(由中国医学科学院血液研究所动物室提供)。动物实验室是浙江中医药研究院动物实验中心,为清洁级。

2. 实验药品

蚕蛹复合氨基酸:由浙江中医药研究院蚕业资源药用开发研究中心提供(批号20050603),用前用蒸馏水分别配制成45mg/mL和60mg/mL两个剂量组备用;西药:环磷酰胺(Cy),0.2g/瓶,江苏恒瑞医药股份有限公司生产(批号

050930），临用前用注射用生理盐水配制成 25mg/mL 备用；巯嗓吟片（6-MP），上海华联制药厂生产（批号 040301），临用前用蒸馏水配制成 1mg/mL 备用。

3. 主要仪器

血细胞分析仪（BACKMAN COULTER AC. Tdiff2）、流式细胞仪（BACKMAN COULTER EPICS XL. MCL）、离心机（BACKMAN COULTER Allegra™ X-22R）、酶标仪（DENLEY DRAGON Wescarl MK2 EPSOMN LX300f）、定时微量振荡器 TE-B 型、漩涡混合器 XK95-B，SE-6000 生物安全柜（北京赛科希德科技开发有限公司）、低速大容量多管离心机 LXJ-IIB Anke. Coulter Roller Mix ER11（浙江省立同德医院检验科）、隔水式电热恒温培养箱（浙江嘉兴市新胜电器厂）、流式上样管及细胞培养皿、微量离心管、冻存管、玻璃匀浆管、手术剪刀、镊子、液管等玻璃、金属制品，光学显微镜、加样枪、标签纸、标记笔，样本登记表、样本袋、白细胞计数板、200 目铜网（浙江省中医药研究院提供）。

4. 主要试剂

（1）CD 检测试剂盒

RAT ANTI MOUSE CD3：TC（美国 Caltag 公司 83-RM3406）；RA'I ANTI MOUSE CD8：FITC（美国 Caltag 公司 83-RM2201）；RAT ANTI MOUSE CD4：RPE（美国 Caltag 公司 83-RM2504）

（2）NK 细胞试剂盒

PE ANTI MOUSE NK-I. 1：PK136（美国 EB（亦彼）国际集团有限公司）

（3）细胞凋亡检测试剂盒

Rh Annexin V：FITC（奥地利 BENDER 公司）

（4）细胞因子检测试剂盒

Mouse IFN-γ ELISA（奥地利 BENDER Medsystems 生产）；Mouse TNF-α ELISA（奥地利 BENDER Medsystems 生产）

（5）其他

PBS 缓冲液（浙江省中医药研究院蚕业中心配制）；R/MINI-1640 培养液、苔盼蓝（浙江省中医药研究院蚕业中心提供）；溶血剂（美国 Caltag 公司）。实验在浙江省中医药研究院、浙江省立同德医院相关实验室完成。

（二）实验方法

1. 造模方法

根据褚建新法，待 L$_{7212}$ 白血病小鼠发病时，脱颈处死，无菌取脾脏，制成脾细

胞悬液 5×10^6/mL,每只 615 小鼠腋下接种 0.2mL(含细胞数 1×10^6 个),接种白血病细胞后第 3 天,一次性腹腔注射环磷酰胺(Cy)250mg/kg,造成微小残留白血病模型。

2. 实验批次及分组方法

实验共分两个批次进行。第一批次观察小鼠的一般情况,检测血常规、骨髓有核细胞数及外周血 T 细胞亚群、NK 细胞、细胞因子 IFN-γ 和 TNF-α 及脾细胞凋亡率情况;第二批次观察小鼠存活情况及生存期。

第一批实验分组:随机分为 6 组(正常组、MRL 模型组、6-MP 组、蚕蛹复合氨基酸(COAA)组、COAA+6-MP 组、小剂量 COAA+6-MP 组),每组 10 只小鼠,雌雄各半。

第二批实验分组:随机分为 4 组(MRL 模型组、6-MP 组、COAA 组、COAA+6-MP 组),每组 10 只小鼠,雄性 7 只,雌性 3 只。

3. 给药方法

第一批实验:正常组常规饲养,其余各组以灌胃方式给药,均配以 0.4mL 同容量灌胃。MRL 模型组以蒸馏水 0.4mL/(只·天)灌胃;COAA 组以蚕蛹复合氨基酸 24mg/(只·天)(相当于成人 4 倍用量)灌胃;6-MP 组以 6-MP 0.4mg/(只·天)(相当于 1/3 成人用量)灌胃;COAA+6-MP 组以 COAA 24mg/(只·天)及 6-MP 0.4mg/(只·天)灌胃;小剂量 COAA+6-MP 组以 COAA 18mg/(只·天)(相当于成人 3 倍量)及 6-MP 0.4mg/(只·天)灌胃,连续 8 天。

第二批实验:造模及给药方式同上,直至小鼠死亡,观察小鼠的状态及生存期,按下式计算生命延长率:$(T-C)/C \times 100\%$(T 为治疗组平均生存天数;C 为对照组平均生存天数)。

4. 检测指标

(1)一般指标检测

观察指标:一般情况如体重、皮毛、饮食等,分组后称重,造模及治疗 8 天后称重后处死。

(2)外周血象检测

造模及治疗 8 天后,各组小鼠均摘取眼球,取血,EDTA 抗凝,用血细胞分析仪检测血常规,其余血,3000r/min 离心 15min,取上清,放于 20℃冰箱保存,待测细胞因子。

(3)骨髓有核细胞计数

造模及治疗 8 天后,以脱颈法处死小鼠,立即取出右侧股骨,根据唐佩弦的方法,用 PBS 液 1mL 冲击全部骨髓,参照白细胞计数法,计数每根股骨有核细胞数(BMNC)。

(4)流式细胞仪检测

造模及治疗 8 天后,每只小鼠摘眼球,取血,EDTA 抗凝,每次取 50μL 抗凝血,分别加入 PE 标记的抗 CD4$^+$ 单抗、FITC 标记的 CD8$^+$ 单抗及 TC 标记的 CD3$^+$ 单抗各 10μL 于检测管中,4℃,30min,混匀,加溶血剂 1mL 溶血 10min,加 PBS 4mL 混匀,1500r/min 离心 5min,取上清,沉淀加 500μL PBS,混匀,上机检测,Cellquest 软件获得 1 万个细胞分析,检测小鼠外周血中 CD3$^+$、CD8$^+$、CD4$^+$ 细胞百分比,并计算 CD4$^+$/CD8$^+$ 比值。每次取 50μL 抗凝血,分别加入 TC 标记的 CD3$^+$ 单抗 10μL 于检测管中,加入 PE 标记的 NK 单抗 10μL 于检测管中,4℃,30min,混匀,加溶血剂 1mL 溶血 10min,加 PBS 4mL 混匀,1500r/min 离心 5min,取上清,沉淀加 500μL PBS,混匀,上机检测,Cellquest 软件获得 1 万个细胞分析,检测 NK 细胞的百分比。

造模及治疗 8 天后,以脱颈法处死小鼠,立即取脾脏,剪碎,过 200 目铜网,制成单细胞悬液,显微镜下计数后,配制 $10^6 \sim 10^7$/mL 单细胞悬液,取 10mL,1500r/min 离心 5min,去培养液。用孵育缓冲液洗涤 1 次,1500r/min 离心 5min。用 100μL 的标记液重悬细胞,温室避光孵育 15min,1500r/min 离心 5min,沉淀细胞孵育缓冲液洗 1 次,加入荧光(SA-FLOUS)溶液,4℃下孵育 20min,避光并不时振动,上机待测,测出凋亡细胞率。

(5)细胞因子检测

IFN-γ、TNF-α 检测方法采用 ELISA(夹心酶联免疫吸附法),小鼠摘眼球取血,不加抗凝剂,常温保存,3000r/min 离心 15min,取上清,严格按照试剂盒说明操作。

1)TNF-α 检测操作方法

①洗板两次,洗板后 15min 内必须开始加液,防止干燥。

②标准孔中加入 100μL 样品稀释液,再加入 100μL 各种浓度的标准品(16～1000pq/mL),倍比稀释。

③空白管加 100μL 样品稀释液。

④加 50μL 样品稀释液在每孔中,再加入 50μL 样品。

⑤准备生物素,加 50μL 生物素至每孔中(含空白孔)。

⑥密封 18～25℃ 2h,在摇床上 200r/min。

⑦去封洗板 3 次,马上进入下一步。

⑧加 100μL Streptavidin-HRP 稀释液至每孔。

⑨密封 18～25℃ 1h,在摇床上 200r/min。

⑩准备显色剂,去封洗板 3 次,马上进入下一步。

⑪加入 100μL 显色剂至每孔中。

⑫在 18～25℃,200r/min 上 10min,避光。

⑬加入终止液 100μL 至每孔中。

⑭混匀即在 450nm 处读 OD 值及 pq 值。

2)IFN-γ 检测操作方法

①洗板两次,洗板后 15min 内必须开始加液,防止干燥。

②标准孔中加入 100μL 样品稀释液,再加入 100μL 各种浓度的标准品(16～1000pq/mL),倍比稀释。

③空白管加 100μL 样品稀释液。

④加 50μL 样品稀释液在每孔中,再加入 50μL 样品。

⑤准备生物素,加 50μL 生物素至每孔中(含空白孔)。

⑥密封 18～25℃ 2 小时,在摇床上 200r/min。

⑦去封洗板 3 次,马上进入下一步。

⑧加 100μL Streptavidin-HRP 稀释液至每孔。

⑨密封 18～25℃ 1h,在摇床上 200r/min。

⑩准备显色剂,去封洗板 3 次,马上进入下一步。

⑪加入 100μL 显色剂至每孔中。

⑫在 18～25℃,200r/min 上 10min,避光。

⑬加入终止液 100μL 至每孔中。

⑭混匀即在 450nm 处读 OD 值及 pq 值。

5.统计方法

剂量资料以均数±标准差(即 $\bar{x}\pm s$)表示,多组间比较采用方差分析,全部数据采用 SPSS 11.5 统计软件处理。$P<0.05$ 为显著差异,$P<0.01$ 为极显著差异。

三、实验结果

1.蚕蛹复合氨基酸对 MRL 模型小鼠脏器系数的影响

造模及灌胃 8 天后称重,处死各组 10 只小鼠,解剖取脾脏、肝脏、胸腺称重,计算肝、脾、胸腺系数,各组间的比较见表 1。MRL 模型组小鼠的脾、胸腺系数明

288

显低于正常组($P<0.05$),6-MP组的脾、胸腺系数进一步降低,提示化疗药物引起淋巴器官的萎缩;COAA组的脾系数接近正常组,且明显高于MRL模型组($P<0.05$或$P<0.01$);COAA+6-MP两个剂量组的脾系数均明显高于6-MP组($P<0.05$),且较大剂量COAA的效果要优于其小剂量,提示COAA能够提升化疗药物引起的淋巴器官的萎缩。各治疗组对肝脏系数的影响无显著性差异。

表1　各组动物肝脾胸腺指数的比较($\bar{x}\pm s$)

组别	n	肝系数(mg/g)	脾系数(mg/g)	胸腺系数(mg/g)
正常组	10	48.27±5.51	3.18±0.24	1.69±0.93
模型组	10	55.8±9.08	2.37±0.48	1.22±0.37
6-MP组	10	48.84±5.32*	1.39±0.18*	0.81±0.31*
COAA组	10	51.95±5.46	3.68±1.90**	1.53±0.32*
COAA+6-MP组	10	50.28±4.07	2.32±0.84△	1.11±0.33△
小剂量COAA+6-MP组	10	54.69±7.99△	1.85±0.43	1.09±0.25

说明:与模型组相比 * $P<0.05$, ** $P<0.01$;与6-MP组相比△ $P<0.05$。

2.蚕蛹复合氨基酸对MRL模型小鼠外周血血象的影响

造模及治疗8天后,每组10只小鼠摘眼球取血,EDTA抗凝,用血细胞分析仪检测血常规,各组间的比较见表2。MRL模型组小鼠外周血中白细胞计数均明显低于正常组($P<0.05$),6-MP组的白细胞计数进一步降低,与正常组比较有显著差异($P<0.01$),提示化疗药物抑制白血病小鼠正常的造血功能;COAA组的白细胞计数接近正常组,且明显高于MRL模型组($P<0.05$),COAA+6-MP两个剂量组的白细胞计数均明显高于6-MP组($P<0.05$),且较大剂量COAA的效果要优于其小剂量,提示COAA能够回升白细胞计数,改善正常造血功能。模型组中血红蛋白含量、血小板计数较正常组减少,但无显著性差异。

表2　各组动物外周血象比较($\bar{x}\pm s$)

组别	n	白细胞计数($\times 10^9$/L)	血红蛋白(g/L)	血小板计数($\times 10^9$/L)
正常组	10	9.12±2.08	144.33±4.69	820.9±173.76
模型组	10	6.47±1.05	140.6±11.89	712.89±193.0
6-MP组	10	3.34±0.66**	122.5±17.8	590.88±267.86
COAA组	10	7.94±1.54*	141.6±14.92	813.33±200.7

续表

组别	n	白细胞计数($\times 10^9$/L)	血红蛋白(g/L)	血小板计数($\times 10^9$/L)
COAA＋6-MP 组	10	$6.34\pm1.26^{\triangle\triangle}$	$131.33\pm10.46^{\triangle}$	$731.63\pm220.4^{\triangle}$
小剂量 COAA＋6-MP 组	10	$5.04\pm1.16^{*\triangle\triangle}$	130.5 ± 17.17	617.63 ± 292.7

说明:与模型组相比较,$^* P<0.05$,$^{**} P<0.01$;与 6-MP 组相比较,$^{\triangle} P<0.05$,$^{\triangle\triangle} P<0.01$。

3.蚕蛹复合氨基酸对 MRL 模型小鼠外周血 T 细胞亚群的影响

造模及治疗 8 天后,每组 10 只小鼠摘眼球取血,EDTA 抗凝,预处理后,流式细胞术检测 $CD3^+$、$CD4^+$ 和 $CD8^+$ 细胞的百分比,并计算 $CD4^+$/$CD8^+$ 的比值,各组间的比较见表 3。MRL 模型组 $CD3^+$、$CD4^+$ 细胞率以及 $CD4^+$/$CD8^+$ 细胞的比值均明显低于正常组($P<0.01$),提示微小残留白血病模型鼠的免疫功能处于紊乱状态;COAA 各治疗组的 $CD3^+$、$CD4^+$ 细胞率、$CD4^+$/$CD8^+$ 比值与模型组相比均明显回升($P<0.05$ 或 $P<0.01$),且与正常组相比无显著差异($P>0.05$)。另外,COAA 组的 $CD4^+$/$CD8^+$ 比值明显高于 6-MP 组($P<0.01$),提示蚕蛹复合氨基酸能够提升 MRL 模型鼠的免疫功能。

表3　各组动物 T 细胞亚群测定结果($x\pm s$)

组别	n	$CD3^+$(%)	$CD4^+$(%)	$CD8^+$(%)	$CD4^+$/$CD8^+$(%)
正常组	10	51.58 ± 10.13	35.22 ± 8.0	15.62 ± 3.62	2.32 ± 0.53
模型组	10	27.77 ± 13.34	16.92 ± 8.67	12.76 ± 6.60	1.25 ± 0.43
6-MP 组	10	$62.11\pm22.93^{**}$	46.10 ± 18.16	17.03 ± 6.10	$1.88\pm0.23^{**}$
COAA 组	10	$47.44\pm11.69^{*}$	$36.61\pm9.57^{*}$	15.28 ± 4.39	$2.50\pm0.60^{**\triangle}$
COAA＋6-MP 组	10	$55.33\pm14.58^{**}$	$42.8\pm10.79^{**}$	$20.95\pm8.12^{*}$	$2.20\pm0.63^{**}$
小剂量 COAA＋6-MP 组	10	$52.58\pm25.87^{**}$	$40.64\pm19.90^{**}$	$19.92\pm11.09^{*}$	$2.18\pm0.38^{**}$

说明:与模型组相比较,$^* P<0.05$,$^{**} P<0.01$;与 6-MP 组相比较,$^{\triangle} P<0.05$。

4.蚕蛹复合氨基酸对 MRL 模型小鼠外周血 NK 细胞的影响

造模及治疗 8 天后,每组 10 只小鼠摘眼球取血,EDTA 抗凝,预处理后,流式细胞术检测 NK 细胞百分比。表 4 和图 1 显示,MRL 模型组小鼠外周血中 NK 细胞含量明显低于正常组($P<0.01$),而 COAA 组明显高于模型组,并接近正常组。COAA＋6-MP 两个剂量组的 NK 细胞含量均明显高于单用 6-MP 组($P<$

0.05 或 $P<0.01$),且较大剂量 COAA 的效果要优于其小剂量。

表 4　各组动物 NK 细胞杀伤活性的变化($x\pm s$)

组别	n	NK(%)
正常组	10	5.82 ± 1.84
模型组	10	1.76 ± 0.69
6-MP 组	10	3.27 ± 0.86 **
COAA 组	10	7.32 ± 3.14 ** △△
COAA＋6-MP 组	10	6.08 ± 2.07 ** △△
小剂量 COAA＋6-MP 组	10	4.89 ± 1.5 ** △

说明:与模型组相比较,** $P<0.01$;与 6-MP 组相比较,△ $P<0.05$,△△ $P<0.01$。

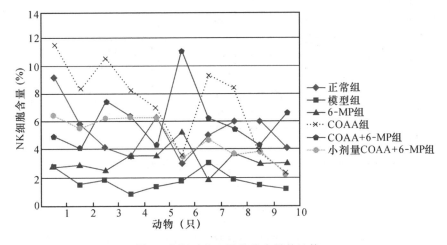

图 1　各组动物 NK 细胞含量的比较

5.蚕蛹复合氨基酸对 MRL 模型小鼠骨髓有核细胞数的影响

造模及治疗 8 天后,取血后,以脱颈法处死小鼠,立即取出右侧股骨,用 PBS 液 1mL 冲击全部骨髓,显微镜下计数每根股骨的有核细胞数。表 5 及图 2 显示,MRL 模型组小鼠的骨髓有核细胞数明显低于正常组($P<0.01$),且6-MP 组的骨髓有核细胞数进一步降低,提示化疗药物对白血病小鼠产生明显的骨髓抑制。COAA 组骨髓有核细胞数明显高于 MRL 模型组($P<0.05$);COAA＋6-MP 组和小剂量 COAA＋6-MP 组的骨髓有核细胞数均明显高于 6-MP 组($P<0.01$)。

291

表5 各组动物骨髓有核细胞数的比较($x\pm s$)

组别	n	骨髓有核细胞数($\times 10^6$ 个)
正常组	10	13±2.34
模型组	10	8.51±0.78
6-MP 组	10	4.0±1.18**
COAA 组	10	10.32±1.67*
COAA+6-MP 组	10	7.74±1.95△△
小剂量 COAA+6-MP 组	10	6.6±1.31△△

说明:与模型组相比 * $P<0.05$,** $P<0.01$;与 6-MP 组相比△ $P<0.05$,△△ $P<0.01$。

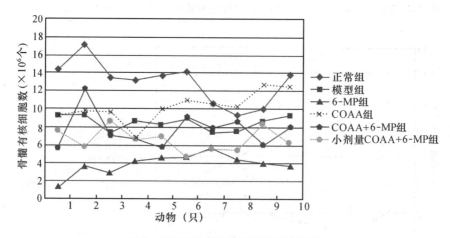

图2 各组动物骨髓有核细胞数的比较

6.蚕蛹复合氨基酸对 MRL 模型小鼠脾细胞凋亡率的影响

造模及治疗8天后取脾脏,制成单细胞悬液,采用 Annexin V 检测脾细胞的凋亡率。表6及图3显示,MRL 模型组及各治疗组小鼠脾细胞凋亡率均明显低于正常组($P<0.01$),单用 COAA 组的脾细胞凋亡率与模型组相比无显著差异;而 COAA+6-MP 组小鼠脾细胞凋亡率明显高于模型组($P<0.05$)。

表6 各组动物脾细胞凋亡率比较($x\pm s$)

组别	n	凋亡率(%)
正常组	10	17.33±4.86
模型组	10	5.67±2.45

续表

组别	n	凋亡率（%）
6-MP 组	10	6.54±2.11
COAA 组	10	7.65±2.01
COAA＋6-MP 组	10	10.98±5.99 * △△
小剂量 COAA＋6-MP 组	10	7.23±2.21

说明：与模型组相比较，* $P<0.05$，** $P<0.01$；与 6-MP 组相比较，△△ $P<0.01$。

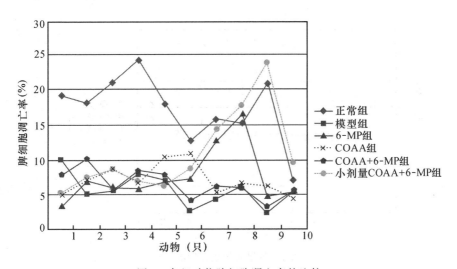

图 3　各组动物脾细胞凋亡率的比较

7. 蚕蛹复合氨基酸对 MRL 模型鼠生存期的影响

将第二批 615 近交系小鼠分为 4 组，即 MRL 模型组、COAA 组、6-MP 组、COAA＋6-MP 组，造模和给药同前，观察小鼠的状态及生存期，并计算生命延长率。各组间比较见表 7、图 4。COAA 组能够延长微小残留白血病小鼠的生存期，延长率为 10.7%，与模型组比较有统计学意义（$P<0.05$）；COAA＋6-MP 组能明显延长模型鼠的生存期，延长率高达 97.3%（$P<0.01$），且优于单独使用 6-MP 化疗组（$P<0.05$）。

表 7   各组动物生存期的比较($x\pm s$)

组别	n	生存期(天)	延长率(%)
模型组	10	13.83±0.44	
6-MP 组	10	22.38±1.87**	61.8
COAA 组	10	15.31±1.29*△△	10.7
COAA+6-MP 组	10	27.29±4.66**△△	97.3

说明：与模型组相比较，* $P<0.05$，** $P<0.01$；与 6-MP 组相比较，△△ $P<0.01$。

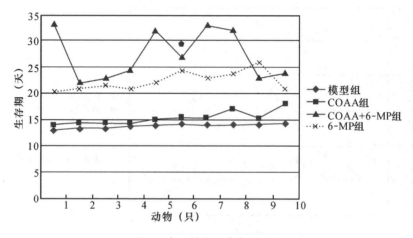

图 4   各组动物生存期的比较

8.蚕蛹复合氨基酸对 MRL 模型小鼠细胞因子的影响

将第一批小鼠每组取 8 份血清，采用 ELISA(夹心酶联免疫吸附法)测得 IFN-γ、TNF-α 含量。表 8 及图 5、图 6 显示，造模后各组小鼠血清中 IFN-γ 含量均较正常组减少($P<0.01$)，COAA 组与正常组无统计学差异($P>0.05$)，且 COAA 组血清中 IFN-γ 含量明显高于模型组($P<0.01$)，6-MP 组及 COAA+6-MP 组血清中 IFN-γ 的含量均略有提高，但无统计学意义($P=0.073>0.05$)，提示 COAA 能够提升白血病模型小鼠血清中 INF-γ 蛋白的表达水平。模型组小鼠血清中的 TNF-α 含量明显高于正常组($P<0.05$)，COAA 组、6-MP 组及 COAA+6-MP 组血清中的 TNF-α 的含量均明显低于模型组小鼠($P<0.01$)，且三个治疗组与正常组血清中 TNF-α 含量无明显区别($P>0.05$)，提示 COAA 能够降低白血病模型小鼠血清中 TNF-α 蛋白的表达水平。

表 8 各组动物细胞因子 INF-γ, TNF-α 的比较($x \pm s$)

组别	n	IFN-γ(ng/L)	TNF-α(ng/L)
正常组	8	15.1461±8.5282	6.3935±1.7993
模型组	8	2.4050±1.0151	9.7159±0.9757
6-MP 组	8	4.8406±0.9469	6.8819±1.7993**
COAA 组	8	10.9697±4.3228**△△	7.3210±1.0781**
COAA+6-MP 组	8	6.4305±1.2706	6.8974±2.5330**

说明:与模型组相比较,** $P<0.01$,与 6-MP 组相比较,△△ $P<0.01$。

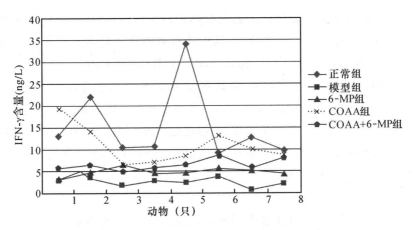

图 5 各组动物血清中 IFN-γ 表达水平的比较

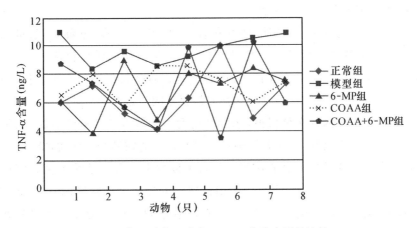

图 6 各组动物血清中 TNF-α 表达水平的比较

四、分析与讨论

1.关于蚕蛹提取复合氨基酸的研究

蚕蛹为蚕蛾科(*Bombycidae*)桑蚕(*Bombyx mori* L.)的蛹,系传统中药,自古以来就被作为药用和食用,《本草纲目》《日华子本草》《东医宝鉴》《医林纂要》《圣惠方》《圣济总录》等古代医药经典著作中均有详细记载,可用于治疗各种原因引起的虚损、小儿疳瘦、消瘦、消渴等病,具有和脾胃、祛风湿、助阳气、长肌退热及研敷治恶疮等功效。现代科学研究证实,蚕蛹蛋白系全价蛋白,是理想的营养优质氮源。

蚕蛹复合氨基酸是经现代工艺由蚕蛹蛋白水解提取而得,含有人体新陈代谢、生长发育所必需的 18 种氨基酸,其中 8 种必需氨基酸含量占总氨基酸量的40%以上,组合全面,配比合理,符合 FAO/WHO 所规定的氨基酸模式。通过NIH 小鼠爬杆、耐缺氧、抗寒试验、血常规、T 细胞淋转、B 细胞淋转及急性毒性试验、长期毒性试验及三致试验,我们证实,蚕蛹复合氨基酸有提高机体免疫功能、增强体力、提升血液三系和血浆白蛋白、迅速提高机体营养水平的功效,对各种慢性消耗性疾病所致的贫血、营养不良、低蛋白血证有确切的治疗作用,且无毒副作用,使用安全。

2.恶性肿瘤与氨基酸平衡的关系

众所周知,营养是人体正常生活所必需的物质基础,恶性肿瘤病人由于消耗大、摄入不足而导致营养紊乱,发生负氮平衡,难以耐受外科手术和化学治疗或放射治疗,更应重视营养支持治疗。

在所有营养物质中,蛋白质、碳水化合物、脂肪、维生素、电解质(微量元素和常量元素)五大营养要素都是不可缺少的,其中蛋白质的供给更起决定性作用。而氨基酸则是蛋白质的结构元件,可以直接被人体吸收利用。人体生长发育、新陈代谢需要 18 种氨基酸。特别是 8 种必需氨基酸一定要含量充足,组分全面,配比合理。近年来国内外文献报道,恶性肿瘤发病与体内某些氨基酸缺乏、平衡失调有关。合理补充氨基酸,对恶性肿瘤不仅有很好的辅助治疗作用,能改善预后,而且有一定抑瘤及延长生命的作用。临床上以蚕蛹复合氨基酸为主要原料研制而成的复方营养要素、舒乐康等用于治疗恶性肿瘤病人的辅助药物,共治疗 120例,显效 88 例,有效 24 例,无效 8 例,总有效率为93.33%。魏克民教授所在的临床医学研究所肿瘤血液研究室所进行的由浙江省科委下达的科研项目《蚕蛹复合氨基酸对动物 NIH 小鼠消化道恶性肿瘤抑瘤作用的研究》证实:从蚕蛹提取天然氨基酸对小鼠 S_{180}、HePA 荷瘤小鼠瘤体的生长有一定的抑制作用,其抑瘤率基本在 20%～25%;对艾氏腹水瘤小鼠的生存率有明显延长作用,延长率在 40% 以上。蚕蛹复合氨基酸对荷瘤小鼠较敏感的 NK 细胞活性,T、B 淋巴细胞转化功能等免疫指标,均有显著的促进作用,与荷瘤对照组、CTX 组对比,均有显著性差异($P<0.05$ 或 $P<0.01$)。

本实验通过观察蚕蛹复合氨基酸及 COAA 配合小剂量化疗对微小残留白血病模型鼠的生存期、脏器系数、血象、骨髓有核细胞数、T 细胞亚群、NK 细胞活性及脾细胞凋亡率的影响,试图通过对免疫和凋亡的研究探讨蚕蛹提取复合氨基酸治疗微小残留白血病的机理。

3. 关于微小残留白血病动物模型的探讨

根据近年来文献资料记载,目前微量残留白血病造模方法大致有 BN 大鼠粒细胞白血病(BNML)微量残留病模型、P_{388}/DBA 小鼠微小残留白血病模型和可移植性小鼠白血病微量残留病模型。BN 大鼠粒细胞白血病模型是由 7,12-DMBA 诱发而来的 Brown Norwey(BN)近交系大鼠的可移植性粒细胞白血病,与人类急性早幼粒细胞白血病相似。Hagenbeek 等的造模方法:正常 BN 大鼠,iv 接种 BNML 白血病细胞 10^7/只,于接种后 13 天,iv 或 ip,注射大剂量环磷酰胺(Cy)。资料证明:大鼠平均生存期延长 21～24 天,BNML 白血病细胞每降低 1 个对数级,生命约延长 4 天,故平均约杀灭 5～6 个对数级白血病细胞。P_{388}/DBA 小鼠微小残留白血病模型采用小鼠急性淋巴细胞白血病 P_{388} 细胞系和近交系 DBA 小鼠建立了 P_{388} 残留白血病模型。造模方法:DBA 小鼠腹腔接种指数生长期 P_{388} 细胞 $1×10^6$ 后第 3 天,予大剂量环磷酰胺(Cy)化疗,造成微量残留病模型。诸建新等建立的可移植性小鼠白血病微量残留病模型的造模方法:近交系 615 小鼠接种 L_{7212} 白血病细胞($1.0×10^6$)后第三天,1 次性腹腔注射 Cy 250mg/kg,造成微量残留病模型。以上三种方法均符合建立残留白血病模型的要求,与临床相对应:(1)体内残留白血病细胞要求降至最低;(2)全部治疗动物均由于白血病复发死亡,死亡时间有规律;(3)接种少量白血病细胞也可用于残留白血病研究,但于白血病细胞接种后一定时间给予化疗或放疗更符合临床情况。

国内外微小残留白血病的实验研究大多采用 Brown Norway(BN)大鼠和 L_{7212} 细胞建立的 BNML 模型,该模型具有发病规律、重复性好等特点。但由于国内对 BN 近交系大鼠的育种工作缺乏成功的经验,所用的实验鼠均需从国外引进,给研究工作带来一定的困难。至今国内尚未见 BNML 较大样本的研究。本实验选择现今国内微小残留白血病实验研究多采用的诸建新等建立的可移植性小鼠白血病微量残留病模型。该方法经过多种治疗方案诱导缓解，摸索出接种 L_{7212} 白血病细胞 (1.0×10^6) 后第三天，一次性腹腔注射 Cy 250mg/kg 的最佳方案，其生物学特点为：(1)小鼠存活时间延长 16.8 天，化疗后体内残留白血病细胞约 40 个，可谓残留白血病状态；(2)全部小鼠均由于白血病复发死亡，死亡时间有规律；(3)方法方便易行，结果稳定，重复性好。

4. 关于中医药治疗微小残留白血病的研究

微小残留白血病(MRL)是指急性白血病经治疗获完全缓解后体内残留微量白血病细胞的状态。它是白血病复发的根源。目前治疗急性白血病的主要手段仍然是放化疗，由于放化疗既是白血病细胞的杀伤剂，又是机体强烈的免疫抑制剂，随着剂量的不断加大，对机体的毒性损害愈加严重，因此放化疗使用的剂量及效用基本上达到了极限。此外，白血病发生的原因之一是免疫监视功能低下，放化疗加重了免疫功能的损伤，对免疫系统的抑制也阻碍了机体的恢复。

祖国医学将急性白血病归属于"急劳""血证""症积"等范畴。发病原因是因为邪毒入血伤髓，表现为虚实夹杂，邪实正虚。《素问·刺法论》中曰："邪之所凑，其气必虚"；《医宗必读·积聚篇》："积之成也，正气不足，而后邪气踞之"。急性白血病一般初期以邪毒及瘀血之实证为主，表现为肝脾淋巴结肿大、骨痛，或高热、皮肤黏膜出血等；后期以虚为主，表现为面色㿠白、头晕、气短、乏力、腰腿酸软等。由于目前白血病治疗主要以化疗为主，化疗祛邪亦伤正，急性白血病经化疗达到 CR 后进入 MRL 阶段以正虚为主，多表现为头晕、乏力、纳呆、自汗盗汗、腰膝酸软等症候，符合祖国医学"邪少虚多"的病理特点。所谓邪少"是指化疗药物不能完全杀灭白血病细胞，体内仍残留少量白血病细胞。所谓"虚多"是指白血病细胞的浸润及化疗药物的毒副作用使得机体的正气受损，不能再耐受大剂量的化疗。目前中医对 MRL 的治疗主要分为两大类，一类强调扶正培本，重建及恢复 MRL 患者的免疫功能。认为扶正培本、调整阴阳气血达到"正气存内，邪不可干"状态是治疗肿瘤性疾病的大法。国内研究发现，选用人参、黄芪、女贞子、枸杞子、何首乌等为主方的扶正抗白冲剂、益气养阴活血化癥方等有较显著的免疫增强和免疫调节作用，提高巨噬细胞吞噬活性，提高 T_4(辅助性 T 细胞)比值，增强 NK 细胞活性，提供恢复机体杀伤白血病细胞的可能性，延长生存期。另一类强调祛邪为主，扶正为辅，通过诱导白血病细胞凋亡，减缓其白血病复发的速度，延长其生存期。据国内报道，采用以活血破癥、清热解毒中药为主要组成的清热解毒方，大黄䗪虫丸、六神丸等在一定程度诱导微小残留白血病小鼠白血病细胞凋亡，延缓白血病复发的速度,延长其生存期。本实验从增强免疫功能和诱导细胞凋亡两种机制出发,探讨蚕蛹复合氨基酸对微小残留白血病的治疗机理。

5. 关于蚕蛹复合氨基酸治疗微小残留白血病作用机制的探讨

(1)微小残留白血病患者的免疫功能状态

机体的免疫功能与肿瘤的发生和发展有密切关系,当宿主免疫功能低下或受抑制时,肿瘤发病率增高;而在肿瘤进行性生长时,患者的免疫功能进一步受抑制。微小残留白血病是一种白血病经治疗后体内残留微量白血病细胞的状态。急性白血病患者的免疫功能异常与预后密切相关,尤其在 MRL 阶段,经过诱导/巩固治疗后,残留的白血病细胞能够抵抗药物诱导凋亡,但对免疫诱导的细胞杀伤作用仍敏感,因此 MRL 的免疫功能与带瘤机体的发生、发展及预后密切相关。在正常情况下,NK 细胞、Th 亚群及 Ts 亚群处于一个相对稳定的平衡状态,维持机体正常的免疫功能。近年来的研究表明,白血病患者多会出现 NK 细胞、$CD3^+$、$CD4^+$ 及 $CD4^+/CD8^+$ 比值下降,IFN-γ 调节功能水平显著低下,TNF-α 水平明显升高,提示机体处于免疫抑制状态。经化疗完全缓解达到 MRL 阶段后,各项指标有所恢复,表明上述指标与急性白血病的病情活动程度及化疗效果密切相关,可作为白血病患者疾病活动性、病情监测及疗效评价的指标。

(2)蚕蛹复合氨基酸对微小残留白血病免疫功能的影响

本实验通过观察蚕蛹复合氨基酸及 COAA 配合小剂量化疗对微小残留白血病模型鼠的生存期、脏器系数、血象、骨髓有核细胞数、T 细胞亚群、NK 细胞活性的变化,综合分析蚕蛹复合氨基酸对机体免疫功能的影响。实验结果发现,L_{7212} 白血病小鼠经大剂量 CTX 化疗后,符合残留白血病状态,8 天后检测各项指标显示:大剂量化疗后引起微小残留白血病模型鼠骨髓抑制,血三系减少(以 WBC 减少为主,Hb、PLT 略减少,但无统计学意义),淋巴器官萎缩,NK 细胞活性下降,$CD3^+$、$CD4^+$、$CD4^+/CD8^+$ 比值降低,血清中 IFN-γ 含量减少,TNF-α 含量升高,提示模型鼠处在免疫功能低下或紊乱状态,与国内外研究相符。蚕蛹复合氨基酸能明显回升模型组及小剂量维持化疗组小鼠的胸腺、脾脏的重量($P<0.05$),且接近正常组;改善血三系,尤其提升小剂量化疗引起的进一步的血三系减少(白细胞为主),且存在一定程度的量效关系;提高模型组及小剂量维持化疗组小鼠的骨髓有核细胞数,且存在一定的量效关系。提示:蚕蛹复合氨基酸能够促进造血功能,改善造血系统对化疗的反应,缩短骨髓抑制期,促进正常造血系统的恢复,减少由于血小板和白细胞减少造成的出血和感染等并发症,提高化疗对白血病的疗效。实验发现,各治疗组均能回升模型鼠 $CD3^+$、$CD4^+$、$CD4^+/CD8^+$ 比值,NK 细

胞的百分含量及血清中 IFN-γ 含量,降低血清中 TNF-α 的含量,改善免疫功能的紊乱状态。经统计发现,蚕蛹复合氨基酸组各项指标的恢复优于 COAA 联合小剂量化疗组,并同时优于小剂量维持化疗组。原因可能是小剂量维持化疗对机体的免疫功能仍存在一定的抑制作用。

(3)蚕蛹复合氨基酸对微小残留白血病模型鼠脾细胞凋亡的影响

细胞凋亡又称细胞程序性死亡(APO),是 1975 年首先由英国学者 Kerr 等提出,用以描述一种在细胞形态学上有别于细胞坏死的细胞死亡过程(PCD),是在某些生理或病理条件下,细胞接到某种信号的触发后主动参与并遵循一定程序的较慢的死亡过程。它不仅在细胞的发育、分化、成熟、死亡中起着重要的作用,而且在肿瘤的发生、生长、成熟、细胞损伤反应、信息传递、抗肿瘤药物治疗以及白血病治疗中生长因子的应用等方面具有重要的意义。通过 APO,机体能及时地消除"过多的、受损的或危险的细胞,介导肿瘤细胞发生自杀性死亡"。现在的研究表明,白血病细胞有控制其何时死亡的内部通路,只是这个通路受到抑制,致使细胞寿命延长,破坏了生长与死亡的动态平衡。国内大量研究证实,中医药可以通过促进生成的 TNF 或提高 TNF 活性能力、细胞毒作用、提高体内激素水平、诱导肿瘤细胞分化等多种途径、多个方面诱导白血病细胞的凋亡。本实验采用 Annexin V 方法检查实验小鼠的脾细胞凋亡率,探讨蚕蛹复合氨基酸治疗微小残留白血病的作用机制。实验发现:模型鼠的脾细胞凋亡率明显低于正常小鼠($P<0.05$)。提示:机体介导肿瘤细胞发生自杀性死亡的内部通路受阻,导致肿瘤细胞的恶性增殖。实验发现,蚕蛹复合氨基酸能略为回升脾细胞凋亡率,但无统计学意义($P>0.05$),COAA 联合小剂量化疗可明显回升模型组脾细胞凋亡率($P<0.05$),但仍低于正常组。提示:蚕蛹复合氨基酸诱导白血病细胞凋亡的机制,一方面可通过提高机体的免疫力,减轻化疗药物对机体的损害,且能提高化疗药物对机体的敏感性,增强与巩固治疗效果;另一方面可通过诱生 IFN-γ、IL-2、TNF-α 等细胞因子,提高 NK 细胞或 LAK 细胞活性,协同化疗药物产生生物学抗白血病的作用。

(4)蚕蛹复合氨基酸治疗微小残留白血病的机制探讨

现代研究证明,肿瘤免疫主要是细胞免疫,其中 NK 细胞和 T 淋巴细胞均起着极其重要的作用。NK 细胞是一种能溶解特定肿瘤和病毒感染细胞的异质性淋巴细胞,在机体免疫监视功能中,因其具有不需抗原刺激而杀伤肿瘤细胞的作用,使其成为抗肿瘤的第一道防线。而 T 淋巴细胞是免疫监视中最重要的效应细胞,在肿瘤免疫中起着中心调控作用。急性白血病患者常有 NK 细胞及 T 淋巴细胞亚群数量及功能异常,经反复强烈的化疗后,免疫功能受到进一步抑制,表现为 NK 细胞、CD3$^+$ T 细胞、CD4$^+$ T 细胞及 CD4$^+$/CD8$^+$ 比值均显著低于正常,且其减少的程度与机体的肿瘤负荷及白血病的病程、预后相关。另有研究发现,IFN-γ 是典型的 Th1 型细胞因子,由激活的 CD4$^+$ T 细胞、CD8$^+$ T 细胞和自然杀伤(NK)细胞产生,IFN-γ 具有多种抗肿瘤作用和免疫调节作用,包括激活巨噬细胞和增强 T 细胞介导的细胞免疫反应。且白血病患者获得 CR 后,体内 IFN-γ 的水平与机体免疫功能的恢复呈正相关。TNF-α 是有多种生物学效应的细胞因子,是一种造血负调控因子,对多种肿瘤细胞有杀伤和抑制作用。近年来的研究表明,白血病患者血清中有较高的 TNF-α 活性,MRL 时减低,且与急性白血病的病情活动程度及化疗效果密切相关。

从实验结果可推断出蚕蛹复合氨基酸治疗微小残留白血病的机制如下:(1)COAA 通过回升微小残留白血病模型鼠降低的 CD3$^+$、CD4$^+$ 及 CD4$^+$/CD8$^+$ 的比值,改善模型鼠 T 细胞亚群的数量及功能,恢复机体受抑制的免疫功能,加强机体对体内残留的白血病细胞的杀伤。(2)COAA 通过回升 NK 细胞的活性,恢复机体免疫监视中直接杀伤肿瘤细胞的作用。(3)COAA 通过回升机体 IFN-γ 水平,激活巨噬细胞或增强 T 细胞介导的细胞免疫反应而起到抗肿瘤作用。(4)COAA 降低模型鼠 TNF-α 水平,改善 MRL 的预后,一定程度延长模型鼠的生存期。(5)COAA 对诱导模型鼠脾细胞凋亡无明显的促进作用,但联合小剂量化疗可明显提升脾细胞的凋亡率,提示 COAA 通过恢复自身的免疫功能,增强机体对化疗的耐受性,从而提高药物诱导残留的白血病细胞凋亡的作用,明显延长模型鼠的生存期。

6.研究展望

本实验仅初步探讨了蚕蛹复合氨基酸及联合小剂量化疗对微小残留白血病小鼠的免疫功能及凋亡机制的影响。由于机体的免疫应答过程是由一系列复杂的免疫反应组成的,完整的免疫系统包含了细胞免疫、体液免疫、单核-巨噬细胞吞噬作用和自然杀伤细胞的攻击作用。鉴于实验小鼠血量的限制,一部分重要的细胞因子如 IL-2、IL-6 等未能检测,今后在实验中可以继续观察其对小 IL-2、IL-6 等细胞因子、单核-巨噬细胞吞噬系统的作用,并可以通过观察端粒酶或 Bax/bcl-2、c-myc 等与细胞凋亡有关的基因,在分子和基因水平上阐明蚕蛹提取物治疗白血病的机理。另外,由于单纯使用 COAA 对延长小鼠的生存期有一定局限性,联合小剂量化疗明显延长其生存期,两者的量效关系仍需进一步研究,以提高协同化疗产生生物学抗白血病的作用。

五、结论

第一,蚕蛹复合氨基酸(COAA)能够明显改善白血病模型小鼠大剂量化疗后所致的骨髓抑制,促进正常造血功能的恢复,升高外周血血小板和白细胞计数。

第二,COAA 能够提高微小残留白血病模型小鼠的免疫功能,调整紊乱的 T 细胞亚群,提高 NK 细胞数,升高血清 IFN-γ 蛋白表达水平,提示 COAA 通过增强 NK 和 T 细胞介导的免疫反应而起到抗肿瘤作用。

第三,模型小鼠血清 TNF-α 蛋白的表达水平与预后密切相关,COAA 通过降低白血病小鼠 TNF-α 表达水平,促进化疗药物对白血病小鼠脾细胞诱导凋亡的作用,从而改善微小残留白血病的预后。

第四,COAA 具有协同化疗药物抗白血病的作用,能有效地延长白血病模型小鼠的生存期。

以上均表明 COAA 对微小残留白血病有一定的治疗作用,为今后进一步深入研究将其作为治疗白血病的辅助药物提供科学依据。

蚕蛹提取复合氨基酸研制舒乐康胶囊①

魏克民　梁卫青　郑军献　祝永强　浦锦宝

（浙江省中医药研究院,杭州 310007）

摘　要　以蚕蛹为原料,采用现代工艺提取复合氨基酸,按申报中药新药要求,制成舒乐康胶囊,可治疗各种慢性消耗性疾病。

关键词　蚕蛹;复合氨基酸;舒乐康胶囊

本科研成果系以我国丰富的蚕副产品——蚕蛹为原料,研制成中药新药舒乐康胶囊。本成果系国家科技部、浙江省科技厅、浙江省中医药管理局立项资助项目,已获得浙江省医药科技创新奖二等奖。

蚕蛹是传统中药,自古以来就被拿来食用和药用,古代中医药经典著作《日华子本草》《太平圣惠方》《圣泽总录》《本草纲目》《东医宝鉴》《医林纂要》等对此均有记载。《中药大辞典》对蚕蛹的药用和食用价值更有全面的论述。蚕蛹可用于治疗各种慢性消耗性疾病所引起的虚损,小儿疳瘦、消渴,其有和脾胃、祛风湿、长阳气、长肌退热及研傅治恶疮等功效。

现代科学研究证实,在脱脂干蚕蛹中蛋白质含量达 79.06%。蚕蛹蛋白系全价蛋白,是理想的天然优质氮源,从蚕蛹中提取的天然复合氨基酸含有人体生长发育、新陈代谢所需要的 18 种氨基酸,组分全面、配比合理,符合 FAO/WHO（联合国粮农组织/世界卫生组织）所规定的氨基酸模式,其中 8 种必需氨基酸含量占总氨基酸量的 50% 以上,质量在国际上领先。

本研究项目系采用现代先进工艺,将脱脂干蚕蛹经酸水解—脱色—过滤—离子交换—洗脱—中和—薄膜浓缩—喷雾干燥—提取复合氨基酸原料干粉—加辅料混匀—灌装胶囊等步骤研制成舒乐康胶囊。

按申报中药新药要求,制成的舒乐康胶囊经药学试验（制订质量标准）、药效试验、安全性试验（急性毒性试验、长期毒性试验、三致试验）及临床研究均符合国

---

①　原载《医学研究杂志》2004 年第 9 期。

家新药要求,已获得新药批准证书,并在浙江得恩德制药集团正式投产应市,已在全国推广应用。

蚕蛹复合氨基酸药理学研究证实舒乐康胶囊有如下功能:(1)营养试验证实,它能明显促进大鼠体重增长,提高血液中白细胞、红细胞、血红蛋白、血小板量,对外科手术创伤动物能迅速纠正负氮平衡,促进伤口愈合。(2)护肝试验提示,它有护肝降酶、促进肝糖原合成的作用。(3)组织学观察证实,它能保护肝细胞和肝小叶的结构,减轻肝细胞的混浊肿胀程度,并有防治肝细胞脂肪变性,抑制炎症细胞和成纤维细胞的肝内胶原合成,减轻肝纤维化程度。(4)经相关实验研究证实,它能明显增强小鼠的耐寒能力,耐缺氧能力,可延长爬竿时间,说明其有增强正常小鼠耐力和增强体质的作用。(5)免疫功能试验证实,它能明显提高小鼠免疫功能,对实验小鼠 T 淋巴细胞转化功能和 B 淋巴细胞转化功能均有明显促进作用。

蚕蛹复合氨基酸制成舒乐康胶囊,治疗各种慢性消耗性疾病、肿瘤化疗、放疗后和大手术后所致的营养不良、贫血、低蛋白血症病人 120 例,显效 63 例,有效 54 例,无效 3 例,总有效率 97.5%,且无任何毒副不良反应,服用安全。

中药蚕蛹提取复合氨基酸的研究和开发应用①

魏克民

（浙江省中医药研究院，杭州 310007）

摘　要　以蚕蛹为原料，采用现代工艺提取复合氨基酸作为原料，研制了要素膳、天龙系列营养产品。

关键词　蚕蛹；复合氨基酸；开发应用

我们利用丰富的蚕蛹资源，开展了从蚕蛹中提取复合氨基酸研制医药产品和营养食品等工作。

蚕蛹自古以来就被拿来药用和食用，《本草纲目·虫部》第 39 卷记载：蚕蛹主治"炒食，治风及劳损；研敷疡疮、恶疮。为末饮服，治疳瘦，长肌退热，除蛔虫，煎汁饮，止消渴"。经分析蚕蛹蛋白系全价蛋白，不但含氨基酸品种齐全，而且 8 种人体必需氨基酸均衡，相互比例适宜，其营养价值可与鸡蛋、牛奶媲美。但由于蚕蛹特有的臭味难以去除，因而影响了进一步利用。

根据国家"七五"计划寻找优质营养氮源的精神，1986 年 2 月浙江省中医药研究院牵头组成了由八家单位参加的科研协作组，承担了浙江省科委下达的《中药蚕蛹提取复合氨基酸的研制和应用研究》课题，共同协作攻关，从蚕蛹中提取复合氨基酸作为药品和食品原料。经过努力，成功地确定了一条稳定可靠的工艺路线。该工艺具备以下优点：

（1）脱脂蚕蛹的脱臭、脱味、脱色工艺令人满意，产品呈淡黄色粉末，已消除了国际上尚属难题的蚕蛹特异腥臭。

（2）收得率高，稳定在 40％。

（3）氨基酸组分全面均衡，必需氨基酸含量占总氨基酸含量的 40％以上，18 种氨基酸配比合理，符合 FAO/WHO（联合国粮农组织/世界卫生组织）所规定的氨基酸模式。

---

① 原文发表于药用植物化学与中药资源可持续发展学术研讨会，2009 年。

(4)产品质量标准、成分含量、药理学、毒理学、营养学、卫生学测试符合国家有关规定的要求。

(5)本工艺稳定可靠,简单易行,成本较低廉,有较高的经济效益。

本产品由国内知名医学、卫生学、营养学、生化学专家组成的鉴定委员会,于1987年12月24日通过省级鉴定。专家们一致公认本品为优质氮源,是理想的药品和保健食品原料,属国内首创,出于领先水平。

该成果获浙江省1987年度科学技术进步奖和国家中医药管理局科技进步奖,全国医药卫生科技成果展览会优质成果奖,目前已正式生产,投放市场。

从蚕蛹中提取复合氨基酸作为药品原料和营养氮源,再加葡萄糖、不饱和脂肪酸、维生素、微量元素组成一种高级营养药品——要素膳。要素膳为无渣膳,能满足人体全部营养的需要,在美国已于1965年用作宇航员的营养食品,以后又广泛应用于临床,具有营养价值高、临床疗效好、无毒副反应等优点。要素膳近年来已在世界上推广,日本、加拿大等国应用尤为广泛。以蚕蛹复合氨基酸为氮源配制的要素膳,经由北京军区总医院、上海瑞金医院、浙江医科大学附属第一医院等六家临床单位治疗各种原因引起的低蛋白血症170例,总有效率达92.48%,尤其适宜于消化吸收障碍、肿瘤、大面积烧伤、大手术后及慢性消耗性疾病所致的低蛋白血症。

从蚕蛹中提取复合氨基酸研制天龙系列营养食品的研究也已经完成,于1989年12月通过鉴定,计有天龙饼干、天龙果酱、天龙高级营养面、天龙可乐四个产品,产品投放市场后,颇受消费者喜爱。

蚕蛹复合氨基酸的深度开发和应用研究正不断进行,研制国产氨基酸大输液、研究对外伤骨折愈合的影响、对肿瘤免疫功能的影响,作为添加剂研制复合饲料、化妆品等,前景广阔。

补骨神(健力源)临床应用研究①

魏克民¹　　浦锦宝¹　　曹宝珍¹　　曾　云¹　　范朝阳¹　　曹　钒¹

王　捷²　　潘子毅²　　马镇川²　　吕宝荣²　　章建华²　　何　勤²

俞锡林³　　李俊杰³　　姚敏华³　　潘存姆³

(1.浙江省中医药研究院,杭州 310007;2.浙江省乐清市医药科技开发公司,乐清 325600;

3.浙江省中医院,杭州 310006;4.浙江医科大学附属儿童医院,杭州 310003;

5.中国中医研究院骨研所,北京 100700)

摘　要　**目的:**观察补骨神口服液对骨质疏松症、闭合性骨折、小儿佝偻病的作用。**方法:**对于骨质疏松症,选择骨质疏松症伴有头晕无力、全身骨骼酸痛、血液三系偏低者 100 例为治疗组,骨质疏松症患者 30 例为对照组。治疗组每日口服补骨神口服液,对照组服用壮骨关节丸和杞菊地黄口服液,30d 为 1 个疗程,可连续 2 个疗程。观察指标包括一般症状、特殊症状、X 线表现、实验室检查等。对于闭合性骨折,治疗组 30 例口服补骨神口服液 60 天,对照组 20 例口服壮骨关节丸和杞菊地黄口服液 60 天。对于小儿佝偻病,治疗组 30 例口服补骨神口服液 30 天,对照组 10 例口服龙牡壮骨冲剂 30 天。**结果:**骨质疏松症,对于治疗组显效 48 例,有效 43 例,进步 4 例,无效 5 例,总有效率 95%,对照组显效 7 例,有效 10 例,进步 1 例,无效 12 例,总有效率 60%。对于闭合性骨折,治疗组显效 19 例,有效 8 例,无效 3 例,总有效率 90%,对照组显效 5 例,有效 7 例,无效 8 例,总有效率 60%。对于小儿佝偻病,治疗组显效 9 例,有效 17 例,无效 4 例,总有效率 86.67%,对照组总有效率 90%。**结论:**补骨神口服液对骨质疏松症、闭合性骨折、小儿佝偻病有一定的作用,是一种防治骨质疏松症,辅助治疗闭合性骨折,治疗小儿佝偻病的理想保健药品。

关键词　补骨神;骨质疏松症;闭合性骨折;小儿佝偻病;临床应用研究

补骨神口服液以蚕蛹中提取的复合氨基酸为主料,配以补肾益精、健脾养血、壮骨强筋的中药全当归、枸杞子、山楂、红枣及钙、锌等微量元素精制而成,可作为防治中老年及孕妇骨质疏松症、小儿佝偻病的保健药品,并可作为外伤性骨折的

---

①　原载《中国中医药科技》1996 年第 2 期。

辅助药物,以促进骨折愈合。经中国中医研究院骨伤科研究所、浙江省中医院骨伤科、浙江省中医药研究院骨伤科研究所和浙江大学附属儿童医院临床应用,获较理想疗效,且未发现任何毒副反应,使用安全。现依不同病种,分别总结如下。

一、补骨神口服液治疗骨质疏松症 100 例临床疗效观察

自 1995 年 3 月—1995 年 8 月,补骨神口服液经中国中医研究院骨伤科研究所、浙江省中医院骨伤科、浙江省中医研究院骨伤科三家单位对 100 例骨质疏松症病人临床验证,并另设 20 例病人服用壮骨关节丸加杞菊地黄口服液作为对照观察,现将观察结果小结如下。

(一)临床资料

1.一般资料

治疗组 100 例,其中男 22 例,女 78 例;年龄最大 78 岁,最小 45 岁,平均年龄 62 岁。凡临床上确诊为骨质疏松症伴有头晕无力、全身骨骼酸痛、血液三系偏低者均列为验证对象。对照组 30 例,其中男 7 例,女 23 例;年龄最大 75 岁,最小 46 岁,平均年龄 59 岁。临床上确诊为骨质疏松症者列为对照观察对象。

2.诊断标准

X 线表现:骨质普遍稀疏,以脊柱骨盆、股骨上端明显,椎体可出现鱼尾样双凹形,椎间隙增宽。血清碱性磷酸酶(AKP)增高,血磷降低,血钙正常或降低。排除其他原因的全身酸痛,以腰背部明显,且渐进性加重。全身疲劳无力,喜卧位而懒活动,脊椎常有后突畸形,轻微外伤及易骨折。

(二)治疗方法

1.治疗组

每次口服 1 支(10mL),饭前 20min 口服,30 天为 1 疗程,可连续 2 个疗程。服药期间停服其他治疗药物。

2.对照组

每次口服壮骨关节丸 6g,1 天 2 次,加服杞菊地黄口服液每次口服 1 支(10mL)1 天 3 次,30 天为 1 疗程,可连续 2 个疗程。

(三)观察指标

1.一般症状

头晕、疲劳、耳鸣、目眩、食欲缺乏。

2.特殊症状

(1)腰背部为主疼痛

Ⅰ级:休息时基本无疼痛。Ⅱ级:疼痛较轻、不影响日常生活和工作。Ⅲ级:疼痛较重,但尚能忍受,休息后可缓解,并可坚持轻便工作。Ⅳ级:疼痛难以忍受,不能自理生活和工作,需服镇痛剂方可缓解。

(2)疲劳无力

全身疲软无力。Ⅰ级:休息时基本无乏力感。Ⅱ级:局部下腰区及下肢无力,工作生活能自理。Ⅲ级:全身无力,活动后严重,休息后减轻,生活尚可自理。Ⅳ级:全身疲软无力,需平卧,不能活动,动则加重,生活不能自理。

3.X线表现

观察X线骨密度,(脊柱、骨盆、股骨上端作详细观察)测定椎体双凹指数。

4.实验室检查

血红蛋白、血浆总蛋白、白/球蛋白比例、血钙、血磷、钙/磷比例、碱性磷酸酶测定。

(四)治疗结果

1.疗效标准

根据下列八项指标改善情况评定。

(1)四项主要指标

①特殊症状(腰背部为主的疼痛、下腰区及下肢疲劳无力)消失或明显改善。②特殊体征(脊柱棘突、盆骨部分压痛)消失或明显改善。③碱性磷酸酶下降情况及/或血磷、血钙升降情况。④X线摄片表现改善。

(2)四项次要指标

⑤一般自觉症状消失或明显改善。⑥体重增减程度。⑦血液三系(血红蛋白、红细胞、白细胞、血小板)上升情况。⑧血浆血红蛋白及白/球蛋白比例改善情况。

疗效评定分显效、有效、进步、无效四级。

显效:四项主要指标消失或明显改善为显效,或四项主要指标中有两项以上消失或明显改善,同时四项次要指标中有两项以上明显改善。有效:四项主要指标中有两项明显改善,同时四项次要指标中有一项以上明显改善。进步:四项主要指标中有一项明显改善,同时四项次要指标中有一至两项明显进步。无效:四项主要指标中全部无改善,评为无效。

2.治疗结果

(1)疗效统计

治疗组 100 例,显效 48 例,占 48%;有效 43 例,占 43%;进步 4 例,占 4%;无效 5 例,占 5%;总有效率 95%。对照组 30 例,显效 7 例,占 23.33%;有效 10 例,占 33.34%;进步 1 例,占 3.33%;无效 12 例,占 40%;总有效率 60%。

两组疗效比较,经统计学处理($P < 0.01$),有显著差异。

(2)症状改善情况

1)补骨神口服液治疗后对疼痛疗效统计,见表 1。

表 1　治疗前后对疼痛疗效统计($n = 100$)

疼痛分级	病例数(个)		构成比(%)	
	治疗前	治疗后	治疗前	治疗后
IV级	32	0	32	0
III级	46	6	46	6
II级	22	36	22	36
I级	0	58	0	58

Ridit 分析:在 95% 可信区间内 $P < 0.05$。其中显效 37%,有效 47%,总有效率为 84%。

2)补骨神口服液治疗前后对无力的疗效统计,见表 2。

表 2　治疗前后无力症状的变化($n = 100$)

无力分级	病例数(个)		构成比(%)	
	治疗前	治疗后	治疗前	治疗后
IV级	22	6	22	6
III级	54	15	54	15
II级	24	27	24	27
I级	0	52	0	52

Ridit 分析:在 95% 可信区间内 $P < 0.05$。其中显效 50%,有效 38%,总有效率为 88%。

(3)相关实验指标的变化,见表 3。

表3　补骨神口服液治疗前后实验室指标

	血红蛋白 （g/dL）	白细胞计数 （×10⁹/L）	血小板 （×10⁹/L）	血浆白蛋白 （g/dL）	碱性磷酸酶 （u/dL）	血钙 （mg/dL）	血磷 （mg/dL）
治疗前	10.5 ± 0.77	4.2×10^{-9}	80.8 ± 20.5	4.1 ± 0.32	90 ± 12.0	7.6 ± 0.5	4.0 ± 0.5
治疗后	11.8 ± 0.75	4.8×10^{-9}	92.7 ± 24.5	58.8 ± 0.28	48 ± 9.2	10.4 ± 0.4	4.5 ± 0.5
P 值	$P<0.05$	$P>0.05$	$P>0.05$	$P<0.01$	$P<0.01$	$P<0.05$	$P>0.05$

（4）补骨神口服液治疗前后 X 线定性分析

100 例骨质疏松症病人 X 线检查在相同条件下摄片，以 L_1 为中心 X 线腰椎平片（包括正侧位片）显示：100 例病人治疗前 L_3（腰 3）双凹指数均<80％，治疗后该指数变化不明显，治疗前后 $P>0.05$，无显著差异，但治疗后各椎体骨质密度有明显增厚，表现为：1）治疗后骨质密度较治疗前分布均匀；2）治疗后骨质密度较治疗前有较明显改善；3）曾被压缩的椎体未见进一步压缩现象。

（5）其他检查

治疗前后均作肝功能和肾功能检查，均在正常范围，在治疗过程中未见肝、肾功能损害。

（6）毒副反应

治疗过程中未出现其他毒副反应，使用安全。

（五）讨论

骨质疏松症是常见病、多发病，60 岁以上的老年人尤其是老年女性发病率更高，达 8‰，因此防治老年性骨质疏松症已成为国际医学界普遍关注的重要课题。但迄今为止，国内外尚缺乏理想的治疗骨质疏松的药物。补骨神口服液治疗骨质疏松症 100 例，总有效率 95％，明显优于对照组 $P<0.01$，有显著差异。

补骨神口服液系以蚕蛹中提取的天然复合氨基酸为主要原料，配加补肾健脾、养血益精、壮骨强筋的传统中药枸杞子、全当归、生三楂、红枣及钙、锌等微量元素，经科学配方，以先进工艺精制而成的营养补充剂。蚕蛹复合氨基酸含有人体生长发育、新陈代谢所需的 18 种氨基酸，组分全面，配比合理，符合联合国粮农组织/世界卫生组织（FAO/WHO）所规定的氨基酸模式。特别是其中羟脯氨酸正是占正常骨有机质 90％以上的骨胶原蛋白的主要成分，对防治骨质疏松、促进骨痂生成、骨折愈合有明显的作用。临床验证表明，补骨神不但对因骨质疏松引起的下肢乏力、腰背疼痛有良好的治疗作用，而且能够消除疲劳，增强体质，增进食欲,改善睡眠,增加体重,提高机体免疫功能。实验室检查也证实,补骨神能提升血红蛋白、血浆白蛋白、血钙,改善血液中钙/磷比例,X线摄片显示骨密度均匀增加,说明补骨神在目前来说是一种防治骨质疏松症的理想营养补充剂,且无任何毒副反应,使用安全,易为病人接受。

二、补骨神口服液治疗闭合性骨折临床总结

(一)一般资料

自 1995 年 4 月初至 1995 年 9 月底共收治闭合性骨折病人 50 例,随机分为治疗组 30 例,对照组 20 例。骨折后最短时间 3 天,最长时间 75 天,平均 35 天,并均已做可靠的外固定,对位对线均在可许范围。补骨神组共 30 例,其中男 17 例、女 13 例;最大年龄 78 岁,最小年龄 29 岁,平均年龄 46 岁。骨折部位:上肢骨折 14 例,下肢骨折 11 例,脊柱骨折 4 例,骨盆骨折 1 例。壮骨关节丸加杞菊地黄口服液组 20 例,其中男 13 例,女 7 例;最大年龄 75 岁,最小年龄 32 岁,平均年龄 45 岁。骨折部位:上肢骨折 12 例,下肢骨折 6 例,脊柱骨折 2 例。

根据外伤史或其他骨折史,疼痛、压痛、骨断端摩擦感,用 X 线摄片即可诊断。

(二)治疗方法

1.治疗组

口服补骨神口服液,每次 1 支(10mL),1 天 3 次,饭前 30min 空腹服用,60 天为 1 疗程。视病情可连续服用。

2.对照组

口服壮骨关节丸每次 6g,1 天 2 次,杞菊地黄口服液每次 1 至(10mL),1 天 2 次,60 天为 1 疗程。

两组病人治疗前后对特殊症状、体征和一般症状、体征均做详细记录,并做血常规、血小板、尿常规、血浆白蛋白、血钙、血磷、血清碱性磷酸酶及 X 线摄片检查,治疗前后对比。

(三)治疗结果

1.疗效标准

显效:疼痛、压痛消失,可以活动,X线摄片显示骨折已痊愈,较一般骨折愈合时间缩短 7～10 天。有效:疼痛,压痛消失,其他症状、体征消失。X线摄片骨折

基本愈合,但较一般骨折愈合时间相仿,缩短不明显。无效:未达到上述要求。

2.治疗结果

治疗组 30 例,显效 19 例,占 63.4%,有效 8 例,占 26.6%,无效 3 例,占 10%,总有效率90%。对照组20 例,显效5 例,占 25%。有效 7 例,占 35%,无效 8 例,占 40%,总有效率60%。

两组疗效对比,经统计学处理 $P<0.01$,有显著差异。

(四)结论

治疗效果证实,补骨神口服液对促进骨折愈合有明显的作用,可作为骨折病人辅助治疗药物推广应用。

三、补骨神口服液治疗小儿佝偻病临床观察

(一)一般资料

共收治 40 例病人,均有不同程度的佝偻病症状和体征,随机将病人分成 2 组。补骨神组30 例,龙牡壮骨冲剂对照组10 例。治疗组:20 例,其中男 11 例,女 9 例;年龄1~3 岁 19 例,3~6 岁 11 例,平均年龄 34 个月。对照组10 例,其中男 9 例,女 1 例;年龄 1~3 岁 4 例,3~6 岁6 例,平均年龄 38 个月。

诊断标准:(1)症状和体征:烦躁不安,夜寐不宁,夜惊神滞,厌食纳呆;多汗多哭;囟门迟闭,出牙迟缓,方颅秃发,鸡胸,串珠状胸,肋软骨哈氏沟,脊柱后突侧突畸形,四肢畸形,形如手镯,膝内外翻,军刀腿、扁平足。(2)X 线摄片:骨骺边缘不清,骺板增厚,骨干稀疏,弯曲畸形。(3)化验检查:血钙降低,钙/磷比例失调,碱性磷酸酶增高。

(二)治疗方法

1.治疗组

口服补骨神口服液每次 1 支(10mL),1 天 2 次,空腹服用,30 天为一疗程。

2.对照组

口服武汉健民制药厂生产的龙牡壮骨冲剂,每次一包(5g),1 天 2 次,30 天为 1 疗程。

(三)观察指标

见表 4。

表 4 症状改善情况

		＋＋＋（3 分）	＋＋（2 分）	＋（1 分）
症状	胃纳	比以前明显减少 2/3 以上	减少 1/3 以上	勉强能吃完原来量
	情绪	易激怒,好发脾气,易哭吵	哭吵多,易发脾气	常有哭吵
	睡眠	每晚有惊跳易醒,睡眠不足	睡眠不足,时有惊跳	睡眠不足
	出汗	常有出汗,量多,浸湿枕被(与室温,衣着无关)	常出汗(吃奶、哭闹时)	有时出汗
体征	头部	囟门加大,闭合延迟,方颅明显(兵乓球颅)头发稀、黄、少、脱发圈明显	囟门延迟未闭方头发稀黄,有脱发圈	囟门闭合迟轻度方颅,头发略细黄
	牙	10 个月未出牙,3 岁以上未出齐	出牙延迟	齿序紊乱,齿列不齐
	胸部	形成鸡胸,肋串珠,肋软骨沟	肋软骨沟,肋串珠	轻度肋软骨沟
	行走言语	行走迟,言语迟	行走延迟,	行走不稳
	面色	苍白或萎黄明显	苍白萎黄	略差
体征	形态	消瘦,体重下降	略消瘦,体重量减	形瘦不显
	舌	质淡	质淡	质略淡
	指纹	淡紫	淡紫	略淡紫

根据表 4 采取分级计分法,同时记录化验数据及 X 线摄片情况,综合评定疗效。

(四)治疗结果

1.疗效标准

根据治疗前后观察所得积分结果来判定疗效。显效:治疗后比治疗前积分值下降≥2/3;有效:治疗后比治疗前积分值下降≥1/3;无效:治疗后比治疗前积分值下降≤1/3。

2.疗效结果

30 例患儿服用补骨神 30 天,显效 9 例,有效 17 例,无效 4 例,总有效率 86.67%;对照组 10 例,总有效率为 90%。两组疗效对比,经统计学处理 $P>0.05$,无差异。说明两组疗效基本相当。

(五)讨论

通过临床验证,说明补骨神与龙牡壮骨冲剂对小儿佝偻病疗效基本一致,无差异。通过服补骨神口服液患儿症状明显好转,特别睡眠改善,食欲增加,出汗消失或显著减少,面色转红润。说明补骨神口服液对小儿佝偻病的疗效与龙牡壮骨冲剂达到同样水平,是治疗小儿佝偻病的理想保健药品,且无任何毒副反应,使用安全,广大患儿及家长乐于接受。

因病例数太少,建议今后在投产后边临床应用,边进一步扩大验证。

桑蚕丝素-RGD 融合蛋白的固态结构及其细胞黏附性分析[①]

姚菊明[1]　祝永强[2]　李　媛[1]　励　丽[1]

(1.浙江理工大学材料与纺织学院教育部先进纺织材料与制备技术重点实验室,杭州 310018;
2.浙江省中医药研究院,杭州 310007)

摘　要　利用基因工程方法把含有短肽 RGD 的氨基酸序列连接到桑蚕丝素蛋白的结晶序列 GAGAGS 上,通过调节 DNA 的聚合度,合成了具有[TGRGDSPA(GVPGV)$_2$GG(GAGAGS)$_3$AS]$_n$ 一级结构、不同分子量大小的桑蚕丝素-RGD 融合蛋白,并且通过在 M9 培养基中添加[3-^{13}C]Ala 的方法进行融合蛋白的稳定同位素标记^{13}C CP/MAS NMR。结果显示,融合蛋白中的 GAGAGS 部分具有与天然桑蚕丝素结晶部分相同的分子结构,即 Silk I 处理后为均一的分子结构,而 Silk II 处理后为不均一的分子结构,它包含了三种不同的结构成分。另一方面,通过对小鼠成纤维细胞 BALB/3T3 在不同蛋白材料载体上的黏附和增殖性能的测定,结果显示,融合蛋白对细胞的增殖性能与天然胶原蛋白相近,但表现出了比胶原蛋白更好的细胞黏附性能。研究结果显示,如果对该桑蚕丝素-RGD 融合蛋白进行适当加工,可能适合于组织工程支架材料的应用。

关键词　桑蚕丝素蛋白;RGD;融合蛋白;核磁共振;细胞黏附性

桑蚕丝蛋白是一类非生理活性的结构性高分子材料,它来源丰富,除了被用于传统的纺织原料外,在化妆品、食品、制药、新材料等领域正被不断地得到开发和利用。桑蚕丝蛋白包含了丝素(fibroin)和丝胶(sericin)。丝胶蛋白具有较差的生物相容性以及容易引发过敏反应,而丝素蛋白由于其优越的力学性能和相对良好的生体适应性,易降解且降解产物易被人体吸收而不产生炎症反应等优点,近年来,以其为基材的各种细胞生长支架材料的研究应运而生,成为组织工程中的一个热门研究领域。它具有人工合成材料所不可比拟的优势,但同时也存在着一些问题。首先是桑蚕丝素蛋白材料的力学性能和通透性、降解速度等方面的矛

---

①　原载《化学学报》2006 年第 64 卷第 12 期。

盾。桑蚕丝素蛋白的平均分子量相对较大,一般多为 300~400kD,高分子量通常具有高强度,但它的通透性、降解速度却难以满足各种组织工程,尤其是细胞培养支架的要求,然而,通过化学或酶降解,蛋白质的分子量又很难得到有效控制。其次是桑蚕丝素蛋白与细胞之间的黏附性较差。细胞与细胞外基质或细胞培养的支架材料等的黏附是细胞生存与增殖所必需的,这种黏附主要通过一种被称作为黏合素的物质来介导的。黏合素分子在材料结合时所识别的只是材料中由数个氨基酸组成的短肽序列,其中最重要的识别序列是基质或支架材料分子中的RGD(精氨酸-甘氨酸-天冬氨酸)序列,大多数黏合素都可识别它。因此,在高分子材料表面固定 RGD 成为提高材料细胞黏附性能的有效手段。Kaplan 等曾利用共价修饰的方法,在天然桑蚕丝素膜表面接入 RGD 等多肽,结果显示,经 RGD改性后的丝蛋白具有很好的促进骨细胞生长的性能。

桑蚕丝素蛋白的分子一级结构具有高度的重复性,其中 70% 是由 GAGAGS氨基酸序列组成,也是丝素蛋白结晶区域(通称被称为 Cp fraction)的主要构成单元。在固态条件下,桑蚕丝素蛋白具有两种不同的结晶结构,称为 Silk Ⅰ 和 SilkⅡ。Silk Ⅰ 为蚕儿吐丝前一般具有 β 转角的结构;而 Silk Ⅱ 为蚕儿吐丝后(即丝纤维)由反平行 β 折叠为主构成的不均一结构。随着对桑蚕丝素蛋白的基因和分子结构的深入研究,利用基因重组方法来合成类丝状蛋白质材料已经成为可能。本研究是利用基因重组技术,把含有短肽 RGD 的序列连接到桑蚕丝素蛋白的结晶序列 GAGAGS 上,形成具有 $[TGRGDSPA(GVPGV)_2GG(GAGAGS)_3AS]_n$(简称为 silk-RGD)一级结构的桑蚕丝素-RGD 融合蛋白质,以期该融合蛋白具有如图 1 所示的结构特征,从而使源于桑蚕丝素蛋白的序列在经过材料的加工成型后形成结构区,主要提供材料的力学性能,而含短肽 RGD 的序列形成功能区,主要提供材料的细胞黏附性能。

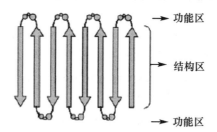

图 1　桑蚕丝素-RGD 融合蛋白的二级结构示意图

一、实验部分

1.材料

大肠杆菌 DH5α BL21(D)E3 菌株、质粒 pET30a(+)购自 Novagen;质粒 pUC118、各限制性内切酶和连接酶等均为 Takara 产品;Rapid Plasmid DNA Daily Mini-prep Kit 和 DNA Gel Extraction Kit 为 V-Gene(杭州)公司产品;低聚核苷酸购自上海生物工程技术服务有限公司;IPTG、咪唑、尿素和乙醇等均为进口或国产分析纯试剂;小鼠成纤维细胞 BALB/3T3 购自中国科学院上海生命科学研究院细胞资源中心.

2.桑蚕丝素-RGD 融合蛋白的制备

融合蛋白的具体制备方法已在众多文献中详述。本研究设计和合成了四种低聚核苷酸,分别为 RGD-1、RGD-2、Silk-1 和 Silk-2(核苷酸序列如表 1 所示)。RGD-1 和 RGD-2 经退火处理所得 DNA 编译 TGRGDSPAGVPGVGVPGVG 氨基酸序列,而 Silk-1 和 Silk-2 经退火处理所得 DNA 编译 GGAGAGSGAGAGSGAGAGSAS 氨基酸序列,其特点在于 DNA 片断的两端,分别设计了 Spe Ⅰ 和 Nhe Ⅰ 限制性内切酶位点。两个 DNA 单体连接后插入经改装的质粒 pUC118-linker 中的 Spe Ⅰ 和 Nhe Ⅰ 位点,得到含有单倍体目的 DNA 的 pUC118-linker-silk-RGD(1),并不断地重复聚合连接而使之成为含多倍体目的 DNA pUC118-linker-silk-RGD(n)。pUC118-linkersilk-RGD(n)经 BamH Ⅰ 和 Hind Ⅲ 切割后得到的目的 DNA 大分子插入经同样 BamH Ⅰ 和 Hind Ⅲ 处理的 pET30a(+)中,得到表达质粒 pET30a(+)-silk-RGD(n)。本研究中,n 最大值为 10。

表 1　低聚核苷酸序列

简称	序列
RGD-1	5′AATTCACTAGTACCGGCCGTGGTGATTCTCCGGCTGGCGTACCAGGTGTTGGCGTTCCGGGTGTG 3′
RGD-2	5′ACCCCCCACACCCGGAACGCCAACACCTGGTACGCCAGCCGGAGAATCACCACGGCCGGTACTAGTG 3′
Silk-1	5′GGGGGTGGTGCAGGTGCTGGCTCCGGTGCCGGCGCGGGGAGCGGGGCAGGCGCAGGTTCTGCTAGCG 3′
Silk-2	5′GATCCGCTAGCAGAACCTGCGCCTGCCCCGCTCCCCGCGCCGGCACCGGAGCCAGCACCTGCACC 3′

　　pET30a（＋）-silk-RGD(*n*)质粒经转化感受态细胞 BL21(DE3)，并接种于 TB液体培养基中培养，当 OD_{600} 达到 $0.5\sim1.0$ 左右时，加入终浓度为 1mmol/L 的诱导剂 IPTG 诱导蛋白质的表达并集菌。菌体重悬于冰冷的细胞裂解缓冲液并经超声波破碎、离心，上清液即为澄清的细胞粗提物。该粗提物经 Ni 金属螯合层析、蒸馏水中透析，再经冷冻干燥得目的产物，即桑蚕丝素-RGD 融合蛋白。

　　3. ^{13}C 稳定同位素标记

　　经改良后的 M9 培养基的成分组成如表 2 所示。将转化有 pET30a（＋）-silk-RGD(*n*)质粒的 BL21(DE3)接种于 M9 培养基，其培养和蛋白表达条件参照在 TB 培养基中培养时的条件，蛋白的纯化同样采用 Ni 金属螯合层析。所得产物为 $[3\text{-}^{13}C]$Ala 稳定同位素标记的桑蚕丝素-RGD 融合蛋白。

表 2　改良 M9 培养基的成分组成

成分	含量
NH_4Cl	1g
KH_2PO_4	3g
$Na_2HPO_4 \cdot 7H_2O$	6g
Glucose	4g
$MgSO_4$	120mg
NaCl	0.5mg
$CaCl_2$	10mg
VB_1	10mg
$[3\text{-}^{13}C]$Ala	50mg
去离子水	1000mL

注：带下划线的 ACTAGT 为 *Spe* I 位点，而 GCTAGC 为 *Nhe* I 位点。

　　4. **核磁共振谱测定**

　　固态 ^{13}C CP/MAS NMR 谱在 Chemagnetics CMX-400 核磁共振波谱仪上测定，采用固态 MAS 探头，3mm ZrO_2 转子。^1H MAS NMR 核磁共振频率为400.1MHz，交叉极化接触时间 1ms，重复延迟为 3s，转子工作转速为 10kHz，谱图的化学位移 δ 以 TMS 为内标记录，采用 $10000\sim15000$ 次的累积扫描。

　　5. **细胞黏附性能评价**

　　将桑蚕丝素-RGD 融合蛋白溶解于 9mol/L LiBr 水溶液，于 PBS(磷酸缓冲盐溶液,pH7.4)中透析3天,调节浓度至0.5%左右。用类似的方法溶解天然胶原蛋白及天然桑蚕丝素蛋白于PBS中。上述3种蛋白溶液分别注入3个48孔细胞培养板中,每孔注入蛋白溶液500μL于底部,经过30min后使其成层。同时,将小鼠成纤维细胞BALB/3T3混悬于新鲜的液体培养基Eagle's MEM(FBS)中,以每孔$1×10^5$细胞的密度接种于上述培养板中,于37℃、5% CO_2、95%空气(V/V)高湿度的培养箱中培养.每个样品分成两组,其中24孔培养2h,另24孔培养3天。细胞培养2h或3d后,把培养基从培养板上剥离,用500μL PBS冲洗三次并去除PBS,每孔注入200μL 0.5%Triton-X100/PBS并保存约12h,使细胞溶解。在细胞溶解液中,加入50μL LDH(乳酸脱氢酶)液并测定在NADH特征吸收340nm处的光密度值(OD)。以光密度值的高低反映经培养后活细胞的数量,进行6次平行试验,结果以平均值±标准方差表示。运用Microcal TM Origin™ 6.0软件进行数据的统计分析,当任意两组数据差异概率$P<0.05$时,认为它们之间存在显著性差异(取置信度为95%)。

二、结果与讨论

1.融合蛋白的SDS-PAGE照片

图2为具有不同分子量大小的桑蚕丝素-RGD融合蛋白纯化后的SDS-PAGE电泳照片。第1~3泳道分别为融合蛋白silk-RGD(2)、silk-RGD(6)和silk-RGD(10),与分子量标准(M)相比较,它们的分子量大约为16kD、30kD和42kD。本研究所用的表达载体为pET30a(+),因此,目的DNA经IPTG诱导表达后得到的融合蛋白的N端和C端上,分别会有一段源于表达载体多克隆位点的氨基酸序列,对应53个和19个氨基酸残基,其中包含了融合表达标签(6×His-Tag)。这两段序列与目的蛋白相连处均为甲硫氨酸(Met)残基,而溴化氰(CNBr)能够专一地切断甲硫氨酸羧基侧肽键。因此,将融合蛋白溶于裂解液中

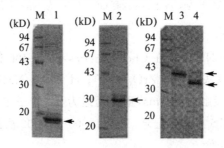

图2 不同分子量大小融合蛋白的SDS-PAGE分析

(2mmol/L CNBr,70％甲酸),室温避光作用 24h,加 20 倍水稀释终止反应,经透析(透析袋的截留分子量为 8000)并冷冻干燥后可以得到纯的目的蛋白。在图 2 中,第 4 泳道为 silk-RGD(10)经 CNBr 裂解后的电泳照片,其分子量约为 36kD。

2. 融合蛋白的 ^{13} C CP/MAS NMR 谱

通常情况下,经浓度为 9mol/L 的 LiBr 水溶液溶解、蒸馏水中温和透析并冷冻干燥后得到的再生桑蚕丝素蛋白或类丝状多肽具有 Silk Ⅰ 结构,进一步经甲酸或乙醇等处理会得到 Silk Ⅱ 结构。图 3 为桑蚕丝素-RGD 融合蛋白 silk-RGD (10)分别经浓度为 9mol/L 的 LiBr 水溶液和甲酸处理后的 ^{13} C CP/MAS NMR 谱。融合蛋白 silk-RGD(2)和 silk-RGD(6)经 LiBr 水溶液和甲酸处理后具有与 silk-RGD(10)相同的 NMR 谱。根据文献报道,并结合本研究合成的融合蛋白一级结构,我们对几个主要的共振峰进行了归属。在天然桑蚕丝素蛋白中,Gly 和 Ala 残基的含量较多,分别达到约 43mol％和 30mol％,而且它们的碳原子,尤其是 Ala 残基的 C_β 碳的化学位移对分子结构的变化非常敏感,因此,常常被用来考察丝蛋白分子结构的转变。在图 3 中,通过比较各碳原子共振峰的峰宽以及化学位移的变化可以看出,桑蚕丝素-RGD 融合蛋白经过 LiBr 水溶液或甲酸不同的处理后,发生了明显的分子结构转变。然而,由于共振峰(如 Ala C_β 与 Val C_γ)的重叠,我们很难再从这两个 NMR 谱上得到进一步的分析结果。

3. ^{13} C 稳定同位素标记融合蛋白的 NMR 谱

稳定同位素标记是 NMR 测定分子结构中非常有效的方法。本研究通过在

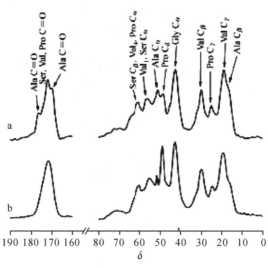

图 3　融合蛋白 silk-RGD(10)的 ^{13} C CP/MAS NMR 谱

M9 培养基中添加[3-¹³C]Ala 的方法来合成¹³C 稳定同位素标记的桑蚕丝素-RGD 融合蛋白。图 4 的 a 和 d 分别为[3-¹³C]Ala 标记的融合蛋白经 LiBr 水溶液和甲酸不同处理后的 NMR 谱,与未标记蛋白的 NMR 谱(图 4 的 b 和 e)相比较,Ala C$_\beta$ 碳共振峰显著增强,而且由于不同处理引起的谱图变化也更明显,这一点进一步可以从稳定同位素标记前后的差谱得到证实(图 4 的 c 和 f)。差谱显示,融合蛋白经 LiBr 水溶液处理并干燥后,Ala C$_\beta$ 碳的共振峰为 δ16.1,而进一步经甲酸处理后,Ala C$_\beta$ 碳的共振峰移至 δ 20.1 处,并且峰宽增大。最新的研究发现,天然桑蚕丝素蛋白的结晶部分,即 Cp fraction 在 Silk Ⅰ结构时,Ala C$_\beta$ 碳呈现的是 δ16.5 处的单一共振峰;而 Cp fraction 在 Silk Ⅱ结构时,Ala C$_\beta$ 碳的共振峰较宽,它实际上包含了三种成分,位于 δ 16.5、19.6 和 21.9 处,分别对应于三种不同的分子结构,即一种畸变的 β 转角和两种反平行的 β 折叠,所占比例分别为 31%、45%和 23%。用同样的分析方法,我们对桑蚕丝素-RGD 融合蛋白经甲酸处理后的 Ala C$_\beta$ 碳共振峰进行了分峰处理(图 5 的 b),并以 LiBr 水溶液处理的融合蛋白谱图作对照(图 5 的 a)。结果显示,甲酸处理后的融合蛋白 Ala C$_\beta$ 碳共振峰同

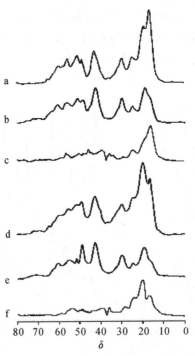

图 4　融合蛋白 silk-RGD(10)的¹³C CP/MAS NMR 谱及其差谱

样包含了三种成分,分别位于 δ 16.1、20.1 和 24.2,所占比例分别为 25％、41％和
34％。相对于天然桑蚕丝素蛋白 Cp fraction 的谱图,低场处的成分从 δ 21.9 移
至 δ 24.2,而且该成分的比例明显增加,这主要是由于该共振峰中仍有部分 Val
C_γ 峰的重叠所引起的。在生物合成过程中,丙氨酸是丙酮酸与谷氨酸在谷丙转
氨酶的作用下形成的,但由于该酶是可逆的,因此,丙氨酸和丙酮酸之间可以根据
需要而相互转换.而缬氨酸的合成也是以丙酮酸为起始物的,所以在融合蛋白的
合成过程中,一部分[13]C 标记的碳原子会通过糖酵解等途径从丙氨酸的 C_β 碳上转
移缬氨酸或脯氨酸的 C_γ 碳,导致缬氨酸和脯氨酸 C_γ 共振峰也有一定程度的
增强。

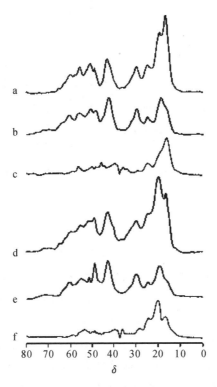

图 5　融合蛋白的 NMR 差谱分析

4. 融合蛋白的细胞黏附性能

图 6 是通过载体材料上小鼠成纤维细胞 BALB/3T3 活细胞数量的多少来反
映桑蚕丝素-RGD 融合蛋白、天然胶原蛋白和桑蚕丝素蛋白对细胞的黏附和增殖
性能的。在细胞培养 2h 后,活细胞开始附着在蛋白材料上,融合蛋白上活细胞的

数量是天然胶原蛋白上的 1.5 倍左右($P<0.05$),是天然桑蚕丝素蛋白上的 4 倍($P<0.05$),显示了桑蚕丝素-RGD 融合蛋白良好的细胞黏附性能。在细胞培养 3d 后,三种蛋白材料上的细胞数量均有明显增加。其中天然桑蚕丝素蛋白上的细胞数量是 2h 时的 1 倍左右,而融合蛋白和天然胶原蛋白上的细胞增殖倍数相当,均为 2~2.5 倍左右,但在融合蛋白上的细胞绝对数量仍然远远多于天然胶原蛋白($P<0.05$)。上述结果表明,桑蚕丝素-RGD 融合蛋白在对细胞的增殖性能上与传统的天然生物材料——胶原蛋白相近,但该蛋白表现出了非常良好的细胞黏附性能。

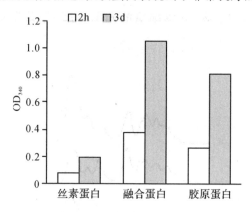

图 6　小鼠成纤维细胞 BALB/3T3 在不同蛋白载体材料上的黏附和增殖性能

三、结论

本研究利用基因重组技术把含有短肽 RGD 的序列连接到桑蚕丝素蛋白的结晶序列 GAGAGS 上,通过调节单体 DNA 的聚合度,合成了具有[TGRGDSPA(GVPGV)$_2$GG(GAGAGS)$_3$AS]$_n$ 一级结构、不同分子量大小的桑蚕丝素-RGD 融合蛋白。利用 NMR 技术以及稳定同位素标记,分析了该融合蛋白在固态条件下的结构特征,并且比较了融合蛋白与天然桑蚕丝素和胶原蛋白对小鼠成纤维细胞 BALB/3T3 的黏附和增殖性能。结果显示,本研究合成的桑蚕丝素-RGD 融合蛋白中的 GAGAGS 部分具有与天然桑蚕丝素结晶部分相同的分子结构。并且,该融合蛋白表现出了非常良好的细胞黏附和增殖性能。因此,如果对本研究中的桑蚕丝素-RGD 融合蛋白进行适当加工,可能会有很好的应用前景,尤其适用于生物医用材料、组织工程等领域,同时,也能够解决由于疯牛病及其人类变种——"克雅氏症"等的出现而引起的对动物胶原蛋白及其衍生物可能会受到污染的担忧问题。

桑蚕丝素蛋白初始结构对其矿化作用的影响①

姚菊明[1]　魏克民[2]　励　丽[1]　孔祥东[3]　祝永强[2]　林　凤[1]

(1.浙江理工大学材料与纺织学院教育部先进纺织材料与制备技术重点实验室,杭州 310018;
2.浙江省中医药研究院,杭州 310007;3.浙江理工大学生命科学学院,杭州 310018)

摘　要　以碱金属离子诱导桑蚕丝素蛋白溶液发生构象转变,研究了蛋白质初始结构对其矿化作用的影响。FT-IR、XRD 和 SEM 等测试结果显示,未经任何处理的桑蚕丝素蛋白溶液矿化后形成片状复合物,其无机相以二水磷酸氢钙(DCPD)为主,而经过 K^+ 和 Na^+ 金属离子处理后,桑蚕丝素溶液的结构由无规线团/螺旋构象向 β-折叠发生转变,矿化后成纤维状,并相互结合呈现纳米级的三维多孔结构,其无机相以热力学稳定的羟基磷灰石(HA)为主。可以认为,丝素蛋白结构转化为较伸展的 β-折叠后,使得更多的亲水基团暴露在外面,在丝素蛋白分子不断凝聚成纤过程中,HA 结晶快速生长并附着在这些微纤上,最终形成纤维状的丝素蛋白/HA 复合物。该结果为阐明蛋白质的生物矿化过程及其调控机理提供了理论依据,同时可以从矿化复合物的形成来反映这些微量元素可能对骨组织形成的影响,为临床骨组织的修复提供一定的参考。

关键词　桑蚕丝素;碱金属离子;磷酸钙;羟基磷灰石;生物矿化;蛋白质结构

体内骨组织是受细胞高度调节控制生长而成的生物矿化组织,其由两大部分构成——有机质和无机质。成年人的有机质占 30%(主要是骨胶原纤维束),它作为骨网状支架,赋予骨的弹性和韧性;无机质(主要是碱性磷酸钙结晶,另外还包括钾、钠、镁、锌等矿质元素)占 70%,决定骨骼的硬度及刚性特征。随着组织工程学的发展,国内外利用仿生自组装的概念,通过控制生物矿化过程,设计生物材料并将其用于骨组织的修复,取得了较大的进步。当前,国内外在相关模拟生物矿化及相关骨组织工程材料的研究中,选用的蛋白质大多为Ⅰ型胶原蛋白,这是因为天然骨中Ⅰ型胶原蛋白是含量最多的有机基质。作为天然骨的成分,胶原蛋白虽然具有一定的优势,但它也有自身劣势。首先,目前骨材料中选用的胶原

---

①　原载《化学学报》2007 年第 65 卷第 7 期。

蛋白的提纯工艺复杂,低纯度胶原则容易引起炎症反应等问题;其次,目前临床应用的胶原蛋白多半从牛筋和牛皮等动物组织中萃取,但随着疯牛病及其人类变种——"克雅氏症"(Creutzfeldt-jakob disease)的出现,人们开始担心牛胶原蛋白及其衍生物可能会受到污染,因此,利用胶原以外的有机基质作为调制生物矿化的模板可能是一条理想的途径。

桑蚕丝素蛋白来源丰富,除了被用于传统的纺织原料外,由于其优越的力学性能和相对良好的生体适应性、易降解且降解产物易被人体吸收而不产生炎症反应等优点,近年来,以其为基材的各种细胞生长支架材料的研究应运而生,成为组织工程学中的一个热门研究领域。孔祥东等曾以天然桑蚕丝蛋白为模板研究了其对磷酸钙晶体生长的调控作用,发现丝蛋白在近中性条件下可以促进无定型磷酸钙向稳定的羟基磷灰石[HA,$Ca_{10}(PO_4)_6(OH)_2$]晶体转变,结晶附着在丝蛋白分子上形成长短不一的矿化复合纤维,显示了丝蛋白有发生不同层次矿化复合纤维形成的能力。然而,蛋白质生物矿化过程及其调控机理有待进一步研究。本文报道了桑蚕丝素蛋白初始结构对其矿化作用的影响。

一、实验部分

1. 材料

桑蚕茧由湖州市农业科学研究院提供。Na_2CO_3、$LiBr$、KCl、$NaCl$、$CaCl_2$ 及 Na_2HPO_4 等购自杭州汇普化工仪器有限公司,均为分析纯。

2. 样品的制备

将桑蚕茧去蛹并剥成片状后,放入含 $0.5\% \ w(Na_2CO_3):w(H_2O)$ 的沸水中进行脱胶处理,蚕茧与水溶液的质量比约为 1:100。30min 后,将已成纤维状的蚕茧捞出拧干,并用去离子水清洗。重复上述操作 2 次,并在室温下自然晾干后得脱胶桑蚕丝(即丝素蛋白)。在 40℃ 条件下,将上述桑蚕丝溶解于 9mol/L 的 $LiBr$ 溶液中,离心去除部分不溶性固体状物质后,在去离子水中透析 3d 以去除溶液中的盐离子,得丝素蛋白溶液(SF),经紫外分光光度计(BECKMAN DU530 DNA/Protein Analyzer)测定,其蛋白质浓度为 1.75%。将装有 10mL 丝素溶液的透析袋浸没于 100mL 含 KCl 和 $NaCl$ 的混合去离子水溶液(盐浓度均为 1mol/L)中,24h 后取出丝素溶液并盛放于烧杯中,依次缓慢滴加浓度为 0.2mol/L 的 $CaCl_2$ 溶液和 0.2mol/L 的 Na_2HPO_4 溶液,并用磁力搅拌器不断搅拌,使 Ca^{2+} 和 PO_4^{3-} 的终浓度达到 0.05 和 0.025mol/L 后,调节 pH 至 7.4。将上述体系静置,待上下分层后离心除去上清,得到的沉淀并用去离子水洗涤除去多余的盐分后,放入真空干燥箱中干燥(40～45℃),得桑蚕丝素蛋白/磷酸钙复合材料。以同样的方法制备未经 K+ 和 Na+ 处理的样品作对照。

3. 材料的分析测定

将干燥后的不同样品研磨成粉末,FTIR 采用美国热高公司的 Nicolet5700 型傅立叶红外光谱仪,样品与 KBr 的质量比控制为 1：20,扫描次数 32 次,分辨率 2cm⁻¹,扫描范围为 4000～400cm⁻¹。XRD 分析采用日本理学电机株式会社的 Rigaku D/max 2550PC 型阳极 X 射线衍射仪,管电压为 40kV,管电流为 200mA,靶材为 Cu(λ=0.15406nm),衍射角范围为 3°～70°,并采用美国 MDI 公司的 JADE 6.5 分析软件对图谱进行分析计算。SEM 采用日本日立公司的 Hitachi cold-field emission SEMS-4700-Ⅱ型,电压为 10kV,放大倍数为 100k,分辨率为 1.5nm。

二、结果与讨论

1. K+ 和 Na+ 金属离子处理前后的丝素蛋白 FTIR 光谱

图 1 为经 K+ 和 Na+ 金属离子处理前后丝素蛋白膜的红外光谱。在未经 K+ 和 Na+ 处理的丝素蛋白膜中(图 1 的 a),其酰胺Ⅰ区是一个以 1647cm⁻¹ 为中心的对称峰,与丝素蛋白成纤前的谱图一致,对应于无规线团/螺旋构象。但丝素蛋白溶液在碱金属盐溶液的诱导下,其红外光谱发生了明显的变化。1647cm⁻¹ 处的吸收峰向 1622cm⁻¹ 移动,并且在 1694cm⁻¹ 处出现了新的吸收峰(图 1b)。根据文献所述,在 1622cm⁻¹ 处的吸收峰归属于 β-折叠构象,而 1694cm⁻¹ 处的吸收峰

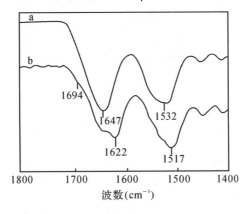

图 1 K+ 和 Na+ 金属离子处理前后丝素蛋白的 FTIR 光谱图

可以归属于和 β-折叠构象相关的转角结构。同样的结果可以从酰胺 II 区得到,经 K$^+$ 和 Na$^+$ 金属离子处理后,1532cm^{-1} 处的吸收峰明显减小,而 1517cm^{-1} 处的吸收峰得到增强,显示了丝素蛋白结构从无规线团/螺旋构象向 β-折叠的转变。因此,通过对丝素蛋白溶液进行碱金属离子的处理,可以引起其结构发生转变。

2.经不同处理丝素蛋白矿化后的 FTIR 光谱

图 2 是经过不同处理后丝素蛋白矿化后的 FTIR 光谱图。图 2 的 a 显示,纯丝素蛋白矿化后的无机相以二水磷酸氢钙(DCPD,CaHPO$_4$·2H$_2$O)为主,DCPD 是天然骨骼组织中一种 HA 的前驱体。其中,1062cm^{-1} 处的峰可归属于 PO$_3$ 的对称伸缩振动,而 987cm^{-1} 处的峰归属于 P—OH 的伸缩振动,两者均来自于 DCPD 中的 HPO$_4^{2-}$ 基团。通过与纯 HA 的谱图进行比较后发现,无机相中同样含有 HA。其中,1031cm^{-1} 和 958cm^{-1} 处的峰归属于 P—O 的伸缩振动,而 602cm^{-1} 和 565cm^{-1} 对应于 O—P—O 的弯曲振动,可以认为,两者均来自于 HA 的 PO$_4^{3-}$ 基团。谱图中,879cm^{-1} 处的峰归属于 CO$_3^{2-}$ 基团上的 C—O 伸缩振动,这主要是由于在样品制备过程中不断搅拌,使得空气中有部分 CO$_2$ 溶解于体系所造成的。另外,527cm^{-1}、579cm^{-1} 和 789cm^{-1} 三个峰的归属,还未见文献报道,但我们认为,可以归属于 HPO$_4^{2-}$ 基团中的某些振动,因为它们并不在 HA 的谱图中出现。然而,丝素蛋白经 K$^+$ 和 Na$^+$ 金属离子处理并矿化后的 FTIR 光谱(图 2 的 b)显示,1031cm^{-1}、602cm^{-1} 和 565cm^{-1} 等处的吸收峰明显增强,而 1062cm^{-1} 和 987cm^{-1} 等处的峰减弱甚至消失,说明其无机相以 HA 为主。

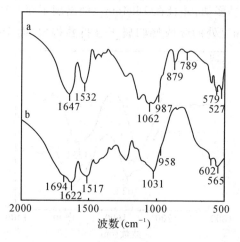

图 2　经不同处理丝素蛋白矿化后的 FTIR 光谱图

　　另一方面，从 FTIR 光谱中酰胺Ⅰ区和Ⅱ区各吸收峰的位置变化可以看出，纯丝素矿化后的丝素蛋白仍然处于无规线团/螺旋构象，而经 K^+ 和 Na^+ 金属离子处理并矿化后的丝素蛋白以 β-折叠的形式存在。同样的结果可以从酰胺Ⅲ区和Ⅴ区得到。$1230cm^{-1}$ 和 $664cm^{-1}$ 通常是丝素蛋白处于无规线团/螺旋构象的特征吸收，$1239cm^{-1}$ 和 $702cm^{-1}$ 则是其形成 β-折叠后的特征吸收。

　　3.经不同处理丝素蛋白矿化后的 XRD 衍射图

　　图 3 为纯丝素和经 K^+ 和 Na^+ 金属离子处理丝素蛋白矿化后的 XRD 谱。根据各衍射峰位置与 ICDD 标准卡片对照后可知，(020)、(121) 和 (112) 等均为 DCPD 的特征衍射峰(标准卡片号：JCPDS 72-1240)，而 (002)、(211) 和 (004) 为 HA 的特征衍射峰(标准卡片号：JCPDS 09-0432)。在纯丝素矿化后，其主要晶相为 DCPD，同时有少量的 HA 晶体，这与 FTIR 结果相符。但 K^+ 和 Na^+ 处理的丝素矿化后，XRD 谱图上显示的磷酸钙盐只有 HA，而且其峰形尖锐，说明有晶体结构较完善的 HA 生成。可以认为，这与其矿化前蛋白质的结构有关，经过 K^+ 和 Na^+ 金属离子处理后的丝素结构由无规线团/螺旋构象转化为较伸展的 β-折叠，使更多的亲水基团暴露在外面，并与磷酸钙盐(主要是 DCPD)相结合，加速了 DCPD 向 HA 的转化，并形成了稳定的丝素蛋白/HA 复合物。在表 1 中，通过比较 K^+ 和 Na^+ 离子处理丝素并矿化得到矿化复合物中的 HA 与纯 HA 的结晶参数后发现，尽管两者的晶格参数无明显区别，但前者的结晶明显大于后者，而且相对于 a 轴方向，c 轴方向的差异更明显。这说明，在 K^+ 和 Na^+ 处理后的丝素蛋白不仅能够促进 HA 结晶的生长，而且结晶的生长具有各向异性，在 c 轴方向上具有高度择优性取向的能力。

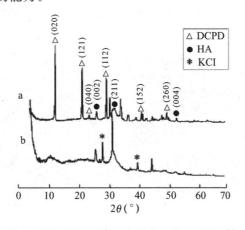

图 3　经不同处理丝素蛋白矿化后的 XRD 衍射图

表 1　HA 结晶的晶体大小和晶格参数

样品	L_c^a(nm)	L_a^a(nm)	Lc(La)	a(nm)	c(nm)
纯 HA[b]	52	38	1.37	0.9408	0.6876
KNa-HA[c]	202	78	2.59	0.9412	0.6867

说明：[a] Lc 和 La 分别表示 c 轴和 a 轴方向的结晶大小；[b] 数据来自于国际粉晶衍射数据中心（ICDD）标准卡（JCPDS 09-432）；[c] KNa-HA 指经 K^+ 和 Na^+ 金属离子处理丝素蛋白矿化后的 HA。

4. 经不同处理丝素蛋白矿化后的 SEM 分析

图 4 为纯丝素和经 K^+ 和 Na^+ 金属离子处理丝素蛋白矿化后的 SEM 照片。纯丝素蛋白矿化（图 4(a)）后以片状晶体的形态存在。上述 FTIR 结果显示，纯丝素蛋白矿化后，其结构变化较小，基本上仍以无规线团/螺旋构象为主，因此，丝素蛋白没有形成纤维状，而且分布不均匀。而经 K^+ 和 Na^+ 处理的丝素矿化后呈纤维状（图 4(b)），纤维直径约为 20～30nm，并且相互结合成三维多孔结构，分布比较均匀，形成的空隙大小也为纳米级范围。这种微观结构对该材料在组织工程中的应用非常重要，因为在组织培养过程中，细胞较易进入空隙并均匀分布，有利于细胞的黏附和增殖。可以认为，这种结构的形成与丝素蛋白的初始结构密切相关。在纯丝素蛋白溶液中，由于大多数的亲水性基团被包覆在分子内部，限制了蛋白质与磷酸钙盐的结合，从而限制了 HA 的形成，因此，无机相以 DCPD 为主；而经过 K^+ 和 Na^+ 金属离子处理后，丝素蛋白结构由无规线团/螺旋构象转化为较伸展的 β-折叠，使更多的亲水基团暴露在外面，丝素蛋白分子不断自我凝聚成微纤，HA 结晶则通过与这些亲水性基团相结合而附着在微纤上，并且随着微纤的形成而不断生长，最终形成纤维状的丝素蛋白/HA 复合物。

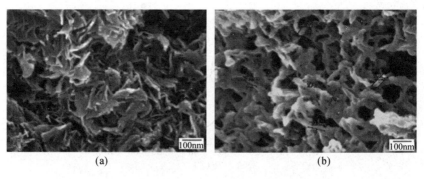

（a）　　　　　　　　　　　（b）

图 4　经不同处理丝素蛋白矿化后的 SEM 照片

三、结论

羟基磷灰石(IIA)由丁和动物体组织的相容性好,无生物毒性,且其与人体骨组织具有相同的钙磷比,使其具有很好的补钙效果等特点,因此已经广泛应用于生物硬组织的修复和替换材料。本文利用 FTIR 和 XRD 等手段,对具有不同初始蛋白质结构的桑蚕丝素/磷酸钙复合材料的形成进行分析后发现,当丝素蛋白的初始结构为 β-折叠时,有利于促进矿化过程中无机相中钙盐转变为热力学稳定的 HA;SEM 观察发现,矿化后的丝素纤维形成纳米级的三维多孔结构,这种结构对其在组织工程中的应用非常重要,因为在组织培养过程中,细胞较易进入空隙并均匀分布,有利于细胞的黏附和增殖。

丝素水解物及不同组方抗醉酒的动物比较研究[①]

祝永强[1,2]　魏克民[2]　朱良均[1]

(1.浙江大学应用生物资源研究所,杭州 310029;2.浙江省中医药研究院,杭州 310007)

摘　要　通过观察小鼠翻正反射消失和恢复情况,研究比较丝素水解物及其不同组方在解酒、抗醉方面的效果。结果表明,丝素水解物对抗醉酒有一定效果,但以丝素水解物＋Vc＋中药提取物组方的效果为最好。

关键词　丝素水解物;解酒;抗醉;组方

丝素蛋白由 18 种氨基酸组成,以甘氨酸、丙氨酸、丝氨酸和酪氨酸为主。丝素蛋白根据分解条件可得到各种不同分子量的多肽和氨基酸,对人体有一定的解毒作用和营养护理作用。甘氨酸可通过结合反应改变毒物分子的理化性质,增强水溶性,有利于毒物排出体外;丙氨酸能激活肝脏内(乙醇、乙醛)脱氢酶的辅酶 NADH 的活性。日本学者平林潔等用蚕丝水解物为材料,进行了动物体内酒精代谢的研究,发现蚕丝水解物可促进动物体内酒精代谢,其作用明显强于丙氨酸,并推论蚕丝蛋白水解物中的丙氨酸在与其他氨基酸共存的情况下有协同促进作用。

本研究以小鼠为实验动物检验丝素蛋白水解物的酒精代谢能力,通过观察小鼠翻正反射消失和恢复情况,比较丝素水解物及其不同组方在解酒、抗醉方面的效果,以期筛选出一个抗醉酒效果最好的组方。结果初报告如下。

一、材料与方法

1.材料

丝素水解物(浙江大学生物资源与材料工程实验室制备、提供)。

中药提取物(浙江省中医药研究院制备、提供)。

维生素 C(市售,批号 051112055,郑州瑞普生物工程有限公司)。

---

①　原载《蚕桑通报》2008 年第 39 卷第 3 期。

甘氨酸(市售,批号 051225,上海康捷生物科技发展有限公司)。

丙氨酸(市售,批号 051201,上海康捷生物科技发展有限公司)。

药剂:由丝素水解物、维生素 C、中药提取物等按不同组方组成配方,得 A(Vc ＋中药提取物)、B(甘氨酸＋丙氨酸)、C(甘氨酸＋丙氨酸＋Vc＋中药提取物)、D(阳性对照)、E(丝素水解物)、F(丝素水解物＋Vc＋中药提取物)。

实验用酒:无水乙醇(ig 给酒时蒸馏水稀释成 40 度)。

阳性对照:市售解酒剂(海王金樽片,深圳海王健康科技发展有限公司,批号 20050906)。

2.实验动物

动物:ICR 种小鼠,体重 20±2g,雌雄兼用,浙江省实验动物中心提供,合格证号为 SCXK(浙)2003-0001 号。实验动物饲料由浙江省实验动物中心提供,执行标准 GB14924—1994。

实验动物筛选:选取体重合格的小鼠,让其抓牢自制立体转盆横杆,以 20r/min 速度旋转,选取旋转 3 圈不掉下来的小鼠,休息 30min 后再次同法实验,连续 3 次均不掉下来的即为合格小鼠,置实验条件下饲养,供实验用。

3.实验方法

解酒药效实验:60 只小鼠随机分成 6 组,每组 10 只。待测试的小鼠经禁食过夜(13h),次日以 40 度酒 25mL/kg BW 的剂量 ig 给酒,30min 后分别以 3g/kg BW 的剂量 ig 给药,其中阳性对照组(市售解酒剂)以 9g/kg BW 的剂量 ig 给药。给药后开始计时,记录小鼠醉倒数及其翻正反射消失时间和恢复时间,计算小鼠醉倒率及其耐受时间和维持时间。

防醉药效实验:动物实验设计同解酒实验,但改成先 ig 给药,30min 后再 ig 给酒,给酒后开始计时,记录小鼠醉倒数及其翻正反射消失时间和恢复时间,计算小鼠醉倒率及其耐受时间和维持时间。

翻正反射消失和恢复的判定:让小鼠抓牢自制立体转盆,以 20r/min 速度旋转,如果旋转不到 3 圈就掉下来,判定该小鼠已醉;如果旋转 3 圈后仍不掉下来,则判定该小鼠仍清醒。

4.统计方法

数据用 $\bar{X}$±SD 表示,应用 SPSS 13.0 统计软件进行方差分析。

二、结果

由表 1 可知,A、D 组中有 2 只小鼠死亡,B 组中有 3 只小鼠死亡,C、E 组中有

1 只小鼠死亡,在耐受时间和维持时间上各组之间无显著性差异($P>0.05$)。

表 1 先酒后药对小鼠的影响

项目	有效动物数 (只)	醉倒动物数 (只)	死亡动物数 (只)	醉倒率 (%)	耐受时间 (min)	维持时间 (min)
A	10	10	2	100	3.10±4.15	206.09±112.30
B	10	10	3	100	4.22±6.72	192.56±104.66
C	10	10	1	100	3.29±5.99	221.86±90.36
D	10	10	2	100	4.88±9.52	302.00±81.29
E	10	10	1	100	13.57±11.18	285.71±123.47
F	10	10	0	100	7.40±8.83	190.60±65.25

由表 2 可知,A、B、C 组中小鼠醉倒率为 100%,D、E 组中小鼠醉倒率为90%,F 组中小鼠醉倒率为 70%。在耐受时间上,B、C、D、E、F 与 A 有极显著的差异($P<0.01$),B、C 与 F 有极显著的差异($P<0.01$),E 与 F 有显著性差异($P<0.05$)。在维持时间上,B 与 C、E 有显著性差异($P<0.05$),B 与 D、F 有极显著的差异($P<0.01$)。

表 2 先药后酒对小鼠的影响

项目	有效动物数(只)	醉倒动物数(只)	死亡动物数(只)	醉倒率(%)	耐受时间(min)	维持时间(min)
A	10	10	0	100	18.40±3.63	124.00±55.22
B	10	10	0	100	28.20±4.37 ** ▲▲	163.00±44.23
C	10	10	0	100	29.60±5.54 ** ▲▲	105.00±53.60 *
D	10	9	0	90	34.89±7.74 **	83.33±36.06 **
E	10	9	0	90	33.22±4.06 ** ★	100.00±28.28 *
F	10	7	0	70	41.29±5.91 **	70.00±29.44 **

注:与 A 项目相比较,$^*P<0.05$,$^{**}P<0.01$,$^{▲▲}P<0.01$,$^★P<0.05$。

三、小结与讨论

参照李仪奎的转棒法,自制了立体转盘,小鼠在旋转的立体转盘上为保持身体平衡不致跌落,需要向转盘转动的相反方向运动,所以需要四肢肌肉进行协调运动。利用立体转盘进行抗醉酒研究时,一方面可以淘汰预选不合格的小鼠,减少小鼠个体差异带来的系统误差;另一方面,醉酒后小鼠肌肉反应迟钝,肌肉松弛无力,平衡失调不能进行转盘运动,以此可作为醉酒判断。该法操作简便、快速,为准确判定翻正反射消失和恢复提供直观的依据。

在先喝酒后吃药的试验中,发现酒后30min给药,小鼠翻正反射消失和恢复各组间无显著性差异,说明喝酒30min后再吃药对解酒效果不是很理想,所以在吃药的时间及剂量上还需进一步探讨。在先吃药后喝酒的试验中,小鼠翻正反射消失和恢复各组间有显著性差异,综合比较,丝素水解物在抗醉酒上有一定效果,这也说明了蚕丝水解物能促进动物体内酒精的代谢作用。但以丝素水解物+Vc+中药提取物的组方效果为最好,这说明蚕丝水解物与Vc+中药提取物的复合,增强了动物体内酒精的代谢作用,也可能与所选用的中药都是古今常用的解酒中药以及Vc是一个强还原剂,能清除氧自由基、保护细胞膜免遭氧化性损伤有关,不过丝素水解物+Vc+中药提取物在解酒、抗醉方面的作用机理还需要进一步研究。

蚕丝蛋白/中药复合物对酒精性肝损伤模型小鼠的实验研究[①]

祝永强　魏克民　朱良均

(浙江省中医药研究院,杭州 310007)

摘　要　**目的**:了解蚕丝蛋白/中药复合物对酒精性肝损伤模型小鼠的保护作用。**方法**:实验设 5 组,即低、中、高 3 个剂量组、空白对照组和模型对照组,用无水乙醇造成肝损伤模型,试验组给予蚕丝蛋白/中药复合物,空白对照组和模型对照组给予蒸馏水,经口灌胃 20mL/kg BW/d,连续 30d。**结果**:中、高剂量组小鼠肝组织中 MDA、GSH、TG 含量与模型对照组比较差异有显著性($P<0.05$)。**结论**:蚕丝蛋白/中药复合物对酒精性肝损伤模型小鼠有保护作用。

关键词　蚕丝蛋白/中药复合物;酒精性肝损伤;保护

酒精性肝病(alcoholic liver disease)是由于长期大量饮酒所致的肝脏疾病。随着人们生活水平的日益提高,酒精性肝病有迅速增加的趋势,而酒精性肝损伤是酒精性肝病的一种。蚕丝蛋白/中药复合物系以蚕丝蛋白水解物、葛根、枳椇子、桑叶、维生素 C 等为原料,采用现代科学提取方法精制而成的。本文主要是对蚕丝蛋白/中药复合物保护酒精性肝损伤的作用做一探讨。

一、材料与方法

1. 样品

蚕丝蛋白/中药复合物(自制),人体推荐摄入量为 6g/d,即 0.1g/kg BW/d(成人体重以 60kg 计)。受试物用蒸馏水配制所需要浓度。

2. 动物及分组

雄性昆明种小鼠共 50 只,清洁级,由中国科学院上海实验动物中心提供。生产许可证号为 SCXK(沪)2003-0003,使用许可证号为 SYXK(苏)2002-0057。实

---

① 　原载《医学研究杂志》2009 年第 38 卷第 4 期。

验设 3 个剂量组、一个空白对照组和一个模型对照组,按体重将动物随机分为 5 组。所有试验动物均食用全价营养配合饲料,动物自由摄食、摄水。

3. 实验方法

用 50% 乙醇 12mL/kg BW(折合乙醇的剂量为 6g/kg BW)造成肝损伤模型。低、中、高 3 个剂量组分别为 0.5g/(kg BW·d)、1.0g/(kg BW·d)和 2.0g/(kg BW·d),相当于人体推荐摄入量的 5 倍、10 倍和 20 倍。连续 30 天经口灌胃给予低、中、高 3 个剂量组蚕丝蛋白/中药复合物,空白对照组、模型对照组灌胃给予蒸馏水。灌胃体积 20mL/(kg BW·d),每周称重两次,并按体重调整灌胃剂量,结束时将模型对照组及各试验组一次灌胃给予 50% 乙醇 12mL/kg BW,空白对照组给蒸馏水,禁食 16h 后处死动物,进行各项指标的检测及组织病理学检查。

4. 仪器与试剂

(1)仪器:SL-1001 型电子秤、722 型分光光度计、水浴锅、普通离心机、混旋器、组织匀浆器、A0820 病理切片机、OLYMPUS 生物显微镜。

(2)试剂:生理盐水;无水乙醇(分析纯);MDA 测定试剂盒、GSH 测定试剂盒(生产批号分别为 20050403、20050421)均购自南京建成生物工程研究所;TG 测试剂盒(生产批号为 20050037)购自浙江东瓯生物工程有限公司。

5. 检测指标

肝组织中 MDA 含量、GSH 含量、TG 含量测定。

6. 数据统计处理方法

实验所得数据用 SAS 统计软件包中的单因素方差分析进行各实验组间的比较,用 Q 检验进行各试验组两两间的比较。

二、结果

1. 体重

各组小鼠试验起始、试验中期(15 天)、试验结束(30 天)时的体重见表 1。

表 1　蚕丝蛋白/中药复合物对小鼠体重的影响($\bar{x} \pm s$)

组别	动物数(只)	试验初体重(g)	中期体重(g)	试验末体重(g)
空白对照组	10	19.5 ± 1.1	29.6 ± 1.9	35.9 ± 2.0
模型对照组	10	19.5 ± 1.1	30.0 ± 2.4	36.7 ± 2.5
低剂量组	10	19.6 ± 1.0	30.6 ± 1.4	36.4 ± 1.6

续表

组别	动物数（只）	试验初体重（g）	中期体重（g）	试验末体重（g）
中剂量组	10	19.9 ± 1.0	30.5 ± 1.2	36.6 ± 1.5
高剂量组	10	19.8 ± 1.2	30.0 ± 1.2	37.0 ± 1.4

单因素方差分析表明，各试验组间的差异均无显著意义（$P > 0.05$），未见蚕丝蛋白/中药复合物对动物体重有影响。

2.肝组织中 MDA 含量测定

结果见表 2。经单因素方差分析，各组动物肝组织中 MDA 均值的差异有极显著性（$F = 45.78, P < 0.01$）。

表 2　蚕丝蛋白/中药复合物对小鼠肝组织中 MDA 含量的影响（$x \pm s$）

组别	动物数（只）	MDA（μmol/mg）[a]
空白对照组	10	$395.6 \pm 17.2^*$
模型对照组	10	571.3 ± 39.4
低剂量组	10	555.1 ± 36.8
中剂量组	10	$516.3 \pm 39.9^*$
高剂量组	10	$507.4 \pm 19.1^*$

说明：[a] 各试验组间单因素方差分析，$F = 45.78, P < 0.01$；* 与模型对照组比较差异有显著性，$P < 0.05$。

经 Q 检验，模型对照组与正常对照组比较差异有显著性（$P < 0.05$），中、高剂量组与模型对照组比较差异有显著性（$P < 0.05$）。

3.肝组织中 GSH 含量测定

结果见表 3。经单因素方差分析，各组动物肝组织中 GSH 均值的差异有极显著性（$F = 38.09, P < 0.01$）。

表 3　蚕丝蛋白/中药复合物对小鼠肝组织中 GSH 含量的影响（$x \pm s$）

组别	动物数（只）	GSH（μmol/mg）[a]
空白对照组	10	$12.54 \pm 0.77^*$
模型对照组	10	8.60 ± 0.76
低剂量组	10	8.75 ± 0.75

续表

组别	动物数(只)	GSH(μmol/mg)[a]
中剂量组	10	9.52±0.82*
高剂量组	10	10.68±1.05*

说明:[a] 各试验组间单因素方差分析,$F=38.09$,$P<0.01$;* 与模型对照组比较差异有显著性,$P<0.05$。

经 Q 检验,模型对照组与正常对照组比较差异有显著性($P<0.05$),中、高剂量组与模型对照组比较差异有显著性($P<0.05$)。

4.肝组织中 TG 含量测定

结果见表4。经单因素方差分析,各组动物肝组织中 TG 均值的差异有极显著性($F=23.10$,$P<0.01$)。

表4　蚕丝蛋白/中药复合物对小鼠肝组织中 TG 含量的影响($x±s$)

组别	动物数(只)	GSH(μmol/mg)[a]
空白对照组	10	8.52±1.00*
模型对照组	10	12.63±0.99
低剂量组	10	12.48±1.20
中剂量组	10	11.70±1.11*
高剂量组	10	11.21±1.15*

说明:[a] 各试验组间单因素方差分析,$F=23.10$,$P<0.01$;* 与模型对照组比较差异有显著性,$P<0.05$。

经 Q 检验,模型对照组与正常对照组比较差异有显著性($P<0.05$),中、高剂量组与模型对照组比较差异有显著性($P<0.05$)。

5.肝组织病理学检查

结果见表5。经单因素方差分析,各组动物肝组织脂肪变性水平的差异有极显著性($F=30.05$,$P<0.01$)。

表 5　蚕丝蛋白/中药复合物对小鼠肝组织脂肪变性的影响(量化值[a]，$\bar{x} \pm s$)

组别	动物数(只)	脂肪变性[b]
空白对照组	10	0.20±0.42*
模型对照组	10	2.70±0.48
低剂量组	10	2.30±0.67
中剂量组	10	2.10±0.57
高剂量组	10	2.20±0.63

说明：[a] 将肝组织脂肪变性程度评分，肝细胞内脂滴散在稀少计为 0 分，含脂滴的肝细胞不超过 1/4 计为 1 分，含脂滴的肝细胞不超过 1/2 计为 2 分，含脂滴的肝细胞不超过 3/4 计为 3 分，肝组织几乎被脂滴代替计为 4 分，进行量化；[b] 各试验组间单因素方差分析，$F = 30.05$，$P < 0.01$；* 与模型对照组比较差异有显著性，$P < 0.05$。

经 Q 检验，模型对照组肝组织脂肪变性水平与正常对照组比较差异有显著性（$P < 0.05$），但试验各剂量组肝组织脂肪变性水平与模型对照组比较差异无显著性（$P > 0.05$）。

三、讨论

各种肝损伤与体内氧自由基和脂质过氧化密切相关，自由基增加及内源性抗氧化性维生素 C 消耗所致脂质过氧化是酒精性肝损伤发生的主要原因。当机体大量摄入乙醇后，在乙醇脱氢酶的催化下大量脱氢氧化，使三羧循环障碍和脂肪酸氧化减弱而影响脂肪代谢，致使脂肪在肝细胞内沉积，同时乙醇能激活氧分子，产生氧自由基，导致肝细胞膜的脂质过氧化及体内还原型谷胱甘肽的耗竭。蚕丝蛋白水解物中的甘氨酸可通过结合反应改变毒物分子的理化性质，增强水溶性，有利于毒物排出体外。丙氨酸能激活肝脏内(乙醇、乙醛)脱氢酶的辅酶 NADH 的活性。日本学者平林洁等研究发现，蚕丝蛋白水解物可促进动物体内的乙醇代谢，其作用明显强于单一的丙氨酸和甘氨酸。维生素 C 是一种强力自由基清除剂，能迅速与超氧阴离子($-O_2-$)、氢化氧基($-HO_2$)、过氧化氢(H_2O_2)、羟自由基($-OH$)反应生成抗坏血酸自由基，也可清除单线态氧(O_2)。枳椇子、葛根是传统解酒中药，而桑叶具有益肝通气、降压利尿之功效。本实验通过对小鼠肝匀浆中过氧化脂质降解产物丙二醛(MDA)、还原型谷胱甘肽(GSH)、三酰甘油(TG)生化指标的测定，并根据《保健食品功能学评价程序和检验方法规范》中"对化学性肝损伤有辅助保护功能(酒精肝损伤模型)检验方法"的判定标准,蚕丝蛋白/中药复合物在 1.0g/(kg BW·d)和 2.0g/(kg BW·d)(相当于人体推荐摄入量的 10 倍、20 倍)的剂量时,蚕丝蛋白水解物/中药复合物对酒精性肝损伤模型小鼠具有保护作用。

魏克民治疗血液病的经验撷菁[①]

刘彧宏

（浙江省中医药研究院，杭州 310007）

摘　要　选取从肾论治再生障碍性贫血、当归芦荟汤加减治疗慢性粒细胞白血病、善用地方药材治疗恶性增生性疾病等三个方面，对魏克民教授在血液病治疗的经验进行分析总结。

关键词　血液病；临床经验；魏克民

魏克民为全国名老中医药、专家、学术继承人导师、博士研究生导师，享受国务院特殊津贴。魏老对治疗血液病、肿瘤颇有造诣。笔者有幸侍诊左右，获益良多。兹将其在临床上治疗血液病的经验选择一二介绍如下。

一、从肾论治再生障碍性贫血

再生障碍性贫血是因骨髓造血组织显著减少，引起造血功能衰竭而发生的一类贫血，以贫血、出血和感染为主要临床表现。属中医"血虚""血枯""虚劳""血证"等范畴。魏老认为，本病多为内伤所致，与心、肝、脾、肾有关，尤其与肾虚关系最为密切，"肾主骨，生髓藏精"，"血为精所化"，骨髓是造血的场所，故肾之功能强弱，直接影响骨髓造血。由于正气亏虚，不能抵御外邪，邪毒乘虚入侵，进一步耗伤正气，影响气血化生，或由于邪毒内陷，灼伤营血或下及肝肾，耗精伤髓，以致生血乏源，往往气血亏损，渐及阴津亏损，阴阳互根，日久则阴阳俱损。肾为一身阴阳之根本，故治疗本病多分为肾阴虚型、肾阳虚型、阴阳两虚型。治疗上魏老强调重视调节阴阳，恢复阴阳相对平衡。肾阴虚者，补肾阴为主，佐以补肾阳；肾阳虚者，补肾阳为主，佐以补肾阴。此乃"从阴引阳，从阳引阴"之谓，阴得阳升，则生化无穷；阳得阴助，则泉源不竭。同时魏老还认为，本病乃气血亏虚，摄纳无权，血溢脉外，日久髓海瘀阻，瘀血不去，则新血不生。故临床上多选用补血活血、止血不

---

①　原载《浙江中医杂志》2006 年第 41 卷第 7 期。

留瘀的药物,如丹参、当归、川芎、鸡血藤、茜草等。根据以上原则,魏老自拟三黄三仙汤加减:黄芪、丹参各30g,黄精、仙灵脾、仙茅、鸡血藤、仙鹤草各15g,鲜芦根、当归各20g,黄芩、川芎各12g。肾阴虚型加熟地、生地、何首乌、枸杞子、肉苁蓉等,肾阳虚型加巴戟天、补骨脂、杜仲、附子、肉桂等,阴阳两虚型加熟地、菟丝子、枸杞子、女贞子、山药、山萸肉、旱莲草、肉桂等,有出血倾向者加藕节、茜草、白及等,有感染发热者加金银花、连翘、大青叶、蒲公英、水牛角、生地、丹皮等。临床观察用本方治疗再生障碍性贫血,总有效率63.33%,明显优于西药对照组。若同时配合魏老研制的蚕沙提取物新药"血障平",总有效率可达80.00%。魏老认为中西医结合治疗再障比单用西药或中药效果好。但小儿稚阴稚阳之体,发病多较和缓,为减轻激素类西药的副作用,可单独应用中药。

二、当归芦荟汤加减治疗慢性粒细胞白血病

魏老认为慢性粒细胞白血病属中医"虚劳""血证""癥积""热毒"等范畴,正气亏虚是其发生、发展的根本原因。机体正气不足,易感毒邪,毒邪入里,耗伤阴血则为贫血,热迫血行则为出血。在这一过程中,正气亏虚始终处于主导地位。魏老常采用当归芦荟汤加减:青黛(包)、黄芩、黄檗各12g,龙胆草15g,当归20g,芦荟2g,黄芪30g。方中青黛散五脏郁火,解中下焦蓄蕴风热;黄芪补气摄血;当归滋阴补血;芦荟、龙胆草、黄芩、黄檗清热解毒。全方祛邪而不伤正,扶正而不留邪。临床观察到,用当归芦荟汤治疗慢性粒细胞白血病取得了良好的疗效。

三、善用地方药材治疗恶性增生性疾病

魏老认为恶性增生的血液系统疾病在治疗上要注意邪与正的消长,辨病与辨证相结合。早期病人应以祛邪为主,佐以扶正;缓解期病人应以扶正为主,祛邪为辅;恶化期病人邪实正虚,宜扶正祛邪并重。主张祛邪采用清热解毒法和活血化瘀法。对于清热解毒法,魏老常喜用具有清热解毒、软坚散结作用的地方药材,如藤梨根、香茶菜、三叶青、羊蹄、白花蛇舌草、半枝莲、半边莲、夏枯草、肿节风、小蓟草、岩柏、山海螺等。现代药理研究表明,大部分清热解毒中药对恶性增生肿瘤细胞有一定的杀伤作用。魏老关于中药三叶青抗肿瘤作用的研究表明,三叶青对肿瘤细胞增殖有一定的抑制作用。对于有瘀血症状的患者加用活血化瘀药,常用药物有丹参、当归、川芎、赤芍、三棱、莪术等。扶正法常用于巩固或维持缓解阶段,魏老常以三黄三仙汤为基础加减,以奏补气养血、调理阴阳之功,临床上均取得良好的疗效。

后　记

　　本书作者长期从事中西医结合科研、临床、教学工作,在血液病、肿瘤防治和中药性能研究方面取得了显著的成绩,特别是在对蚕副产品在中医药领域的综合开发利用做出了特殊贡献。领衔主持国家级、部省级科研项目35项,荣获各级科技进步奖25项,2004年荣获国家科技进步二等奖1项。获国家中药Ⅱ类新药证书4项,国家发明专利2项,共发明研制药品、保健食品、化妆品三大系列40余种产品均已正式投产应市。本书将作者在对蚕砂、蚕蛹、蚕丝的研究开发利用及相关产品的临床应用的相关论文和在血液病治疗的经验整理成册,希望对在中医药领域研究人员的相关工作有所启发。

　　本书按照蚕沙、蚕蛹、蚕丝分为三个部分,每个部分按照原料、制备工艺、药效学研究、产品、临床应用归类,然后按时间排序。由于书中所载论文的时间跨度较大,期刊类别较多,论文的要求有所区别,为使版面统一,对某些论文中的内容进行了修改,另外增加了部分论文的摘要。

　　本书收录的原论文翻阅、参考了大量的文献资料。但出于排版考虑,在本书中未列出,具体参考文献见原论文。在此,谨对这些文献及其作者表示衷心的感谢。对本书所载的论文设计的研究工作做出贡献的其他个人和集体,均已在文中明确标明,在此,对他们做出的努力表示感谢。

作　者

2018 年 7 月